SEM
CONSCIÊNCIA

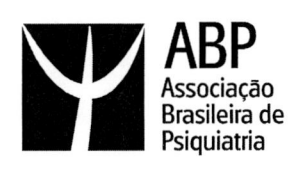

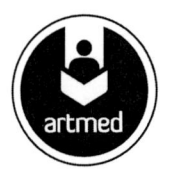

ABP
Associação
Brasileira de
Psiquiatria

artmed

A Artmed é a editora
oficial da ABP

Nota: A medicina é uma ciência em constante evolução. À medida que novas pesquisas e a experiência clínica ampliam o nosso conhecimento, são necessárias modificações no tratamento e na farmacoterapia. Os organizadores/coautores desta obra consultaram as fontes consideradas confiáveis, num esforço para oferecer informações completas e, geralmente, de acordo com os padrões aceitos à época da publicação. Entretanto, tendo em vista a possibilidade de falha humana ou de alterações nas ciências médicas, os leitores devem confirmar estas informações com outras fontes. Por exemplo, e em particular, os leitores são aconselhados a conferir a bula de qualquer medicamento que pretendam administrar, para se certificar de que a informação contida neste livro está correta e de que não houve alteração na dose recomendada nem nas contraindicações para o seu uso. Essa recomendação é particularmente importante em relação a medicamentos novos ou raramente usados.

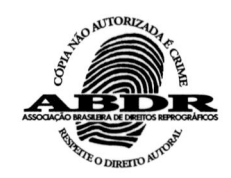

H274s   Hare, Robert D.
            Sem consciência : o mundo perturbador dos psicopatas que vivem entre nós / Robert D. Hare ; tradução: Denise Regina de Sales ; revisão técnica: José G. V. Taborda. – Porto Alegre : Artmed, 2013.
            240 p. ; 21 cm.

            ISBN 978-85-65852-54-8

            1. Psiquiatria. 2. Psicopatia. I. Título.

CDU 616.89

Catalogação na publicação: Ana Paula M. Magnus – CRB 10/2052

SEM CONSCIÊNCIA

O mundo perturbador dos
PSICOPATAS
que vivem entre nós

Robert D. Hare
Professor Emérito de Psicologia na University of British Columbia, Canadá

Tradução:
Denise Regina de Sales

Consultoria, supervisão e revisão técnica desta edição:
José G. V. Taborda
*Psiquiatra Forense. Doutor em Medicina pela
Universidade Federal do Rio Grande do Sul (UFRGS).
Professor Associado de Psiquiatria no Departamento de Clínica Médica
da Universidade Federal de Ciências da Saúde de Porto Alegre (UFCSPA).
Membro Honorário da World Psychiatric Association (WPA).
Coordenador da Section of Forensic Psychiatry da WPA.
Membro Fundador e Ex-coordenador do Departamento de
Ética e Psiquiatria Legal da Associação Brasileira de Psiquiatria (ABP).*

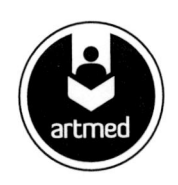

artmed

2013

Obra originalmente publicada sob o título Without Conscience:
The Disturbing World of the Psychopaths
Among Us, 1st Edition
ISBN 9781572304512

Copyright © 1993 Robert D. Hare
Published by arrangement with The Guilford Press, a Division of Guilford Publications, Inc.

Gerente editorial
Letícia Bispo de Lima

Colaboraram nesta edição:
Coordenadora editorial
Cláudia Bittencourt

Assistente editorial
André Luís de Souza Lima

Capa
Maurício Pamplona

Imagem de capa
©iStockphoto.com / Marilyn Nieves, 2010: Evel Eye

Projeto gráfico e editoração
Armazém Digital® Editoração Eletrônica – Roberto Vieira

Reservados todos os direitos de publicação, em língua portuguesa, à ARTMED EDITORA LTDA., uma empresa do GRUPO A EDUCAÇÃO S.A.
Av. Jerônimo de Ornelas, 670 – Santana
90040-340 – Porto Alegre, RS
Fone: (51) 3027-7000 – Fax: (51) 3027-7070

É proibida a duplicação ou reprodução deste volume, no todo ou em parte, sob quaisquer formas ou por quaisquer meios (eletrônico, mecânico, gravação, fotocópia, distribuição na Web e outros), sem permissão expressa da Editora.

SÃO PAULO
Av. Embaixador Macedo Soares, 10.735 – Pavilhão 5
Cond. Espace Center – Vila Anastácio
05095-035 – São Paulo, SP
Fone: (11) 3665-1100 – Fax: (11) 3667-1333

SAC 0800 703-3444 – www.grupoa.com.br

IMPRESSO NO BRASIL
PRINTED IN BRAZIL

*À memória de meus pais, Yvonne e Henry,
à minha irmã, Charmaine, e à minha filha, Cheryl.*

Nota do autor

A psicopatia é um transtorno da personalidade definido por um conjunto específico de comportamentos e de traços de personalidade inferidos, a maioria deles vista pela sociedade como pejorativa. Portanto, não é fácil diagnosticar um psicopata. Como acontece com qualquer outro transtorno psiquiátrico, o diagnóstico baseia-se no acúmulo de indícios presentes no indivíduo a ponto de satisfazer os critérios mínimos exigidos. Nos casos baseados em meus próprios arquivos, os indivíduos são cuidadosamente diagnosticados de acordo com extensivas entrevistas e registro de informações. No entanto, ocultei a identidade desses indivíduos, alterando detalhes e removendo dados identificáveis, sem comprometer, porém, o aspecto que desejo considerar.

Embora o tópico deste livro seja a psicopatia, *nem todas as pessoas descritas aqui são psicopatas*. Muitos dos exemplos foram tirados de relatos publicados, de notícias da mídia e de comunicações pessoais; por isso, não posso garantir que os indivíduos em questão sejam psicopatas, embora possam ter sido assim rotulados por outros. Entretanto, em todos os casos, indícios documentados relativos a algum aspecto de seu comportamento são consistentes com o conceito de psicopatia ou ilustram algum traço ou comportamento-chave típico desse transtorno. Esses indivíduos podem ou não ser psicopatas, mas os comportamentos relatados formam uma base útil para a determinação de vários traços e comportamentos que definem esse transtorno. *O leitor não deve pressupor que um indivíduo é psicopata simplesmente pelo contexto em que ele é descrito neste livro.*

Apresentação à edição brasileira

É com muita satisfação que apresento aos leitores brasileiros a tradução de *Sem consciência*, de Robert D. Hare. Trata-se de obra escrita com o objetivo de divulgar, perante o grande público, a *Psychopath Checklist*, instrumento por meio do qual o autor operacionalizou o conceito de psicopatia. Atualmente em edição revisada, o *Hare's Psychopath Checklist, Revised*, ou, resumidamente, PCL-R, esse instrumento é considerado o padrão-ouro para o diagnóstico dessa condição, com aceitação internacional e utilização em diversos países de todos os continentes.

O comportamento criminoso reiterado, a crueldade na prática de delitos, o desprezo pelas normas sociais, a propensão ao engano, à fraude e à mentira, bem como a incapacidade de correção e de aprender com os erros que algumas pessoas apresentam ao longo da vida – muitas vezes desde a infância precoce –, é um fenômeno que chamou a atenção de psiquiatras e de outros profissionais que se dedicaram ao estudo dessa área do comportamento humano. Assim, encontramos, a partir do início do século XIX, em Pinel, a descrição de um quadro que denominou *manie sans delire* (literalmente, "mania sem delírio", mas que, à época, significaria "loucura sem perturbação da mente"); em Benjamin Rush, pai da psiquiatria norte-americana, *moral derangement* ("perturbação moral"); e, em James C. Prichard, *moral insanity* ("insanidade moral"). Uma busca de explicação estritamente biológica para esse transtorno encontra-se no trabalho de Lombroso, com sua concepção do "homem delinquente", identificável a partir de "estigmas físicos".

Esse grave transtorno do comportamento, entretanto, somente veio a ter uma descrição ampla e sistematizada com o magnífico trabalho de Hervey Cleckley, originalmente publicado em 1941, *The Mask of Sanity* (A máscara da sanidade), cujo título já expressa bem o enfoque que iria desenvolver. Nessa obra, cuja última edição data de 1988, Cleckley descreve de forma soberba as características clínicas dos psicopatas e os diversos ambientes nos quais podem ser encontrados.

Robert D. Hare deu um passo adiante e de extrema utilidade prática: transformou o conceito impressionista de Cleckley em algo objetivo, mensurável, quantificável, identificando, por meio de ferramentas estatísticas, quais dos itens apontados por aquele autor tinham valor discriminante e, assim, conseguiu criar e validar sua *Psychopath Checklist*.

No livro que o leitor ora tem em mãos, escrito em linguagem agradável e leve, pode-se ter uma visão ampla desse perturbador fenômeno, suas características clínicas, as hipóteses explicativas, a multivariedade de formas, as especificidades próprias de seus subgrupos (por exemplo, o delinquente sádico e o criminoso de colarinho branco) e, mais do que isso, os traços comuns que os identificam. O autor apresenta também sugestões sobre como se precaver desses predadores sociais e o que se pode fazer quando, por infortúnio, alguém se vê envolvido com uma dessas pessoas. Por vezes, as situações são dramáticas e vão muito além do encontro fortuito e ocasional entre vítima e criminoso, pois podem envolver laços fortes e duradouros, afinal, os psicopatas tiveram pais, geralmente têm namorados(as), amantes ou cônjuges e podem também ter filhos, amigos ou colegas de trabalho.

Infelizmente, nada se agrega sobre o tratamento dessa condição, posto que até o momento não foi demonstrada a eficácia de quaisquer das aventuras terapêuticas empreendidas. Nesse sentido, esta obra poderá servir de alerta aos profissionais que atuam nas diversas vertentes do sistema de justiça criminal, em especial no sistema penitenciário, no sentido de levá-los a questionar visões inocentes e edulcoradas da criminalidade, pelas quais o delinquente não passa de vítima de uma sociedade que somente lhe sonegou oportunidades.

José G. V. Taborda
Psiquiatra Forense.
Professor Associado de Psiquiatria,
Departamento de Clínica Médica,
UFCSPA.

Prefácio e agradecimentos

Os psicopatas são predadores sociais que conquistam, manipulam e abrem caminho na vida cruelmente, deixando um longo rastro de corações partidos, expectativas frustradas e carteiras vazias. Sem nenhuma consciência ou sentimento, tomam tudo o que querem do modo mais egoísta, fazem o que têm vontade, violam as normas e expectativas sociais sem a menor culpa ou arrependimento. Suas vítimas, desnorteadas, perguntam em desespero: "Quem são essas pessoas?", "Por que elas são assim?", "Como podemos nos proteger?". Embora essas e outras questões relacionadas sejam foco de especulação clínica e pesquisa empírica há mais de cem anos – só no meu caso são 25 anos de trabalho –, foi principalmente nas últimas décadas que o mistério implacável da psicopatia começou a se revelar.

Quando decidi escrever este livro, eu sabia que seria difícil apresentar dados científicos sólidos com prudência e de modo acessível ao público. Teria sido muito confortável continuar na torre de marfim acadêmica, em meio a discussões reservadas com outros pesquisadores, escrevendo livros e artigos técnicos. No entanto, nos últimos anos, tem havido uma dramática avalanche de exposição, ao público em geral, das maquinações e depredações dos psicopatas. Os meios de comunicação estão repletos de relatos comoventes de crimes violentos, escândalos financeiros e violações da confiança das pessoas. Incontáveis filmes e livros apresentam histórias de *serial killers*, golpistas e membros do crime organizado. Embora muitos desses relatos e retratos sejam de psicopatas, outros não o são, e essa distinção importante com frequência não é feita nem nos meios de comunicação, nem na indústria do entretenimento, portanto, não é percebida pelo público. Até mesmo os funcionários do sistema da justiça criminal – advogados, psiquiatras e psicólogos forenses, assistentes sociais, agentes de condicional,[*] agen-

---

[*] N. de T.: Na América do Norte, diferentemente do Brasil, funcionários são designados para fiscalizar a liberdade provisória.

tes de polícia e funcionários dos órgãos correcionais –, cujo trabalho implica o contato diário com psicopatas, costumam ter pouca prática de avaliação do tipo de pessoa com que estão lidando. A incapacidade de distinguir transgressores psicopatas dos não psicopatas acarreta consequências terríveis para a sociedade, como deixamos claro neste livro. Em um nível mais individual, há grande probabilidade de um contato doloroso com a psicopatia em algum momento de nossa vida. Para nosso próprio bem-estar físico, psicológico e financeiro, precisamos saber como identificar os psicopatas, como nos proteger deles e como minimizar os danos que podem nos causar.

A maior parte da literatura científica sobre psicopatia é técnica, abstrata e de difícil compreensão para aqueles que não têm formação em ciências do comportamento. Meu objetivo foi traduzir essa literatura a fim de torná-la acessível não apenas ao público em geral, mas também aos funcionários do sistema da justiça criminal e à comunidade médica que lida com a saúde mental. Tentei não simplificar demais as questões teóricas e as descobertas científicas e não exagerar nossos conhecimentos. Espero que os leitores se interessem pelo assunto e busquem mais informações nas referências indicadas em cada capítulo a fim de se aprofundarem ainda mais no tema.

A orientação científica deste livro reflete minha formação em psicologia experimental e em psicofisiologia cognitiva. Alguns leitores podem ficar desapontados com o pouco espaço dedicado a discussões sobre temas psicodinâmicos, como processos e conflitos inconscientes, mecanismos de defesa, etc. Embora muitos livros e centenas de artigos sobre psicodinâmica da psicopatia tenham sido escritos ao longo dos últimos 50 anos, em minha opinião, eles não avançaram muito na compreensão do transtorno. Em grande medida, isso acontece porque a maioria dos relatos psicodinâmicos não segue critérios científicos e, portanto, não se presta a estudos empíricos. Entretanto, tem havido tentativas recentes de estabelecer alguma congruência entre as especulações da psicodinâmica sobre psicopatia e as teorias e os procedimentos da ciência comportamental. Alguns dos resultados desses trabalhos revelam-se interessantes e, quando relevantes, serão discutidos aqui.

Ao longo dos anos, tenho sido abençoado com um fluxo regular de excelentes estudantes e assistentes. Nossos relacionamentos são sempre mutuamente benéficos: eu forneço orientação e um ambiente estimulante, enquanto eles fornecem novas ideias, centelhas criativas e o entusiasmo necessário à manutenção de um laboratório vibrante e produtivo. Suas contribuições são evidentes, e isso pode ser comprovado pela frequência com que os estudantes de pós-graduação são listados como autores em publicações do meu laboratório. Sou particularmente grato a Stephen Hart, Adelle Forth, Timothy Harpur, Sherrie Williamson e Brenda Gillstrom; cada um deles desempenhou papel importante em meu modo de pensar e em minha pesquisa ao longo da última década.

Nossa pesquisa tem sido financiada por bolsas do Medical Research Council of Canada, The MacArthur Research Network on Mental Health and the Law e British Columbia Health Research Foundation. A maior parte das pesquisas foi realizada em instituições dirigidas pelo Correctional Service of Canada. A cooperação dos reclusos e dos funcionários dessas instituições merece reconhecimento. Para proteger a identidade dos reclusos participantes, alterei detalhes de casos específicos ou combinei vários casos em um só.

Eu gostaria de agradecer a Judith Regan, por me encorajar a escrever este livro, e a Suzanne Lipsett, por me mostrar como converter material técnico em uma prosa de leitura agradável.

Minha visão de mundo tem sido muito influenciada pela coragem, determinação e graça de minha filha, Cheryl, e de minha irmã, Noelle. Devo especialmente à minha esposa e melhor amiga, Averil, que, embora tenha uma carreira profissional exigente, encontrou tempo e energia para apoiar e encorajar ativamente meu trabalho. Seu afeto, bom senso e perspicácia clínica me mantiveram feliz, seguro e são ao longo dos anos.

Sumário

Introdução: o problema 19
1 Convivendo com psicopatas 25
2 Foco no quadro 37
3 O perfil: sentimentos e relações 48
4 O perfil: estilo de vida 71
5 Controles internos: a peça perdida 84
6 Crime: a escolha lógica 95
7 Psicopatas de colarinho branco 113
8 Palavras que saem do bolso do colete 133
9 Moscas na teia 152
10 As raízes do problema 163
11 A ética da rotulação 187
12 Algo pode ser feito? 198
13 Guia de sobrevivência 212
Epílogo 225
Notas 227

[...] pessoas boas raramente desconfiam, nem imaginam que os outros possam fazer aquilo que elas próprias não fariam; geralmente, concluem que a solução menos dramática é a melhor e deixam a questão de lado. Portanto, pessoas normais tendem a visualizar [o psicopata] como alguém tão monstruoso na aparência quanto na mente, e isso está muito longe de corresponder à verdade... Esses monstros da vida real geralmente parecem mais normais do que seus irmãos e irmãs e comportam-se do mesmo modo; são capazes de apresentar um quadro da virtude mais convincente do que a própria virtude – do mesmo modo que um botão de rosa de cera ou um pêssego de plástico parecem mais perfeitos, aproximam-se mais daquilo que a mente imagina ser um botão de rosa ou um pêssego do que o imperfeito original a partir do qual foram modelados.

William March, *The Bad Seed*

Introdução: o problema

Alguns anos atrás, dois alunos da pós-graduação e eu submetemos um artigo a uma revista científica. Nele, descrevíamos um experimento em que usamos um aparelho para monitorar a atividade elétrica do cérebro de vários grupos de homens adultos enquanto realizavam uma tarefa linguística. Essa atividade foi registrada em um papel quadriculado, na forma de uma série de ondas, chamadas eletrencefalograma (EEG). O editor devolveu o artigo educadamente e explicou o motivo: "Sinceramente, achamos muito estranhos alguns dos padrões de onda cerebral descritos no artigo. Esses EEGs não podem ser de pessoas de verdade".

Realmente, alguns dos registros de ondas cerebrais pareciam estranhos, mas não eram de alienígenas e, com certeza, não tínhamos inventado nada. Os dados haviam sido obtidos de uma classe de indivíduos que pode ser encontrada em qualquer raça, cultura, sociedade e profissão. E qualquer um de nós pode cruzar com essas pessoas, pode ser enganado e manipulado por elas, pode ser forçado a conviver com elas ou a reparar os danos que são capazes de causar. Para esses indivíduos, com frequência encantadores, mas sempre de maneira fatal, há um nome clínico: psicopatas. Sua marca registrada é uma assombrosa falta de consciência; seu jogo é a autossatisfação à custa dos outros. Muitos passam algum tempo na prisão, outros não. Todos tomam mais do que dão.

Este livro encara a psicopatia de frente e apresenta esse tema perturbador como ele é: um mistério sombrio, com implicações estarrecedoras para a sociedade; um mistério que, finalmente, começa a ser revelado após vários séculos de especulação e décadas de pesquisa psicológica empírica.

Para se ter uma ideia do tamanho do problema que enfrentamos, devemos considerar que existem, no mínimo, 2 milhões de psicopatas na América do Norte; entre os cidadãos de Nova York, seu número é enorme – 100 mil. E essas estimativas são conservadoras. Longe de ser um problema restrito, isolado, que afeta algumas poucas pessoas, a psicopatia atinge praticamente todos nós.

Considere também que a prevalência da psicopatia em nossa sociedade é quase a mesma da esquizofrenia, transtorno mental devastador, que causa ao paciente e também à sua família um sofrimento de cortar o coração. No entanto, a dimensão da dor e do sofrimento pessoal associado à esquizofrenia é pequena se comparada com o extenso massacre pessoal, social e econômico provocado pelos psicopatas. Eles lançam uma grande rede, e praticamente todo mundo cai nela em algum momento.

A expressão mais óbvia da psicopatia, mas nem de longe a única, envolve a flagrante violação criminosa das regras sociais. Portanto, não causa surpresa que muitos psicopatas sejam criminosos; mas muitos outros continuam fora da prisão, usando seu charme e suas habilidades camaleônicas para semear a devastação na sociedade, deixando um rastro de vidas arruinadas por onde passam.

Reunidas, as peças desse quebra-cabeça formam a imagem de uma pessoa autocentrada, fria, que não sente remorso, com profunda falta de empatia, incapaz de estabelecer relações emocionais calorosas com os outros; uma pessoa que age sem as restrições da consciência. Se você parar para pensar, vai perceber que, nesse quadro, faltam justamente as qualidades que permitem ao ser humano viver em harmonia social.

Não é um quadro bonito, e há quem duvide da existência de pessoas desse tipo. Para dissipar essa dúvida, basta pensar no crescente número de exemplos dramáticos de psicopatia que tem surgido em nossa sociedade recentemente. Dezenas de livros, filmes e programas de televisão, centenas de artigos e manchetes de jornal contam essa história: os psicopatas são porcentagem significativa das pessoas descritas na mídia – *serial killers*, estupradores, ladrões, trapaceiros, golpistas, espancadores de mulheres, criminosos de colarinho branco, promotores de ações "pilhados" e corretores dependurados em dezenas de telefones, molestadores de crianças, membros de gangues, advogados com licença cassada, barões do tráfico de drogas, jogadores profissionais, membros do crime organizado, médicos com licença cassada, terroristas, líderes de seitas, mercenários e empresários inescrupulosos.

Leia o jornal pensando nisso, e as indicações da extensão do problema praticamente saltarão aos olhos. Os mais dramáticos são aqueles que matam a sangue frio, sem drama de consciência, e que, ao mesmo tempo, despertam repugnância e fascínio no público. Considere essa pequena amostra das centenas de relatos disponíveis, muitos dos quais transformados em filmes:

- John Gacy, empresário de Des Plaines, Illinois (EUA), "Homem do ano" da Junior Chamber of Commerce. Divertia crianças fantasiado de "palhaço Pogo" e tinha uma foto com Rosalyn Carter, esposa do presidente dos Estados Unidos. Matou 32 jovens na década de 1970; enterrou a maioria dos corpos no porão de sua casa.[1]
- Charles Sobhraj, cidadão francês nascido em Ho Chi Minh (Vietnã), descrito pelo próprio pai como "destruidor". Trapaceiro internacional, contrabandista, jogador e assassino. Deixou um rastro de carteiras vazias, mulheres desnorteadas, turistas drogados e cadáveres em grande parte do Sul da Ásia na década de 1970.[2]
- Jeffrey MacDonald, médico da United States Army Special Forces. Assassinou a esposa e duas filhas em 1970. Alegou que uns "caras pirados" cometeram os crimes. Chamou a atenção da mídia e foi tema do livro e do filme *Fatal Vison*.[3]
- Gary Tison, assassino condenado. Manipulou com mestria o sistema judiciário, usou os três filhos para escapar de uma prisão no Arizona (EUA) em 1978 e promoveu uma matança que acabou com a vida de seis pessoas.[4]
- Kenneth Bianchi, um dos "estranguladores de Hillside". Estuprou, torturou e matou uma dúzia de mulheres na região de Los Angeles no final da década de 1970, entregou seu primo e cúmplice (Angelo Buono) e enganou alguns especialistas, fazendo-os acreditar que tinha múltipla personalidade e que os crimes haviam sido cometidos por "Steve".[5]
- Richard Ramirez, *serial killer* que cultuava satã. Ficou conhecido como o "Tocaia Noturna". Descrevia-se orgulhosamente como o "demônio". Foi condenado em 1987 por 13 assassinatos e 30 outros delitos graves, incluindo roubo, arrombamento, estupro, sodomia, cópula oral e tentativa de homicídio.[6]
- Diane Downs. Atirou nos próprios filhos para atrair um homem que não queria crianças. Apresentou-se como a verdadeira vítima no caso.[7]
- Ted Bundy, o *serial killer* "*All-American*". Responsável pelo assassinato de dezenas de jovens mulheres em meados da década de 1970; alegou que havia lido muita pornografia e que uma "entidade maligna" tomava a sua consciência. Executado recentemente na Flórida.[8]
- Clifford Olson, *serial killer* canadense. Convenceu o governo a pagar-lhe 100 mil dólares para mostrar às autoridades onde estavam

enterradas suas vítimas. Faz tudo o que pode para continuar sob as luzes dos holofotes.[9]
- Joe Hunt, manipulador cheio de lábia, conseguiu montar um esquema de falso investimento para crianças ricas (conhecido popularmente como o Clube dos Meninos Bilionários). Em Los Angeles, no começo da década de 1980, iludiu pessoas de posses a se desfazer de suas fortunas; envolveu-se em dois assassinatos.[10]
- William Bradfield, professor de língua e literatura clássicas. Um sujeito bom de papo, condenado pela morte de uma colega e seus dois filhos.[11]
- Ken McElroy, durante vários anos, "roubou, estuprou, queimou, alvejou... e mutilou cidadãos de Skidmore, no Missouri (EUA), sem peso na consciência ou remorso". Foi morto em 1981, à vista de 45 pessoas.[12]
- Colin Pitchfork, exibicionista inglês, estuprador e assassino, foi o primeiro homicida condenado com base em provas de DNA.[13]
- Kenneth Taylor, dentista de New Jersey, conquistador. Abandonou a primeira mulher, tentou matar a segunda, espancou brutalmente a terceira na lua de mel, em 1983, e esmurrou-a até a morte no ano seguinte. Escondeu o corpo no porta-malas do carro enquanto ia visitar os próprios pais e a segunda esposa. Depois afirmou ter matado em legítima defesa. A esposa o teria atacado quando ele "descobriu" que ela abusava sexualmente do filho ainda bebê.[14]
- Constantine Paspalakis e Deidre Hunt. Filmaram a tortura e o assassinato de um jovem. Estão agora no corredor da morte.[15]

Indivíduos desse tipo, e os crimes terríveis cometidos por eles, certamente chamam nossa atenção. Às vezes, eles dividem os holofotes com um conjunto variado de assassinos, cujos crimes, com frequência incrivelmente horripilantes, parecem estar relacionados a graves problemas mentais – por exemplo, Ed Gein, assassino psicótico que escalpelava e comia as vítimas;[16] Edmund Kemper, o "matador *coed*", sádico sexual e necrófilo, mutilava e desmembrava suas vítimas;[17] David Berkowitz, o "Filho de Sam", assassino que atacava jovens casais em carros estacionados;[18] e Jeffrey Dahmer, o "monstro de Milwaukee", que confessou ter torturado, matado e mutilado 15 homens e garotos e foi condenado a 15 sentenças de prisão perpétua consecutivas.[19] Embora esses assassinos com frequência sejam julgados imputáveis, como foi o caso de Kemper, Berkowitz e Dahmer, seus atos indescritíveis, suas fantasias sexuais grotescas e sua fascinação pelo poder, tortura e morte realmente colocam à prova as fronteiras da sanidade.

Entretanto, assassinos *psicopatas* não são loucos, de acordo com padrões psiquiátricos e jurídicos aceitáveis. Seus atos resultam não de uma mente perturbada, mas de uma racionalidade fria e calculista, combinada com uma deprimente incapacidade de tratar os outros como seres humanos, de considerá-los capazes de pensar e sentir. Esse comportamento moralmente incompreensível exibido por uma pessoa aparentemente normal nos deixa desnorteados e impotentes.

Por mais que tudo isso seja perturbador, precisamos ter o cuidado de manter certa clareza, pois o fato é que a maioria dos psicopatas realiza seus empreendimentos sem matar ninguém. Quando focamos demais nos exemplos mais brutais, que vão parar nas manchetes, corremos o risco de ficar cegos à outra parte do quadro: os psicopatas que não matam, mas afetam nossa vida cotidiana. É muito mais provável entregarmos as economias de uma vida inteira para um trapaceiro enganosamente bajulador do que entregarmos a vida a um assassino de olhar penetrante.

Entretanto, os casos de grande visibilidade têm valor considerável. Geralmente são bem documentados e nos alertam para o fato de que esses sujeitos existem e que, antes de serem descobertos, eram parentes, vizinhos ou colegas de pessoas como nós. Esses exemplos também ilustram um tema assustador e desconcertante presente na história de todos os psicopatas: uma incapacidade profundamente perturbadora de se preocupar com a dor e o sofrimento experimentados por outra pessoa; em resumo, uma completa falta de empatia, pré-requisito para o amor.

Em uma tentativa desesperada de explicar essa falta, primeiro nos voltamos para o passado familiar, mas nele há pouco que possa nos ajudar. É verdade que a infância de *alguns* psicopatas caracteriza-se por privação emocional e abuso físico, mas, para cada psicopata adulto originário de uma família problemática, há outro cuja vida familiar foi aparentemente mais calorosa e instrutiva e cujos irmãos são pessoas normais, conscienciosas, capazes de se preocupar muito com os outros. Além disso, a maioria das pessoas com infância horrível não se torna psicopata nem assassino frio. Por mais que possam ser esclarecedores em outras áreas do desenvolvimento humano, os argumentos de que as crianças submetidas a abuso e violência tornam-se adultos molestadores e violentos valem pouco aqui. Há explicações mais profundas, mais elucidativas do motivo e do modo como a psicopatia emerge. Este livro representa os meus 25 anos de pesquisa sobre essas questões.

A maior parte dessa investigação tem sido um esforço organizado para desenvolver meios precisos de identificação dos psicopatas que vivem entre nós. Se não conseguirmos expô-los, estaremos condenados a ser suas vítimas, tanto individual quanto socialmente. Para dar apenas um exemplo bastante comum, a maioria das pessoas fica perplexa sempre que um assassino condenado é colocado em liberdade condicional e, no mesmo instante, comete outra transgressão violenta. Elas se perguntam, incrédulas: "Por que ele foi colocado em liberdade?". Essa perplexidade sem dúvida se transformaria em indignação se soubessem que, em muitas situações, o transgressor é um psicopata cuja reincidência violenta poderia ter sido prevista caso as autoridades, incluindo os que concederam a condicional, apenas tivessem feito o dever de casa. Espero que este livro ajude o público em geral e a justiça criminal a atentarem para a natureza da psicopatia, a enormidade do problema que ela representa e as medidas que devem ser tomadas para reduzir esse impacto devastador em nossas vidas.

1
Convivendo com psicopatas

> Eu podia ver o sangue escuro saindo da boca de Halmea, escorrendo pelo lençol, para baixo de seu corpo, sobre o qual estava Hud. Eu não me movia, nem piscava, mas logo vi Hud de pé, arreganhando os dentes para mim; ele estava afivelando o cinto de borracha. "Um docinho ela, hein?", disse ele. Então assobiou e começou a enfiar as pernas da calça nas bordas de suas botas de camurça vermelha. Halmea encolhera-se contra a parede...
>
> Larry McMurty, *Horseman, Pass By*

Ao longo dos anos, acabei me acostumando com a seguinte situação: estamos jantando, e um dos presentes faz uma pergunta gentil sobre meu trabalho. Então esboço brevemente as características distintivas da psicopatia. Todas as vezes, invariavelmente, alguém à mesa de repente fica quieto, pensativo e, em seguida, exclama: "Deus do céu, eu acho que Fulano deve ser..." ou "Sabe de uma coisa, eu nunca tinha pensado nisso antes, mas a pessoa que você está descrevendo é meu cunhado".

Essas respostas refletidas, preocupadas, não se limitam a meu círculo social. É comum pessoas que leem meu trabalho telefonarem para meu laboratório para descrever um marido, filho, empregado ou conhecido cujo comportamento inexplicável tem lhes causado sofrimento e dor há anos.

Nada justifica mais a necessidade de clareza e reflexão sobre a psicopatia do que essas histórias de desapontamento e desespero da vida real. As três histórias apresentadas neste capítulo são uma forma de penetrar nesse assunto estranho e fascinante, levando em consideração a sensação característica de que "alguma coisa está errada, mas eu não sei explicar o quê".

Um dos relatos foi obtido entre a população de uma prisão, onde se realizou a maioria de nossos estudos de psicopatia (pela razão prática de que há um monte de psicopatas nas prisões e de que as informações necessárias ao diagnóstico estão prontamente disponíveis em suas fichas).

Os dois outros relatos foram colhidos na vida cotidiana, pois psicopatas não são encontrados apenas em populações prisionais. Neste momento, no mundo todo, pais, filhos, cônjuges, amantes, colegas de trabalho e vítimas ocasionais estão tentando lidar com o caos e a confusão causados por psicopatas, enquanto procuram entender o que os impele a agir assim. Muitos dos leitores vão perceber uma incômoda semelhança entre os indivíduos desses exemplos e pessoas que os fizeram pensar que estavam vivendo no inferno.

RAY

Depois de obter o meu grau de mestre em Psicologia, no começo da década de 1960, procurei um trabalho que me ajudasse a sustentar minha esposa e minha filha pequena e a pagar pelo grau seguinte de minha formação. Sem nunca ter entrado em uma prisão antes, assumi o cargo de único psicólogo da British Columbia Penitentiary.

Eu não tinha nenhuma experiência prática como psicólogo e nenhum interesse específico em psicologia clínica ou questões de criminologia. A penitenciária de segurança máxima perto de Vancouver era uma instituição descomunal, que abrigava criminosos de que eu só tinha ouvido falar na mídia. Dizer que eu estava em um campo nada familiar seria dourar a pílula.

Comecei a trabalhar completamente cru, sem nenhum programa de treinamento, sem nenhum sábio mentor que me explicasse como ser psicólogo em uma prisão. No primeiro dia, conheci o administrador e sua equipe de funcionários; todos usavam uniformes e alguns portavam armas em coldres laterais. A prisão era administrada segundo normas militares, pelas quais eu também devia usar um "uniforme": jaqueta, calças de flanela cinza e sapatos pretos. Convenci o carcereiro de que o traje era desnecessário, mas ele, de qualquer modo, insistiu para que fizessem pelo menos um uniforme para mim na oficina de costura da prisão, e me mandaram descer para tirar as medidas.

O resultado foi um primeiro sinal de que as coisas não estavam tão em ordem quanto pareciam: as mangas da jaqueta eram curtas demais, havia uma discrepância hilariante entre as pernas das calças, um pé do sapato era dois números maior do que o outro. Achei este último fato particularmente espantoso, pois o recluso que medira meus pés havia sido meticuloso ao extremo, traçando os dois em uma folha de papel pardo. Era difícil entender como ele podia ter fabricado dois pés de tamanhos completamente diferentes mesmo depois de várias reclamações de minha parte. Eu só podia concluir que ele estava me mandando algum tipo de mensagem.

Meu primeiro dia de trabalho foi bastante rico em acontecimentos. Fui apresentado a meu consultório, uma área imensa no andar de cima da prisão, bem diferente do refúgio íntimo, inspirador de confiança, que esperava encontrar. Eu ficava isolado do resto da instituição e tinha de atravessar uma série de portas trancadas para chegar ao consultório. Na parede, acima da mesa, havia um botão vermelho altamente suspeito. Um guarda que não fazia a menor ideia de qual seria o trabalho de um psicólogo na prisão, ignorância compartilhada por mim, me disse que o botão era para alguma emergência, mas, se alguma vez eu precisasse apertá-lo, não devia esperar que a ajuda chegasse de imediato.

O psicólogo que me precedera havia deixado uma pequena biblioteca no consultório. Ela consistia, principalmente, em livros sobre testes psicológicos, como o de Rorschach e o de Apercepção Temática. Eu sabia alguma coisa sobre esses testes, mas nunca havia usado nenhum deles; portanto, os livros, entre os poucos objetos na prisão que me pareceram familiares, apenas reforçaram a impressão de que eu enfrentaria tempos difíceis.

Eu estava no consultório há menos de uma hora quando o primeiro "cliente" entrou. Alto, esguio, de cabelos pretos e idade por volta dos 30. O ar ao redor dele parecia zunir, e o modo como me olhou era tão direto e intenso que fiquei pensando se teria realmente olhado alguém nos olhos antes. Ele cravava o olhar, inflexível, sem se permitir aquelas espiadas breves que a maioria das pessoas usa para suavizar a força do olhar.

O recluso, vou chamá-lo de Ray, não esperou apresentações, iniciou logo a conversa: "E aí, doutor, como é que vai? Tenho um problema aí. Preciso de ajuda. Quero falar disso com você".

Ansioso para começar a trabalhar como psicoterapeuta de verdade, pedi que me contasse o que era. Em resposta, ele puxou uma faca e brandiu-a bem no meu nariz, o tempo todo sorrindo, com os olhos fixos nos meus. O meu primeiro pensamento foi apertar o botão vermelho atrás de mim, que estava claramente no campo de visão de Ray e cujo propósito era inconfundível. Talvez por ter sentido que ele queria apenas me testar ou talvez por saber que apertar o botão não me salvaria de nada caso ele realmente tivesse intenção de me machucar, eu me contive.

Assim que entendeu que eu não ia apertar o botão, ele explicou que estava planejando usar a faca não em mim, mas em um recluso que vinha fazendo propostas a seu *"protégé"*, termo usado na prisão que designa o parceiro mais passivo de um par homossexual. Não ficou imediatamente claro por que ele me dizia aquilo, mas eu logo suspeitei de que estava me testando, queria determinar que tipo de funcionário prisional eu era. Se eu não dissesse nada sobre o incidente à administração, estaria violando uma regra prisional rigorosa, segundo a qual os funcionários deviam relatar posse de armas de qualquer tipo. No entanto, eu sabia que, se o entregasse, correria pelo presídio a notícia de que não estava ali para ajudar os reclusos, e o meu trabalho seria ainda mais difícil do que já parecia. Depois da sessão, em que ele descreveu "seu problema" não uma única vez, mas várias, eu mantive a história da faca em segredo. Para meu alívio, ele não esfaqueou o recluso, mas logo ficou evidente que Ray conseguira me enredar: eu tinha me apresentado como um *mané*, que deixaria passar violações claras das regras prisionais básicas a fim de criar uma boa atmosfera "profissional" com os reclusos.

A partir desse encontro, Ray conseguiu tornar meu período de oito meses na prisão um inferno. Suas demandas constantes de meu tempo e suas tentativas de me manipular, obrigando-me a fazer coisas para ele, eram intermináveis. Uma vez, ele me convenceu de que podia ser um bom cozinheiro, de que tinha inclinação natural para a cozinha, achava até que seria um grande *chef* depois de solto, de que seria uma grande oportunidade de experimentar algumas de suas ideias para deixar a preparação da comida na prisão mais eficiente, etc., e eu apoiei seu requerimento de transferência da oficina (onde, ao que parece, ele tinha feito a faca). O que não considerei, no entanto, é que a cozinha era uma fonte de açúcar, batata, frutas e outros ingredientes que podiam ser destilados em álcool. Vários meses depois de eu ter recomendado a transferência, houve uma forte explosão sob as tábuas de madeira do piso, bem debaixo da mesa do carcereiro. Quando o tumulto abrandou, descobrimos um elaborado sistema de destilação de álcool sob o piso. Algo tinha dado errado, e uma das panelas explodira. Não há nada de incomum na existência de uma destilaria em uma prisão de segurança máxima, mas a audácia de montar uma debaixo da cadeira do carcereiro abalou muita gente. Quando se descobriu que Ray era o cérebro por trás da operação de aguardente clandestina, ele passou algum tempo na solitária.

Uma vez fora do "buraco", Ray apareceu em meu consultório como se nada tivesse acontecido e pediu para ser transferido para a oficina mecânica: ele realmente sentia que tinha um talento, via a necessidade de se preparar para o mundo lá fora, era só ter tempo para praticar, e poderia montar um negócio quando saísse... Eu ainda sentia uma pontada de culpa por ter arranjado a primeira transferência, mas, no final, ele me venceu.

Pouco depois, decidi deixar a prisão para fazer meu doutorado em Psicologia, e, mais ou menos um mês antes da minha saída, Ray quase me persuadiu a pedir a meu pai, empreiteiro da construção civil, que lhe desse um emprego como parte de uma solicitação de condicional. Quando mencionei isso a alguns dos funcionários da prisão, eles morreram de rir. Todos conheciam Ray muito bem. Todos já haviam sido envolvidos em seus esquemas e planos de recuperação e, um por um, todos tinham passado a adotar uma postura cética em relação a ele. Ficaram saturados? Eu pensava assim naquela época, mas o fato é que o modo como o viam era mais claro do que o meu, apesar do meu tipo de trabalho. A visão deles tinha sido formada por anos de experiência com pessoas como Ray.

Ray tinha uma habilidade incrível para iludir não apenas a mim, mas a todo mundo. Ele era capaz de falar e de mentir com tanta naturalidade e objetividade que, às vezes, desarmava em um instante até o funcionário mais experiente e cínico da prisão. Quando o conheci, ele já tinha uma longa ficha criminal no passado (e, como se revelou depois, teria também no futuro); cerca de metade de sua vida adulta transcorrera na prisão, e muitos de seus crimes eram violentos. Ainda assim ele me convenceu, e a outros mais experientes do que eu, de que estava disposto a se regenerar, que seu interesse pelo crime fora abafado por uma paixão incontrolável pela culinária, mecânica ou sei lá o quê. Indolentemente, mentia a respeito de tudo e não ficava nem um pouco perturbado quando eu mostrava algo em seu arquivo que contradizia suas mentiras. Simplesmente mudava de assunto e chutava para escanteio, tomando outro rumo. Por fim, convencido de que ele não podia ser um candidato ideal ao emprego na firma de meu pai, recusei seu pedido e fiquei abalado com o modo deplorável como reagiu.

Antes de sair da prisão para voltar à universidade, eu estava pagando as prestações de um Ford 58, na verdade, acima de minhas posses. Um dos guardas da prisão, que depois se tornou carcereiro, ofereceu seu Morris Minor 50 em troca do meu Ford, com transferência da dívida. Eu concordei e, como o Morris estava meio fora de forma, resolvi aproveitar o regulamento da prisão, que permitia que os funcionários mandassem seus carros para a oficina mecânica prisional, onde Ray ainda trabalhava graças a mim (sem nem ter agradecido). O carro ganhou uma bela pintura; o motor e o câmbio foram recondicionados.

Com todos os nossos pertences em cima do carro e nosso bebê em uma cama de compensado no banco de trás, minha mulher e eu pegamos a estrada em direção a Ontário. Os primeiros problemas apareceram logo que saímos de Vancouver: o motor começou a falhar. Depois, quando passávamos por umas subidas moderadas, a água do radiador ferveu. Paramos em uma oficina, e o mecânico achou bolas de rolamento no reservatório do carburador. Além disso, ele nos mostrou um corte nas mangueiras do radiador, que tinham sido claramente adulteradas. Tudo isso foi consertado com razoável facilidade, mas o problema seguinte, surgido em uma longa descida, foi mais grave. O pedal do freio amoleceu e, de repente, simplesmente abaixou de vez: estávamos sem freio em uma descida *longa*. Felizmente, conseguimos chegar até um posto de gasolina, onde descobrimos que o duto hidráulico havia sido cortado para que o fluido do freio vazasse aos poucos. Talvez tenha sido uma coincidência o fato de Ray estar trabalhando na oficina quando o carro passou pela revisão, mas eu não tenho dúvidas de que o "telégrafo da prisão" informou-lhe quem era o novo proprietário do carro.

Na universidade, escrevi minha tese, cujo tema eram os efeitos da punição sobre o aprendizado e o desempenho humanos. Em minha pesquisa para o projeto, tive contato pela primeira vez com a literatura sobre psicopatia. Não tenho certeza se me lembrei de Ray naquela hora, mas as circunstâncias conspiraram para que eu não o esquecesse.

Meu primeiro emprego depois de obter o título de doutor foi na University of British Columbia, perto da penitenciária onde eu trabalhara alguns anos antes. Na semana de matrículas, naquela era pré-computador, fiquei sentado à mesa, ao lado de vários colegas, para receber a inscrição de longas filas de estudantes em todos os cursos de outono. Enquanto atendia um dos alunos, meus ouvidos formigaram à menção do meu nome. "Isso, eu trabalhei como assistente do doutor Hare na penitenciária durante todo o tempo em que ele esteve lá, acho que foi mais ou menos um ano. Eu cuidava de toda a papelada para ele, passava todas as informações sobre a vida na prisão. É claro, ele discutia os casos mais difíceis comigo. Nós formávamos uma boa dupla." Era Ray, à frente de outra fila.

Meu *assistente*! Eu interrompi o livre fluxo de suas observações com um: "Ah, é mesmo?", esperando desconcertá-lo. "Oi, doutor, como vão as coisas?", gritou ele, sem perder a pose. Em seguida, simplesmente voltou à conversa anterior, mudando de assunto. Mais tarde, quando fui verificar os formulários de inscrição, estava evidente que suas anotações sobre cursos universitários prévios eram fraudulentas. Contava a seu favor não ter tentado se matricular em um de *meus* cursos.

O que mais me fascinou, eu acho, é que Ray permaneceu absolutamente imperturbável mesmo *depois* de sua fraude ter sido revelada, e meu colega, sem dúvida, entrara na onda dele. O que havia na constituição psicológica de Ray que lhe dava o poder de atropelar a realidade, aparentemente sem escrúpulos nem preocupações? Eu passaria os próximos 25 anos fazendo pesquisas empíricas para responder a essa pergunta.

A história de Ray tem um lado engraçado agora, depois de tantos anos. Menos divertidos são os casos de centenas de psicopatas que estudei desde então.

Eu estava na prisão há alguns meses, quando a administração enviou-me um recluso para um teste psicológico antes da audiência de condicional. Ele estava cumprindo pena de seis anos por homicídio. Quando eu percebi que, em meus arquivos, não havia o relatório completo da transgressão, pedi a ele que me contasse os detalhes. O recluso disse que a filha de sua namorada, um bebê ainda, estava chorando sem parar há horas e, como ela fedia, ele resolvera trocar a fralda. "Ela sujou minha mão toda, então perdi a cabeça", disse, em um eufemismo repugnante para o que realmente havia feito. "Eu peguei a menina pelo pé e joguei com toda força na parede", completou, com um inacreditável sorriso no rosto. Fiquei atordoado com a descrição casual daquele comportamento pavoroso e comecei a pensar em minha própria filha. Sem nenhum profissionalismo, enxotei o preso do consultório e me recusei a atendê-lo de novo.

Curioso sobre o que teria acontecido depois com aquele homem, recentemente verifiquei seus arquivos prisionais. Li que conseguira a condicional um ano depois da minha saída da prisão e morrera em uma perseguição policial em alta velocidade após um assalto a banco. O psiquiatra da prisão o havia diagnosticado como psicopata e argumentara contra a condicional. Na verdade, não era possível culpar os responsáveis pela condicional por terem ignorado o conselho de um profissional. Naquela época, os procedimentos de diagnóstico da psicopatia eram vagos e pouco confiáveis, e ainda não conhecíamos as implicações de um diagnóstico desse tipo para a predição de comportamentos. Como se pode ver, a situação é bastante diferente agora, e os responsáveis pela liberação de uma condicional que não levam em consideração os conhecimentos correntes sobre psicopatia e reincidência correm o risco de cometer erros potencialmente desastrosos.

ELSA E DAN

Ela o conheceu em uma lavanderia, em Londres. Em licença de um ano da escola onde trabalhava, recuperava-se de um divórcio tumultuado e exaustivo. Vira o sujeito ali pelo bairro e, quando finalmente começaram a conversar, ela sentiu como se já o conhecesse. Era um homem extrovertido e amigável; eles se deram bem logo de cara. Desde o início, ela o achou divertidíssimo.

Ela se sentia sozinha. O tempo estava péssimo, chovia granizo, já tinha assistido a todos os filmes e peças da cidade e não conhecia ninguém a leste do Atlântico.

"Ah, a solidão do viajante", declamou Dan compassivamente, na hora do jantar. "Isso é o pior".

Depois da sobremesa, ele se deu conta, embaraçado, que havia saído sem a carteira. Elsa estava mais do que feliz em pagar o jantar, mais do que feliz em ir ao cinema para assistir de novo uma sessão dupla que vira na semana anterior. No bar, em meio a drinques, ele disse que era tradutor das Nações Unidas. Viajava pelo mundo. No momento, estava no meio de dois compromissos.

Eles se encontraram quatro vezes naquela semana, cinco na semana seguinte. Dan morava em um *flat*, na cobertura de um prédio, em algum ponto de Hampstead, segundo dissera, mas não demorou para se mudar e ir morar com Elsa. Surpresa, ela percebeu que tinha adorado a ideia. Isso era contra sua natureza, ela nem conseguia entender como havia acontecido, mas, depois de seu longo período de solidão, aquilo era o máximo.

Porém, havia alguns detalhes inexplicáveis, nunca discutidos, que ela fazia questão de afastar da própria mente. Ele nunca a convidava para visitá-lo; ela nunca encontrava amigos dele. Uma noite, ele levou para casa uma caixa com fitas de vídeos, ainda na embalagem de plástico da fábrica, fechadas; poucos dias depois, as fitas sumiram. Certa vez, Elsa voltou para casa e deu de cara com três televisões empilhadas em um canto: "Estou guardando para um amigo", foi tudo o que ele disse. Quando pediu mais explicações, ele simplesmente deu de ombros.

A primeira vez que Dan deu o bolo em um encontro combinado, ela quase enlouqueceu, com medo de que ele tivesse sofrido algum acidente de carro: ele dirigia sempre em alta velocidade, passava voando pelos cruzamentos.

Dan sumiu durante três dias e quando, no terceiro dia, ela voltou para casa no final da manhã, ele estava na cama, dormindo. O cheiro de

perfume barato e de cerveja azeda quase a fez vomitar. A preocupação com algum acidente foi substituída por uma coisa nova para ela: um ciúme estranho, selvagem, incontrolável. "Onde é que você estava?", perguntou, chorando. "Eu fiquei tão preocupada. Onde você estava?" Ele acordou, parecia irritado. "Nem me venha com essas perguntas", estourou. "Eu não vou aceitar isso."
"O quê?"
"Onde vou, o que faço, com quem faço o quê: isso não é da sua conta, Elsa. Não faça perguntas."
Ele parecia outra pessoa. Mas, depois, parece que conseguiu se conter, espantou o sono e veio consolá-la. "Eu sei que isso te machuca", disse, com seu jeito amável, "mas, veja só, o ciúme é como um resfriado, basta deixar passar. Ele passa, *baby*, ele passa". Do mesmo modo como a gata lambe seu gatinho, ele de novo a enredou, convenceu-a a confiar nele. Mas, ainda assim, Elsa achou estranho aquela explicação sobre o ciúme. Percebeu que ele nunca havia sentido nada parecido com a dor da confiança perdida.
Uma noite, perguntou, de passagem, se ele não podia dar uma saidinha até a esquina para comprar sorvete. Ele não respondeu, e quando buscou os olhos dele, encontrou um olhar furioso. "Você está sempre querendo alguma coisa, não é?", disse ele de um modo estranho, maldoso, irônico. "Qualquer coisinha que a pequena Elsa queria logo alguém vinha correndo trazer para ela, não é mesmo?"
"Você está brincando? Eu não sou assim. Que história é essa?"
Ele se levantou da cadeira e saiu. Ela nunca mais o viu.

AS GÊMEAS

No dia do aniversário de 30 anos de suas gêmeas, Helen e Steve tinham sentimentos contraditórios quando pensavam no passado. Cada surto de orgulho das conquistas de Ariel era interrompido por uma lembrança terrível de algum comportamento imprevisível, geralmente destrutivo e, com frequência, custoso de Alice. Elas eram gêmeas fraternas, mas sempre tiveram, desde o nascimento, uma semelhança física impressionante; no entanto, suas personalidades eram diferentes como o dia e a noite, talvez a metáfora mais apropriada fosse céu e inferno.
O contraste havia ficado absoluto ao longo de três décadas. Ariel telefonara na semana anterior para dar ótimas notícias: os sócios da empresa em que trabalhava haviam deixado claro que, se ela conti-

nuasse como estava, com certeza seria convidada a unir-se às suas fileiras em 4 ou 5 anos. O telefonema de Alice – ou melhor, do monitor do andar – não tinha sido tão animador. Alice e outra paciente do alojamento da clínica de reabilitação haviam saído no meio da noite e há dois dias não apareciam. A última vez que isso acontecera, ela surgira no Alasca, faminta e sem um tostão. Naquela época, os pais já tinham perdido as contas de quantas vezes haviam mandado dinheiro e arranjado as coisas para Alice pegar um avião de volta para casa.

Enquanto compartilhavam os mesmos problemas de crescimento, Ariel e Alice tinham sido mais ou menos normais. Alice era geniosa e mal-humorada quando não conseguia o que queria, ainda mais durante a adolescência. Tinha experimentado cigarro e maconha no primeiro ano do colégio; abandonado a faculdade no primeiro ano, temendo que a própria falta de rumo fosse falta de potencial. Naquele ano, entretanto, Ariel decidira-se pela faculdade de Direito, e a partir daí nada mais iria detê-la. Ela era focada, obstinada e ambiciosa. Fez Revisão de Leis na faculdade, graduou-se com louvor e conseguiu o emprego que queria na primeira entrevista.

Com Alice, sempre havia "alguma coisa meio errada". As duas meninas eram bonitas, mas Helen ficava impressionada quando via como, já aos 3 ou 4 anos de idade, Alice sabia fazer caras e bocas e usava a meiguice de menina-moça para conseguir o que queria. Helen achava até que, de algum modo, Alice sabia flertar: ela ficava toda afetada quando havia homens por perto. Mas pensar essas coisas da própria filha fazia a mãe se sentir terrivelmente culpada. Helen se sentiu mais culpada ainda quando um gatinho dado às gêmeas por uma prima foi encontrado morto, estrangulado, no jardim. Ariel ficou obviamente de coração partido; as lágrimas de Alice pareciam um tanto forçadas. Por mais que tentasse banir esses pensamentos, Helen sentia que Alice tinha alguma coisa a ver com a morte do gato.

Irmãs sempre brigam, mas, de novo, "alguma coisa estava errada" no modo como essas gêmeas passavam por isso. Ariel ficava *sempre* na defensiva; Alice era *sempre* a agressora e parecia ter um prazer especial em estragar as coisas da irmã. Foi um grande alívio para todos quando Alice, aos 17 anos, saiu de casa: pelo menos agora Ariel podia viver em paz. Entretanto, logo ficou claro que, ao sair de casa, Alice descobrira as drogas. Além de imprevisível, impulsiva e sujeita a acessos de raiva para conseguir o que queria, ela havia se tornado uma viciada e sustentava seu vício a qualquer preço, inclusive com roubo e prostituição. O pagamento de fianças e de programas de tratamento – 10 mil dólares por três semanas em uma clínica cara de

New Hampshire – começou a drenar os recursos financeiros de Helen e Steve. "Que bom que *alguém* nesta casa vai conseguir pagar as próprias contas", disse Steve quando soube das boas notícias de Ariel. Ele estava pensando justamente em quanto tempo ainda aguentaria resolver as coisas para Alice. Na verdade, começava a achar que não era muito sábia a atitude de mantê-la fora da prisão. Afinal de contas, não era ela mesma, e não ele ou Helen, que deveria enfrentar as consequências de suas próprias ações?

Helen era inflexível a esse respeito: nenhuma filha sua iria passar uma noite sequer na prisão (Alice já passara umas boas noites, mas Helen decidira esquecer isso) enquanto ela estivesse viva para pagar a fiança. A situação se transformou em uma questão de responsabilidade: Helen acreditava piamente que ela e Steve tinham feito algo errado na criação de Alice. Entretanto, em 30 anos de autoanálise, honestamente, não conseguia descobrir que erro era esse. Talvez fosse algo inconsciente, talvez não tivesse ficado muito entusiasmada quando o médico lhe dera a notícia de que havia suspeita de gêmeos. Talvez, sem tomar consciência disso, tivesse se preocupado menos com Alice, que, ao nascer, era mais calma que Ariel. Talvez, de algum modo, ela e Steve tivessem disparado a síndrome de Jekyll e Hyde ao insistir que as meninas não se vestissem do mesmo modo, que fossem para escolas de dança e acampamentos de verão separadas.

Talvez... mas Helen tinha dúvidas. Não é verdade que todos os pais cometem erros? Todos os pais não favorecem, inadvertidamente, um filho em detrimento de outro, ainda que por pouco tempo? Todos os pais não se encantam em ver como seus filhos vencem as marés altas e baixas, de acordo com as contingências da vida? Sim, claro que era assim, mas nem todos os pais tinham uma Alice. Em sua busca de respostas, durante a infância das meninas, Helen havia observado outras famílias com atenção, tinha visto alguns pais muito descuidados, muito injustos, que, no entanto, haviam recebido a graça de ter crianças estáveis, bem-ajustadas. Ela sabia que pais ostensivamente abusivos produziam, em geral, filhos problemáticos ou até com transtornos, mas tinha certeza de que, apesar de todos os erros, ela e Steve dificilmente se encaixariam nessa categoria.

Por isso, o aniversário de 30 anos das meninas provocava em Helen e Steve aqueles sentimentos contraditórios – gratidão por suas gêmeas serem fisicamente saudáveis, alegria porque Ariel tinha encontrado segurança e completude em seu trabalho e a velha e familiar ansiedade a respeito do destino e do bem-estar de Alice. Mas o sentimento predominante no momento em que esse casal fazia um brinde ao aniversário de suas filhas ausentes talvez fosse, na verdade, de desalento; após todo esse tempo, nada havia mudado. Viviam no século XX, deviam saber como consertar as coisas. Existia pílula para curar depressão, tratamentos para controlar fobias... mas ninguém, nenhum dos vários médicos, psiquiatras, psicólogos e assistentes sociais que conheceram Alice ao longo dos anos tinha dado alguma explicação ou antídoto para o problema. Não podiam nem garantir que ela tinha uma doença mental. Passados 30 anos, Helen e Steve, sentados à mesa, olhavam um para o outro e se perguntavam com tristeza: "Ela é louca? Ou simplesmente má?".

2
Foco no quadro

> Ele vai lhe escolher, vai desarmá-la com palavras, vai controlá-la com sua presença. Ele vai encantá-la com sua inteligência e planos. Vai lhe mostrar o que realmente significa se divertir, mas é você quem sempre vai pagar a conta. Ele vai sorrir e enganar você, vai assustá-la com um simples olhar. E, quando estiver cheio de você, e ele vai ficar cheio de você, vai abandoná-la, vai levar embora sua inocência, seu orgulho. Você vai se transformar em uma pessoa muito mais triste, mas não vai ficar mais esperta; durante muito tempo, ficará lembrando o que aconteceu, tentará entender o que você mesma fez de errado. E, se outro desse tipo aparecer e bater à sua porta, você vai abrir?
>
> De um ensaio assinado: "Um psicopata na prisão".

A pergunta permanece: "Alice é louca ou má?".

Essa é uma questão que há muito tem ocupado não apenas psicólogos e psiquiatras, mas também filósofos e teólogos. Formalmente, o psicopata é um doente mental ou simplesmente alguém que desrespeita normas, mas tem plena consciência do que está fazendo?

Essa pergunta não é apenas uma questão de semântica; colocada de outro modo, tem imenso significado prático: o tratamento ou controle da psicopatia é responsabilidade direta de profissionais da área da saúde mental ou do sistema correcional? Em todo lugar do mundo, juízes, assistentes sociais, advogados, professores, profissionais da área da saúde mental, médicos, funcionários do sistema correcional e pessoas do público em geral precisam saber a resposta, ainda que não tenham consciência disso.

DESDOBRAMENTOS DA QUESTÃO

Para a maioria das pessoas, a confusão e a incerteza que cercam esse tema começam na própria palavra *psicopatia*. Literalmente, ela significa "doença mental" (de *psique*, "mente", e *pathos*, "doença"), e esse é o significado do termo ainda encontrado em alguns dicionários. A confusão aumenta ainda mais quando a mídia usa o termo como equivalente de "insano" ou "louco": "A polícia disse que há um 'psicopata' à solta" ou "O sujeito que matou essa mulher deve ser um 'psicopata'".

A maioria dos médicos e dos pesquisadores não usa o termo psicopata desse modo; eles sabem que a psicopatia não pode ser compreendida a partir da visão tradicional da doença mental. Os psicopatas não são pessoas desorientadas ou que perderam o contato com a realidade; não apresentam ilusões, alucinações ou a angústia subjetiva intensa que caracterizam a maioria dos transtornos mentais. Ao contrário dos psicóticos, os psicopatas são racionais, conscientes do que estão fazendo e do motivo por que agem assim. Seu comportamento é resultado de uma *escolha* exercida livremente.

Portanto, quando uma pessoa diagnosticada com esquizofrenia desrespeita as normas sociais, digamos, mata alguém que está passando na rua, em resposta a ordens "recebidas de um marciano em uma espaçonave", concluímos que essa pessoa não é responsável "por motivo de insanidade". Já quando alguém com diagnóstico de psicopata desrespeita essas mesmas normas, ele é considerado uma pessoa sã e mandado para a prisão.

Além disso, uma resposta comum a relatos de crimes brutais, em particular tortura e assassinato em série, é: "A pessoa *tem* de ser louca para fazer uma coisa dessas". Talvez sim, mas nem sempre no sentido legal ou psiquiátrico do termo.

Como mencionei antes, alguns *serial killers* são inimputáveis. Tomemos, por exemplo, Edward Gein,[1] cujos crimes pavorosos e bizarros tornaram-se material para a criação de uma série de personagens de filmes e livros, inclusive de *Psycho*, *The Texas Chainsaw Massacre* e *O silêncio dos inocentes*. Gein matou, mutilou e, algumas vezes, comeu suas vítimas, além de ter feito objetos grotescos – abajur, roupa, máscara – com a pele e outras partes de seus corpos. No julgamento, tanto os psiquiatras da acusação quanto os da defesa afirmaram que ele era um psicótico; o diagnóstico foi de esquizofrenia crônica, e o juiz o encaminhou a um hospital para criminosos insanos.

No entanto, a maioria dos *serial killers* não é como Gein. Eles podem torturar, matar e mutilar suas vítimas – comportamento apavorante, que põe à prova nossos conceitos de "sanidade" –, mas, na maioria dos casos, não há indício de que sejam perturbados, mentalmente confusos ou psicóticos. Muitos desses assassinos – Ted Bundy, John Wayne Gacy, Henry Lee Lucas, para mencionar apenas alguns

— foram diagnosticados como psicopatas, o que significa que eram mentalmente imputáveis de acordo com os padrões jurídicos e psiquiátricos atuais. Foram mandados para a prisão e, em alguns casos, executados. Mas não é fácil estabelecer uma distinção entre os assassinos mentalmente doentes e os imputáveis, porém psicopatas. Isso tem gerado um debate científico de muitos séculos que, às vezes, beira o campo da metafísica.

UM POUCO DE TERMINOLOGIA

Muitos pesquisadores, médicos e escritores usam os termos *psicopatia* e *sociopatia* sem distinção. Por exemplo, no livro *O silêncio dos inocentes*, Thomas Harris descreveu Hannibal Lecter como um "verdadeiro sociopata", enquanto o roteirista da versão cinematográfica chamou-o de "verdadeiro psicopata".

Algumas vezes, o termo *sociopatia* é usado porque implica menor probabilidade, do que *psicopatia*, de ser confundido com psicose ou insanidade. No livro *The blooding*, Joseph Wambaugh escreve o seguinte sobre Colin Pitchfork, um estuprador e assassino inglês: "...é uma pena que o psiquiatra não escolheu descrevê-lo como um 'sociopata' em vez de 'psicopata' em seu relatório, por causa da confusão que acompanha este último termo. Todas as pessoas envolvidas no caso pareciam confundir essa palavra [psicopata] com 'psicótico'".

Em muitos casos, a escolha do termo reflete as visões de quem o usa sobre as *origens* e *fatores determinantes* da síndrome ou transtorno clínico descrito neste livro. Portanto, alguns médicos e pesquisadores, assim como a maioria dos sociólogos e criminologistas que acredita que a síndrome é forjada inteiramente por forças sociais e experiências do início da vida, preferem o termo *sociopatia*, enquanto aqueles, incluindo este autor, que consideram que fatores psicológicos, biológicos e genéticos também contribuem para o desenvolvimento da síndrome geralmente usam o termo *psicopatia*. Um mesmo indivíduo, portanto, pode ser diagnosticado como sociopata por um especialista e como psicopata por outro.

Considere a seguinte conversa entre um transgressor (T) e um de meus alunos de pós-graduação (A):

A: "Você teve algum retorno da psiquiatra prisional que fez sua avaliação?"

T: "Ela me disse que eu era um... não foi sociopata... um psicopata. Foi cômico. Ela disse para eu não me preocupar com isso porque pode existir um médico ou um advogado que também seja psicopata. Então eu disse, 'É isso aí, entendi. Quer dizer... você está em um avião sequestrado, e o que vai preferir? Estar sentada perto de mim, de um sociopata ou de um neurótico que suja as calças e mata todo mundo?'. Parecia que ela ia cair da cadeira. Se vão me dar um diagnóstico, então eu prefiro ser um psicopata do que um sociopata."
A: "Não é a mesma coisa?"
T: "Não, claro que não. Veja bem, o sociopata faz coisas erradas porque foi criado de modo errado. Então quer comprar uma briga com a sociedade. Eu não quero comprar briga com ninguém. Não alimento hostilidade. Eu sou assim e pronto. Acho que devo ser um psicopata."

Um termo que *supostamente* teria o mesmo significado de "psicopatia" ou "sociopatia" é *transtorno da personalidade antissocial*, descrito na terceira edição do *Manual diagnóstico e estatístico de transtornos mentais*, da American Psychiatric Association (DSM-III, 1980) e em sua revisão (DSM-III-R, 1987), amplamente usada como a "bíblia do diagnóstico" da doença mental.[2] Os critérios de diagnóstico do transtorno da personalidade antissocial consistem principalmente em uma longa lista de comportamentos antissociais e criminosos. Quando a lista apareceu pela primeira vez, parecia que nenhum médico, em geral, poderia avaliar de modo confiável traços da personalidade como empatia, egocentrismo, culpa, etc. Portanto, o diagnóstico baseava-se naquilo que os médicos presumivelmente podiam avaliar sem dificuldade, ou seja, comportamentos objetivos, socialmente desviados.

O resultado foi uma confusão durante a última década, em que muitos médicos pressupunham, erroneamente, que transtorno da personalidade antissocial e psicopatia eram termos sinônimos. Como diagnosticado pelo DSM-III e pelo DSM-III-R, assim como pela quarta edição desse manual, o DSM-IV (1994), "o transtorno da personalidade antissocial" refere-se, principalmente, a um conjunto de comportamentos criminosos e antissociais. A maioria dos criminosos atende com facilidade aos critérios desse diagnóstico. A "psicopatia", por sua vez, é definida como um conjunto de traços de personalidade e também de comportamentos sociais desviantes. A maioria dos criminosos *não* é psicopata, e muitos dos indivíduos que conseguem agir no lado obscuro da lei e permanecem fora da prisão *são* psicopatas. Não se esqueça disso se precisar consultar um médico ou psicólogo sobre um suposto psicopata em sua vida. Confirme se o profissional sabe a diferença entre transtorno da personalidade antissocial e psicopatia.[3]

UMA VISÃO HISTÓRICA

Um dos primeiros médicos a escrever sobre psicopatas foi Philippe Pinel, psiquiatra francês do começo do século XIX. Ele usou o termo *mania sem delírio* para descrever um padrão de comportamento marcado por absoluta falta de remorso e completa ausência de contenção, um padrão que ele acreditava distinto daquele "mal que os homens costumam fazer".[1]

Pinel considerava essa condição moralmente neutra, mas outros escritores consideraram esses pacientes "moralmente insanos", uma verdadeira personificação do mal. Assim teve início uma discussão que se estendeu por gerações e que oscilou entre a visão de que os psicopatas são "loucos" ou de que são "maus" ou até diabólicos.

O filme *Dirty Dozen* é um clássico que glorifica um mito hollywoodiano de longa duração: revire um psicopata e você encontrará um herói. O enredo do filme trata de uma escolha dada a um dos criminosos mais cruéis e durões: oferecer-se como voluntário para o que parecia uma missão suicida ou ficar na prisão. A missão envolve a tomada de um castelo em que está entrincheirada a elite do comando do exército da Alemanha. Nem é preciso dizer que os *Dirty Dozen* tiveram êxito. E nem é preciso dizer que eles são celebrados como heróis, para aparente satisfação de várias gerações de público.

O psiquiatra James Weiss, autor de *All but me and thee*, conta uma história bem diferente. Esse livro relata uma investigação conduzida durante a Segunda Guerra Mundial pelo brigadeiro-general Elliot D. Cook e seu assistente, coronel Ralph Bing. Eles começaram pelo fim – o Centro de Processamento (Detenção) do Exército na Costa Leste (Army East Coast Processing [Detention] Center), no Campo Edwards, em Cape Cod, e trabalharam no sentido contrário, até o nível da missão, para determinar como os mais de dois mil reclusos tinham ido parar lá.

Era sempre, como acentua Weiss, "a mesma história triste", recontada repetidas vezes. Sabendo que a companhia ia entrar em luta, o soldado oferecia-se como voluntário para ir buscar suprimentos e nunca mais se ouvia falar dele. Ou então o soldado passava do roubo de comida ao roubo de um caminhão e acabava em uma corrida maluca. Completamente irresponsáveis no que dizia respeito a seus colegas e mais sintonizados com

> a satisfação imediata do que com as regras fundamentais da prudência durante combates, esses caras corriam um risco muito maior de levar um tiro – "Peterson... levantou a cabeça quando todo mundo estava de cabeça baixa, e um franco atirador alemão enfiou uma bala no meio dela" – do que de realizar algum ato de heroísmo, envolvendo planejamento, habilidade e ações fundamentadas na consciência.
>
> O *Dirty Dozen* podia parecer abrasador quando Hollywood o lançou, mas, na vida real, como conclui Weiss, "quase nunca acontece uma conversão em combate". (James Weiss, *Journal of Operational Psychiatry* 5, 1974, 119).

A Segunda Guerra Mundial gerou uma nova urgência prática: era preciso mais do que especulação. Em primeiro lugar, no contingente militar havia a necessidade premente de identificar, diagnosticar e, se possível, tratar indivíduos que pudessem romper ou até destruir o controle militar estrito, tema que despertava vivamente a atenção pública. Porém, um fator ainda mais funesto surgiu com a revelação da máquina nazista de destruição e de seu programa de extermínio a sangue frio. Qual era a dinâmica daquele desenvolvimento? Como e por que certos indivíduos – inclusive, de modo aterrorizante, um indivíduo no comando de uma nação – agiam abertamente contra regras que a maioria das pessoas acatava para conter seus impulsos e fantasias básicos?

Muitos escritores aceitaram o desafio, mas nenhum teve tanto impacto como Hervey Cleckley. Em seu livro, agora clássico, *The mask of sanity*, publicado pela primeira vez em 1941,[5] Cleckley implorava atenção para o que reconhecia como um problema social urgente, mas ignorado. Ele escreveu de modo dramático sobre seus pacientes e forneceu ao público em geral uma primeira visão detalhada da psicopatia. Em seu livro, ele incluiu, por exemplo, notas de casos sobre Gregory, um jovem com uma ficha criminal de metros de comprimento, que só não matara a própria mãe porque a arma negara fogo.

> Seria impossível descrever adequadamente a trajetória desse jovem sem ocupar centenas de páginas. Seus atos antissociais repetidos e a trivialidade de sua motivação aparente, assim como sua incapacidade de aprender pela experiência para se ajustar melhor e evitar problemas graves que podem ser facilmente previstos, tudo isso me fazia sentir que ele era um exemplo clássico de personalidade psicopática. Eu acho muito provável que ele

continue a se comportar como se comportava no passado, e não conheço nenhum tratamento psiquiátrico capaz de influenciar seu comportamento de forma considerável ou de ajudá-lo a se ajustar melhor. (p. 173, 174)

Expressões como "sagacidade e agilidade da mente", "conversas magnetizantes" e "charme excepcional" pontuam os relatos de caso de Cleckley. Ele observou que, na cadeia ou na prisão, o psicopata costuma usar suas consideráveis habilidades sociais para persuadir o juiz de que ele, na verdade, devia estar em um hospital para doentes mentais. Uma vez no hospital, onde ninguém quer saber dele, pois é muito disruptivo, põe em prática suas habilidades para conseguir a soltura. Entremeadas de descrições clínicas vívidas são as próprias reflexões de Cleckley sobre o significado do comportamento do psicopata.

> Ele [o psicopata] não se familiariza com os fatos ou dados primários do que chama de valores pessoais e é completamente incapaz de compreender essas questões. É impossível para ele desenvolver um mínimo interesse que seja por uma tragédia ou diversão ou o anseio pela humanidade como apresentado na literatura ou arte sérias. Ele também é indiferente a todas as matérias da vida em si. Beleza e feiura, exceto em um sentido superficial, bondade, maldade, amor, horror e humor não têm nenhum significado real, nenhuma força que o mova. Além disso, não tem capacidade de entender como os outros são tocados por essas coisas. É como se fosse cego a cores, a esse aspecto da existência humana, embora tenha uma inteligência aguçada. Ele não pode entender nada disso porque não há nada, em nenhum ponto de sua consciência, que possa preencher a lacuna necessária a uma comparação. Ele pode repetir as palavras e dizer com loquacidade que está compreendendo, mas não tem como saber que não compreende. (p. 90)

O livro *The Mask of Sanity* influenciou muito os pesquisadores nos Estados Unidos e no Canadá e fornece a estrutura clínica de muitas pesquisas científicas sobre psicopatia realizadas nos últimos 25 anos. Na maior parte dessas pesquisas, o objetivo tem sido descobrir o que faz com que o psicopata "cole". Agora temos algumas pistas importantes nesse campo, que descrevemos aqui. Mas, à medida que aumenta nosso conhecimento sobre a devastação causada pelos psicopatas na sociedade em geral, a pesquisa moderna passa a ter um objetivo ainda mais vital – *o desenvolvimento de modos confiáveis de identificar esses indivíduos a fim de minimizar o risco que representam para os outros*. Essa tarefa é de enorme importância para o público em geral e também para cada indivíduo em particular. Meu papel nessa busca começou na década de 1960, no Departamento de Psicologia da University of British Columbia. Lá, meu crescente interesse pela psicopatia combinou-se com minha experiência na prisão, formando o que se tornaria o trabalho de toda uma vida. A partir daí, em todos os lugares onde trabalhei, dei seguimento à minha pesquisa.

COMO IDENTIFICAR OS "VERDADEIROS PSICOPATAS"

Um problema da condução de pesquisas em prisões é que os reclusos geralmente desconfiam e têm medo de estranhos, em especial de acadêmicos. Eu tive a ajuda de um recluso no topo da hierarquia prisional que concluiu que minha pesquisa não teria nenhuma consequência negativa para os participantes e que ela seria até útil para a compreensão do comportamento criminoso. Esse preso, um assaltante de banco profissional, tornou-se meu porta-voz, endossou o meu trabalho e espalhou para todos que ele próprio era um participante ativo. O resultado foi uma grande onda de voluntários, uma abundância sem fim, que trouxe consigo um problema: como distinguir os "verdadeiros" psicopatas dos demais voluntários?

Na década de 1960, psicólogos e psiquiatras estavam longe de chegar a um consenso a respeito da distinção da psicopatia. O problema da classificação era a principal pedra no caminho. Estávamos tentando categorizar seres humanos e não maçãs ou laranjas, e os aspectos distintivos que nos preocupavam eram fenômenos psicológicos que escapavam aos olhos empíricos da ciência.

Na Flórida, uma mulher havia comprado um carro novo para ele. Na Califórnia, outra mulher havia lhe comprado uma casa-trailer. E quem sabe o que mais teriam comprado para ele?

Como escreveram em um artigo de jornal que descrevia as façanhas de Leslie Gall pelo país afora: o nome já diz tudo (*gall* significa audácia, atrevimento e também tormento, perturbação).

O "trapaceiro adorável", como dizia uma de suas vítimas, foi passando de uma viúva a outra, extorquindo delas tudo de que precisava e muito mais. Elas abriram seus corações e seus talões de cheque. Com vigor, charme e uma pasta cheia de identidades falsas, ele teria roubado dezenas de milhares de dólares de mulheres mais velhas, que encontrava em bailes da terceira idade e em clubes sociais. Ao puxar sua ficha, a polícia da Califórnia encontrou um extenso registro de crimes, todos relacionados a fraudes, falsificações e roubo.

Quando Gall soube que a polícia da Califórnia estava em seu rastro, pediu a um advogado que escrevesse às autoridades da Flórida, dizendo que ele estaria pronto a confessar em troca da promessa de que poderia cumprir sua pena em uma prisão canadense.

"Assim que a história foi divulgada", escreveu o repórter Dale Brazao, o telefone da polícia da Califórnia passou "a tocar constantemente, muitas pessoas diziam que achavam que Gall também estava envolvido com sua mãe ou tia. A fisionomia dele fazia as pessoas pensarem: acho que conheço esse cara de algum lugar... Quem sabe quantas outras vítimas ainda vão aparecer."

Cumprindo agora uma pena de 10 anos em um presídio da Flórida, Gall descreve a si mesmo como um humanista. "É claro que eu peguei o dinheiro delas, mas elas tiveram muito em troca", diz ele. "Eu atendi a suas necessidades. Elas tiveram atenção, afeição, companheirismo e, em alguns casos, amor. Havia época em que a gente nem saía da cama."
(Baseado em artigos escritos por Dale Brazao, *Toronto Star*, 19 de maio de 1990 e 20 de abril de 1992.)

Eu podia ter usado testes psicológicos padronizados para identificar reclusos psicopatas, mas a maioria desses testes depende de autorrelatos. Por exemplo: "Eu minto (1) facilmente; (2) com certa dificuldade; (3) nunca". A população encarcerada com a qual eu trabalhava tinha o hábito de calcular o que psiquiatras e psicólogos queriam quando aplicavam testes e faziam entrevistas. Em geral, não viam motivo para revelar coisas realmente importantes a funcionários da prisão, mas sim algo que pudesse ajudá-los em um pedido de liberdade condicional, mudança de oficina de trabalho, admissão em algum programa específico, etc. Além disso, os psicopatas que havia ali eram especialistas em distorcer e moldar a verdade de acordo com seus propósitos. O controle das próprias impressões era definitivamente um de seus pontos fortes.

Portanto, em geral, os registros prisionais eram preenchidos com cuidado e indicavam perfis de personalidade que divergiam embaraçosamente daquilo que todo mundo na prisão sabia sobre os reclusos em questão. Eu me lembro de um arquivo em que o psicólogo usara uma bateria de testes de autorrelato e concluíra que um assassino frio era, na verdade, um sujeito sensível e afetivo, que precisava apenas do equivalente psicológico de um abraço caloroso! Por causa do uso aleatório dos testes de personalidade, a literatura estava (e ainda está) atravancada de estudos que dizem tratar da psicopatia, mas, na verdade, têm pouco a ver com ela.

Um recluso forneceu um ótimo exemplo do que me fez relutar em confiar nos testes psicológicos. Durante uma entrevista com ele, em um de meus projetos de pesquisa, veio à tona o assunto dos testes. Ele me disse que sabia tudo sobre eles, principalmente sobre o questionário de autorrelato mais popular entre os psicólogos prisionais, o Inventário Multifásico da Personalidade de Minnesota (Minnesota Multiphasic Personality Inventory – MMPI). Foi descoberto que esse homem tinha em sua cela a série completa de folhetos com perguntas, grades de pontuação, gabaritos e manuais de interpretação do MMPI. E usava esse material e os conhecimentos que adquirira para dar consultoria, paga, é claro, a outros reclusos. Determinava o tipo de perfil que seu cliente devia ter, de acordo com sua situação e objetivos, e depois ensaiava com ele as respostas às perguntas.

"Acabou de chegar à prisão? Então você tem de mostrar que está um tanto perturbado, talvez deprimido e ansioso, mas não em um grau que não possa ser tratado. Quando estiver chegando a data da sua condicional, me procure de novo, e nós vamos dar um jeito de mostrar que você melhorou bastante."

Mesmo sem essa ajuda "profissional", muitos criminosos são capazes de simular resultados em testes psicológicos sem grande dificuldade. Recentemente, vi que um dos reclusos que participa de meus projetos de pesquisa tinha uma ficha institucional com três perfis MMPI completamente diferentes. Obtidos com intervalos de aproximadamente um ano, o primeiro sugeria que o homem era psicótico; o segundo que era perfeitamente normal; e o terceiro, levemente perturbado. Durante nossa entrevista, ele expressou a opinião de que psicólogos e psiquiatras são "cabeças de vento", que acreditam em tudo que lhes dizem. Como a unidade em que estava não o agradava ("infestada demais"), ele conseguiu fazer outro MMPI, cujo resultado dessa vez foi normal, e obteve transferência para a prisão central. Pouco depois, resolveu se descrever como ansioso e deprimido, então produziu um perfil MMPI indicativo de perturbação leve, o que lhe valeu a prescrição de Valium, que então vendia a outros reclusos. Aqui a ironia está no fato de que o psicólogo prisional tratou cada um dos perfis do MMPI como indicação válida do tipo e grau de perturbação psiquiátrica do recluso.

Eu decidi enfrentar o problema da classificação, mas sem confiar apenas no autorrelato. Para coletar os dados, reuni uma equipe de médicos bem familiarizados com o trabalho de Cleckley. Eles identificariam psicopatas para estudo da população da prisão por meio de entrevistas longas e detalhadas e de estudos profundos das informações da ficha criminal. Eu lhes fornecia "classificadores" da lista de características da psicopatia de Cleckley como princípio orientador. Mais tarde, percebemos que o consenso entre os médicos geralmente era alto; as poucas discrepâncias surgidas foram resolvidas em discussões conjuntas.

Entretanto, não ficava claro para outros pesquisadores e médicos o *modo* como tínhamos feito nossos diagnósticos. Assim, meus alunos e eu passamos mais 10 anos melhorando e refinando os procedimentos para desentocar os psicopatas da população prisional geral. O resultado foi um diagnóstico altamente confiável, que qualquer médico ou pesquisador pode usar e que gera um perfil rico e detalhado do transtorno da personalidade chamado psicopatia. Nós chamamos esse instrumento de *Psychopathy Checklist* (Avaliação de Psicopatia).[6]

Pela primeira vez, foi disponibilizada uma ferramenta de medição e diagnóstico da psicopatia cientificamente sólida e amplamente aceita.

Hoje, o *Psychopathy Checklist* é usado em todo o mundo para ajudar médicos e pesquisadores a distinguir, com razoável certeza, os verdadeiros psicopatas das pessoas que simplesmente infringem regras.

3
O perfil: sentimentos e relações

Se eu me preocupo com as outras pessoas? Difícil essa. Mas, bem, acho que sim... mas não deixo meus sentimentos saírem do controle... Quer dizer, sou carinhoso e afetuoso como qualquer um, mas, para falar a verdade, todo mundo quer ferrar a gente... Cada um tem de cuidar de si, guardar seus sentimentos. Se você precisa de alguma coisa ou então se alguém ferra você... ou então tenta dar uma rasteira... você tem de se virar... fazer o que tem de ser feito... Se eu me sinto mal quando machuco alguém? É, sinto, às vezes. Mas, na maior parte das vezes... eh [risos]... sabe como é quando a gente mata uma mosca?

(Um psicopata que cumpria sentença por sequestro, estupro e extorsão)

A *Psychopathy Checklist* (Avaliação de Psicopatia) permite a discussão das características dos psicopatas sem o menor risco de descrever simples desvios sociais ou criminalidade ou de rotular pessoas que não têm nada em comum, a não ser o fato de terem violado a lei. Ela também fornece um quadro detalhado das personalidades perturbadas dos psicopatas que se encontram entre nós. Neste capítulo e no seguinte, coloco esse quadro em foco, descrevendo cada uma das características mais notórias. Este capítulo trata dos traços emocionais e interpessoais desse complexo transtorno da personalidade; o Capítulo 4 examina o estilo de vida instável, caracteristicamente antissocial do psicopata.

SINTOMAS-CHAVE DA PSICOPATIA

Emocional/interpessoal
- eloquente e superficial
- egocêntrico e grandioso
- ausência de remorso ou culpa
- falta de empatia
- enganador e manipulador
- emoções "rasas"

Desvio social
- impulsivo
- fraco controle do comportamento
- necessidade de excitação
- falta de responsabilidade
- problemas de comportamento precoces
- comportamento adulto antissocial

UMA NOTA DE ALERTA

A *Psychopathy Checklist* é uma ferramenta clínica complexa, destinada ao uso profissional.[1] O que apresentaremos a seguir é um resumo geral dos traços e comportamentos-chave dos psicopatas. **Não use esses sintomas para diagnosticar a si mesmo ou outras pessoas.** Para fazer um diagnóstico é preciso ter treinamento e acesso ao manual sobre pontuação. Caso suspeite de que algum conhecido seu se encaixe no perfil descrito aqui e no próximo capítulo e caso julgue importante buscar a opinião de um especialista, procure os serviços de um psicólogo ou psiquiatra forense qualificado e registrado.

Além disso, saiba que pessoas que *não* são psicopatas podem apresentar *alguns* dos sintomas descritos aqui. Muitos indivíduos são impulsivos ou volúveis, frios ou insensíveis, antissociais, mas isso não significa que são psicopatas. A psicopatia é uma *síndrome* – um conjunto de sintomas relacionados.

ELOQUENTE E SUPERFICIAL

Os psicopatas com frequência são espirituosos e articulados. Sua conversa pode ser divertida e envolvente; podem ter sempre uma resposta inteligente na ponta da língua e são capazes de contar histórias improváveis, mas convincentes, que os colocam em posição favorável. Ao se apresentar, costumam ser muito efetivos e, com frequência, mostram-se agradáveis e atraentes. Para alguns, porém, eles parecem pretensiosos e lisonjeiros demais, claramente falsos e superficiais. Observadores astutos costumam ter a impressão de que os psicopatas estão desempenhando um papel, "repetindo suas falas" mecanicamente.

Uma das avaliadoras que trabalharam comigo descreveu deste modo uma entrevista que fez com um prisioneiro: "Eu me sentei, peguei a prancheta e a primeira coisa esse cara me disse foi: 'que olhos lindos'. Durante a entrevista, ele deu um jeito de incluir alguns comentários elogiosos sobre a minha aparência – estava fascinado pelo meu cabelo. Então, enquanto guardava minhas coisas, eu estava me sentindo diferente... quer dizer, bonita. Eu sou uma pessoa prevenida, especialmente no trabalho, e consigo ver bem onde há falsidade. Quando saí de lá, não conseguia acreditar que tinha caído naquela conversa mole".

Os psicopatas às vezes falam pelos cotovelos e contam histórias que parecem improváveis à luz do que sabemos sobre eles. Em geral, tentam passar a impressão de que conhecem bem sociologia, psiquiatria, medicina, psicologia, filosofia, poesia, literatura, arte ou direito. Uma indicação clara desse traço costuma ser uma leviana falta de preocupação com o risco de serem descobertos. Um de nossos arquivos prisionais descreve um recluso psicopata que afirmava ter formação superior em Sociologia e Psicologia, quando, na verdade, não tinha nem concluído o ensino médio. Ele manteve essa ficção durante uma entrevista com uma de minhas alunas, candidata a doutora em Psicologia; ela comentou que o recluso tinha tanta segurança no uso do jargão técnico e dos conceitos que pessoas sem familiaridade com a área da psicologia teriam ficado impressionadas. Variações desse tipo de "especialista" são comuns entre psicopatas.

Dick! Sereno. Inteligente. Sim, você podia deixar por conta dele. Meu Deus, era incrível como ele conseguia "enganar um cara". Como aquele funcionário da loja de roupas de Kansas City, no Missouri, o primeiro lugar que Dick resolveu "atacar". [...] Dick disse: "Tudo o que você tem de fazer é ficar ali, em pé. Não dê risada e não fique surpreso com nada que eu disser. Você tem de fazer tudo com naturalidade". Para a jogada proposta, parecia que Dick tinha o lance ideal. Ele entrou de repente, foi apresentando Perry ao

> vendedor, "um amigo meu que vai casar daqui a uns dias", e continuou: "eu sou o padrinho. Estou ajudando a dar uma volta pelas lojas, comprar umas roupas para ele...". O vendedor engoliu, e logo Perry estava tirando o seu jeans e experimentando um terno escuro que o vendedor considerava "perfeito para uma cerimônia informal". [...] Depois eles escolheram um monte de jaquetas e agasalhos espalhafatosos considerados apropriados ao que seria, de acordo com Dick, uma lua de mel na Flórida. [...] "E este aqui? Um baixinho feio que nem esse vai para a lua de mel com um mulherão, enquanto nós dois, você e eu, dois bonitões..." O vendedor apresentou a conta. Dick enfiou a mão no bolso, franziu a testa, estalou os dedos e disse: "Droga! Esqueci a carteira!". Para seu parceiro, aquilo parecia um truque tão batido que não enganaria ninguém. Mas o vendedor, pelo jeito, não tinha a mesma opinião; Dick sacou um cheque em branco, preencheu com um valor 80 dólares além do total da conta, e o vendedor lhe devolveu na mesma hora a diferença em dinheiro.
>
> Truman Capote, *In cold blood*

Em seu livro *Echoes in the darkness*,[2] Joseph Wambaugh descreve com mestria um professor psicopata, William Bradfield, que, com sua aparente erudição, conseguiu passar a perna em todo mundo ao seu redor. Quer dizer, *quase* todo mundo. As pessoas familiarizadas com as disciplinas em que Bradfield se dizia especialista logo identificavam seu conhecimento superficial sobre os tópicos. Uma delas observou que ele "conseguia introduzir duas linhas de qualquer assunto, mas não ia além disso".

Obviamente nem sempre é fácil dizer se o sujeito está sendo falso ou sincero, em especial quando sabemos pouco sobre ele. Suponhamos, por exemplo, que uma mulher acabou de encontrar um homem atraente em um bar e, enquanto tomam uma taça de vinho, ele diz o seguinte:

> Eu joguei fora grande parte da minha vida. Não podemos voltar no tempo. Eu já tentei isso, recuperar o tempo perdido fazendo mais coisas. Tudo passou mais rápido, mas nada ficou melhor. Agora quero viver uma vida bem mais tranquila, quero dar aos outros tudo o que eu não pude ter. Pôr um pouco de diversão na vida deles. Não estou falando de emoções extremas, estou falando do que é essencial para a vida de alguém. Pode ser uma mulher, mas não tem de ser necessariamente uma mulher. Pode ser os filhos de uma mulher ou, talvez, alguém que está em um asilo. Eu acho... não, não acho, eu *tenho certeza* que isso me

traria muito prazer, me faria sentir realmente satisfeito com a minha vida.

Esse sujeito está sendo sincero? As palavras foram ditas com convicção? Elas vieram de um preso de 45 anos de idade, com uma ficha criminal horrenda; um homem com a pontuação mais alta possível na *Psychopathy Checklist*, um homem que tratou a própria esposa brutalmente e abandonou os próprios filhos.

No livro *Fatal Vision*,[3] o autor Joe McGinniss descreveu sua relação com Jeffrey MacDonald, médico psicopata condenado pela morte da esposa e das filhas:

> Seis meses, talvez sete ou oito, depois da condenação dele, eu ainda me confrontava com aquelas terríveis circunstâncias, as mais terríveis que eu já havia conhecido como escritor e, o tempo todo, ouvindo as súplicas daquele homem charmoso e persuasivo para que confiasse nele, eu lutava não apenas com a questão de sua culpa, mas com outra questão que, de certa forma, era muito mais perturbadora: *Se ele realmente tinha feito aquilo, como é que eu podia ter gostado dele?* (p. 668)

Jeffrey MacDonald processou McGinniss por várias coisas, inclusive por "infligir sofrimento emocional intencionalmente". O autor Joseph Wambaugh testemunhou no tribunal e disse o seguinte sobre MacDonald, que ele considerava um psicopata:

> Eu o achava extremamente eloquente... Acho que nunca tinha encontrado alguém tão eloquente, e estava impressionado com o modo como ele contava uma história. Descrevia aqueles eventos totalmente horríveis, mas conseguia dar detalhes quase gráficos dos assassinatos... de modo muito desembaraçado, eloquente, fácil... Eu já entrevistei dezenas de pessoas que sobreviveram a crimes horríveis, alguns logo depois dos eventos, outros passados muitos anos, inclusive pais de crianças assassinadas, e nunca, em toda a minha experiência de vida, encontrei alguém que fosse capaz de descrever o acontecido daquele jeito quase galanteador, como fazia o doutor MacDonald. (p. 678)

EGOCÊNTRICO E GRANDIOSO

"O mundo continuava a girar em torno dela enquanto ela brilhava, não era a estrela mais brilhante, mas a única estrela", disse Ann Rule a respeito de Diane Downs, que, em 1984, foi condenada por atirar em seus três filhos pequenos, matando um e causando lesões permanentes nos outros dois.[4]

Os psicopatas têm uma visão narcisista e exageradamente vaidosa de seu próprio valor e importância, um egocentrismo realmente espantoso, acreditam que têm direito a tudo e consideram-se o centro do universo, seres superiores que têm todo o direito de viver de acordo com suas próprias regras. "Não é que eu não cumpro as leis", disse um dos sujeitos de nossa pesquisa. "Eu sigo as minhas próprias leis. Nunca violo minhas próprias leis." Em seguida, descreveu essas regras nos seguintes termos: "escolhendo a número um".

Quando perguntaram a outro psicopata, preso por uma série de crimes, inclusive roubo, estupro e fraude, se tinha alguma fraqueza, a resposta foi: "Eu não tenho nenhuma fraqueza, a não ser, talvez, que sou caridoso demais". Em uma escada de 10 pontos, ele se classificou como "10 redondo. Eu poderia dizer 12, mas isso já seria me gabar. Se minha educação tivesse sido melhor, eu seria brilhante".

A ostentação e a pompa de alguns psicopatas com frequência emergem de modo dramático no tribunal. Não é incomum, por exemplo, situações em que criticam e demitem seus advogados e assumem a própria defesa, em geral com resultados desastrosos. "Meu parceiro pegou um. Eu peguei dois por causa de uma merda de um advogado", disse um dos sujeitos de nossas pesquisas. Mais tarde, apresentou a própria apelação, e sua sentença aumentou para três anos.

Os psicopatas com frequência se comportam como pessoas arrogantes e vaidosas, sem nenhuma vergonha – são seguros de si, de opinião firme, dominadores e convencidos. Adoram ter poder e controle sobre os demais e parecem incapazes de reconhecer que as outras pessoas têm opiniões próprias válidas. Parecem carismáticos ou "eletrizantes" para alguns.

Raramente os psicopatas ficam constrangidos com problemas jurídicos, financeiros ou pessoais. Em vez disso, consideram esses problemas como derrotas temporárias, resultado de má sorte, de amigos traidores ou de um sistema injusto e incompetente.

Embora com frequência digam ter objetivos específicos, na verdade, os psicopatas demonstram pouca compreensão das qualificações necessárias – não fazem ideia do que precisam para alcançar seus objetivos e têm pouca ou nenhuma chance de alcançá-los, dado seu histórico de desempenho e a oscilação de seu interesse na formação educacional. Quando pensa na possibilidade de liberdade condicional, o recluso psicopata às vezes traça planos vagos para se tornar um magnata do ramo imobiliário ou advogado dos pobres. Um preso pouco instruído registrou os direitos do título de um livro que ele estava planejando escrever a respeito de si mesmo e, a partir daí, passou a calcular a fortuna que o *best-seller* lhe traria.

Os psicopatas acham que suas habilidades serão capazes de transformá-los naquilo que querem ser. Dadas as circunstâncias adequadas – oportunidade, sorte, vítimas condescendentes –, sua grandiosidade pode se concretizar de modo espetacular. Um empresário psicopata, por exemplo, "pensa grande", mas geralmente com o dinheiro de outros.

Encarcerado por arrombamento, um de uma lista de crimes que remetia ao início da adolescência, Jack recebeu a pontuação mais alta possível na *Psychopathy Checklist*. Ele começou a entrevista com um interesse fora do comum pela câmera de vídeo. "Quando é que vamos assistir a fita? Eu quero ver a minha cara, como fiquei." Em seguida, iniciou um relato longo e detalhado, de quatro horas, sobre o seu histórico criminal, entrecortado por constantes lembretes endereçados a ele próprio: "Ah, é mesmo, eu desisti disso tudo". A história desenrolada mostrava a repetição de pequenos roubos e servicinhos sujos: "quanto mais pessoas a gente encontra, mais dinheiro a gente tira delas, e elas não são vítimas, não. Não, depois elas conseguem do seguro ainda mais do que perderam".

Além dos pequenos roubos, que, no final, levaram a arrombamentos e assaltos à mão armada, havia um histórico de brigas. "Ah, é, isso é, eu gosto de uma boa briga desde os 14 anos, mas não faço nada de mal, não, tipo bater em mulher, em criança. Na verdade, eu *amo* mulher. Eu acho que devia tudo ficar em casa. Bem que podiam morrer os homens todos, ia sobrar só eu de homem."

"Dessa vez, quando eu sair, vou querer um filho", disse Jack ao entrevistador. "Quando ele tiver 5 anos, arranjo um jeito da mulher dar o fora, aí eu crio o menino da *minha* maneira."

Quando lhe perguntaram como entrara para a carreira do crime, Jack respondeu: "Teve a ver com minha mãe, a pessoa mais linda do mundo. Ela era forte, trabalhava duro para tomar conta de quatro filhos. Uma pessoa linda. Eu comecei roubando as joias dela, quando eu tava na quinta série. Você sabe, nunca conheci a puta direito, cada um seguiu seu caminho".

Jack fez um esforço notável para justificar sua vida de crimes: "Às vezes eu tinha de roubar para sair da cidade, tinha mesmo, mas *eu não sou um puta marginal*". Depois, no decorrer da entrevista, no entanto, lembrou: "Eu tava na onda de arrombar: 16 em 10 dias. Era bom, me sentia bem. Parecia que tava viciado e tinha de pegar a droga".

"Você mente?", perguntou o entrevistador.

"Você tá brincando? Mentir é igual respirar, cada uma maior que a outra."

A entrevistadora de Jack, uma psicóloga experiente na administração da *Psychopathy Checklist*, descreveu a entrevista não só como a mais longa, mas como a mais divertida que já havia feito. Segundo ela, Jack era um dos reclusos mais teatrais que já encontrara. Embora não demonstrasse nenhuma empatia em relação a suas vítimas, ele *amava* claramente os próprios crimes e parecia tentar impressionar a entrevistadora com suas incríveis façanhas irresponsáveis. Jack podia falar durante horas, com a característica habilidade dos psicopatas de se contradizer ao passar de uma sentença a outra. Sua longa ficha criminal refletia não apenas sua versatilidade no mundo do crime, mas uma evidente incapacidade de aprender com experiências passadas.

Igualmente fascinante era a clara falta de realismo em seus planos. Embora estivesse bastante fora de forma e acima do peso por causa de anos se alimentando com comida da prisão e *fast food* barata encomendada, ele disse à entrevistadora, com a segurança de um atleta profissional em treinamento, que planejava virar nadador profissional quando acabasse de cumprir sua pena. Ele ia se corrigir, viver de suas vitórias e viajar com o dinheiro depois de aposentado, ainda novo.

Jack tinha 38 anos de idade na época da entrevista. Não se sabe se ele foi nadador na vida.

AUSÊNCIA DE REMORSO OU CULPA

Os psicopatas mostram uma assombrosa falta de preocupação com os efeitos devastadores de suas ações sobre os outros. Com frequência, são completamente diretos sobre o assunto e declaram, com tranquilidade, que não sentem nenhuma culpa, não sentem remorsos pela dor e destruição que causaram e não veem motivo para se preocupar.

Quando perguntamos se sentia algum arrependimento por ter esfaqueado uma vítima de assalto, que passara os três meses subsequentes no hospital em decorrência dos ferimentos, um dos sujeitos de nossas pesquisas disse: "Cai na real! Ele passou uns poucos meses no hospital e eu estou apodrecendo aqui. Eu furei o cara um pouco, se quisesse dar fim nele, era só rasgar a garganta dele. Eu sou assim, dei uma folga para ele." À pergunta "Você se arrepende de *algum* de seus crimes?", ele disse: "Não me arrependo de nada. O que tá feito tá feito. Deve ter uma razão para isso tudo que eu fiz, e foi por isso que tudo aconteceu".

Antes da própria execução, o *serial killer* Ted Bundy falou diretamente sobre culpa em várias entrevistas a Stephen Michaud e Hugh Aynesworth.[5] "Não importa o que fiz no passado", disse ele, "seja lá o que for, você sabe – as emoções das omissões ou comissões –, isso *não me incomoda*. Tente tocar o passado! Tente lidar com o passado. Ele não é real. É só um sonho!" (p. 284). O "sonho" de Bundy continha seus assassinatos: matara uma centena de mulheres jovens. Não havia apenas fugido do próprio passado, ele acabara com o futuro de cada uma de suas jovens vítimas, uma por uma. "Culpado?", ele repetia na prisão. "Esse é um mecanismo que se usa para controlar as pessoas. É uma ilusão. É um tipo de mecanismo de controle social, e é *muito* doentio. Isso faz o nosso corpo reagir de um modo horrível. E há modos muito melhores de controlar nosso comportamento do que o uso extraordinário da culpa" (p. 288).

No entanto, os psicopatas às vezes verbalizam remorso, mas depois se contradizem em palavras e ações. Na prisão, os criminosos aprendem rapidamente que *remorso* é uma palavra importante. Quando perguntamos se sentia remorso de um assassinato que cometera, um jovem preso nos disse: "Sim, é claro, sinto remorso". Pressionado a explicar melhor, disse que "não se sentia mal por dentro por causa disso".

Certa vez, fiquei aturdido com a lógica de um recluso que descreveu a vítima, assassinada por ele, como alguém que havia se beneficiado com o crime, pois aprendera "uma dura lição de vida".

"A culpa foi toda do cara", disse outro recluso a respeito do homem que ele matara em uma briga por causa de uma conta de bar. "Qualquer um podia ver que eu tava de mau humor aquela noite. Por que é que ele veio me encher o saco?" E continuou: "Também, no final, o cara nem sofreu. Cortar a artéria é o jeito mais fácil de partir".

A falta de remorso ou de culpa do psicopata está associada com uma incrível habilidade de racionalizar o próprio comportamento e de dar de ombros para a responsabilidade pessoal por ações que causam desgosto e desapontamento a familiares, amigos, colegas e a outras pessoas que seguem as regras sociais. Em geral, os psicopatas têm desculpas prontas para o próprio comportamento e, às vezes, até negam completamente que o fato tenha acontecido.

> O preso Jack Abbott ganhou proeminência no noticiário quando o escritor Norman Mailer o ajudou a publicar o livro *In the Belly of the Beast: Letters from Prison*. Na verdade, Abbott não ganhou apenas fama por ter se associado a um famoso romancista e figura pública; ele também ganhou a liberdade. Logo depois de obter a liberdade condicional, Abbott entrou em uma briga com um garçom em um restaurante de Nova York. O garçom pediu que ele saísse do estabelecimento, Abbott se recusou, e os dois terminaram nos fundos do estabelecimento, onde o ex-detento enfiou uma faca em Richard Adan, que estava desarmado, ferindo-o mortalmente.
> Em entrevista ao programa de televisão *Current Afair*, "revista de notícias", perguntaram a Abbott se sentia remorso. "Eu não acho que essa seja a palavra adequada... Remorso quer dizer que você fez alguma coisa errada... *Se* fui eu que dei uma facada nele, foi tudo um acidente."
> Ele foi condenado pelo crime e mandado para a prisão. Alguns anos depois, a esposa do garçom processou-o pela morte injusta do marido, e Abbott apresentou-se como seu próprio advogado. Ricci Adan, a esposa da vítima, descreveu assim o comportamento dele no banco de testemunhas: "Ele falava que sentia muito e depois, de repente, começava a me insultar".
> "Todo mundo ali naquele tribunal sabia que eu estava sendo condenado à queima-roupa", disse Abbott a um repórter de televisão. Em relação à profundidade de seus sentimentos conscientes a respeito da morte, podemos tirar nossas conclusões a partir destas afirmações: "Ele não sentiu dor nenhuma, foi um corte limpo". Depois se concentrou especificamente em Richard Adan: "Ele não tinha futuro como ator, o mais provável é que fosse procurar outro tipo de trabalho".
> O *The N. Y. Times News Service* (16 de junho de 1990) informou que Abbott teria dito a Ricci Adan que a vida do marido dela "não valia um centavo". Apesar disso, outorgaram-lhe mais de US$ 7 milhões.

Perda de memória, amnésia, blecautes, múltipla personalidade e insanidade temporária brotam constantemente em interrogatórios de psicopatas. Um trecho muito divulgado de um especial do Public Broadcasting Service (PBS) dos Estados Unidos mostra Kenneth Bianchi, um dos infames "estranguladores de Hillside", de Los Angeles, em uma evidente e patética pantomima de um caso de múltipla personalidade.[6]

Embora, às vezes, o psicopata admite ter realizado os atos atribuídos a ele, costuma minimizar ou até negar as consequências que tais atos causaram aos outros. Um preso com pontuação muito alta no *Psychopathy Checklist* disse que seus crimes, na verdade, tiveram um efeito positivo sobre as vítimas. "No dia seguinte, eu pegava um jornal e lia sobre aquela *parada* minha: um assalto ou um estupro. Tinha entrevista com as vítimas. O nome delas aparecia no jornal. As mulheres, por exemplo, diziam umas coisas boas de mim, que eu era muito culto, ponderado, muito meticuloso. Eu não abusava delas, entende? Umas até me agradeciam."

Outro sujeito, preso por arrombamento e roubo pela vigésima vez, disse: "É claro que roubei a muamba. Mas, cara! Aquele pessoal faz seguro até do fiofó – ninguém se machucou, ninguém sofreu. Qual é o problema? Na verdade, estou fazendo um favor a *eles*, estou dando a chance de pegar o dinheiro do seguro. Sempre recebem mais do que valia a mercadoria, sacou? Sempre fazem isso".

Em uma distorção irônica, os psicopatas com frequência consideram que as vítimas são *eles próprios*.

"Me fizeram de bobo, de bode expiatório... quando olho para trás, aí eu vejo que sou mais vítima do que criminoso." Assim se expressou John Wayne Gacy, um *serial killer* psicopata, que torturou e matou 33 rapazes e meninos e enterrou seus corpos no porão de casa.[7]

Ao falar sobre esses assassinatos, Gacy se descrevia como a trigésima quarta vítima. "Eu sou uma vítima, me enganaram desde pequeno." E ele se perguntava: "Será que tem alguém no mundo, em algum lugar, que pode entender como é difícil, como dói ser John Wayne Gacy?".

Peter Maas, em seu livro sobre Kenneth Taylor, o dentista que espancou a própria mulher na lua de mel, a traiu e, mais tarde, bateu nela até matar, citou as seguintes palavras do assassino: "Eu a amava tanto. Sinto tanta falta dela. O que aconteceu foi uma tragédia. Eu perdi o meu amor, a minha melhor amiga... Por que ninguém entende o inferno que estou vivendo?".[8]

FALTA DE EMPATIA

Muitas das características apresentadas por psicopatas, em especial egocentrismo, ausência de remorso, emoções "rasas" e falsidade, estão estreitamente relacionadas com uma profunda falta de empatia (uma incapacidade de construir um *facsimile* mental e emocional de outra pessoa). Eles parecem incapazes de se colocar no lugar do outro, de "estar na pele" do outro, a não ser no sentido puramente intelectual. Os sentimentos das outras pessoas não preocupam nem um pouco os psicopatas.

Em alguns aspectos, eles são como aqueles androides desprovidos de emoção da ficção científica, não conseguem imaginar o que seres humanos experimentam. Um estuprador com alta pontuação na *Psychopathy Checklist* comentou que achava difícil ter empatia por suas vítimas. "Elas ficam apavoradas, não é? Mas, veja só, eu não consigo entender isso. Também já fiquei com medo e não foi nada assim desagradável."

Os psicopatas veem as pessoas praticamente como objetos, que devem ser usados para sua própria satisfação. Os fracos e vulneráveis, de quem eles mais zombam do que sentem pena, são seus alvos preferidos. "No universo dos psicopatas, não existe a imagem de uma pessoa simplesmente fraca", escreveu o psicólogo Robert Rieber. "Para eles, todos os fracos são também idiotas, ou seja, alguém que pede para ser explorado."

"Oh, que horror, coitadinho do infeliz", soltou um jovem preso quando lhe contaram sobre a morte de um garoto que ele esfaqueara em uma disputa de gangues. "Não tente me amolecer com essa merda. Aquele escarro teve o que merecia, e eu não vou me preocupar com isso. Como você pode ver", e fez um gesto na direção dos policiais que o interrogavam, "eu já tenho meus próprios problemas aqui".

Para sobreviver, tanto física quanto psicologicamente, alguns indivíduos normais desenvolvem certo grau de insensibilidade em relação aos sentimentos e dificuldades de grupos específicos de pessoas. Médicos que têm muita empatia por seus pacientes, por exemplo, logo ficam emocionalmente oprimidos e, assim, podem perder parte de sua eficácia como profissionais. Para eles, a insensibilidade fica circunscrita, confinada a um grupo-alvo específico. De modo similar, soldados, integrantes de gangues e terroristas podem ser treinados – de maneira muito eficaz, como a história tem mostrado repetidas vezes – para ver o inimigo como menos do que um ser humano, como um objeto sem vida interior.

Os psicopatas, no entanto, apresentam uma falta *generalizada* de empatia. São indiferentes aos direitos e ao sofrimento de estranhos e também aos dos próprios familiares. Quando mantêm algum laço com a esposa e os filhos, isso acontece apenas porque consideram os membros da própria família como um bem que lhes pertence, como aparelhos de som ou automóveis. Realmente, é difícil evitar a conclusão de que alguns psicopatas estão mais preocupados com as peças internas de seus carros do que com o mundo interior das pessoas "amadas". Um dos participantes de nossas pesquisas permitia que seu namorado molestasse sexualmente a própria filha de 5 anos de idade porque "ele me deixou esgotada. Eu não aguentava mais fazer sexo naquela noite". A mulher achava difícil entender por que as autoridades haviam tomado sua filha. "Ela me pertence. O bem-estar dela é negócio meu." Entretanto, não protestou muito, com certeza não tanto quanto no dia em que apreenderam seu carro por não pagamento de multas de trânsito, durante a audiência sobre a custódia da menina.

Por causa de sua incapacidade de avaliar os sentimentos de outras pessoas, alguns psicopatas podem agir de um modo que os demais acham não apenas horrendo, mas também desconcertante. Eles são capazes, por exemplo, de torturar e mutilar suas vítimas mais ou menos com a mesma inquietação que sentimos ao cortar o peru do jantar do dia de Ação de Graças.

No entanto, exceto em filmes e livros, pouquíssimos psicopatas cometem crimes desse tipo. Em geral, sua frieza emerge de modo menos dramático, embora ainda devastador: sugando, como parasitas, os bens, as economias e a dignidade de outras pessoas; fazendo e pegando o que querem com agressividade; negligenciando vergonhosamente o bem-estar físico e emocional de suas famílias; envolvendo-se em séries intermináveis de relações sexuais casuais, impessoais e triviais; etc.

> Connie tem 15 anos de idade e oscila entre a infância e a idade adulta, às vezes passa bruscamente de criança a mulher em um único dia. Ela é virgem, mas sintonizada com o despertar da própria sexualidade, como se ouvisse atentamente uma música dentro da própria mente. Em um dia quente e sufocante, ela estava sozinha em casa quando um estranho entrou, um estranho que lhe disse estar de olho nela.
> "Eu sou seu amado, querida", ele lhe diz. "Você ainda não sabe como é isso, mas vai descobrir já... Eu sei tudo sobre você. Vou lhe dizer como são as coisas, no início, na primeira vez, eu sou sempre bonzinho. Vou segurar você com tanta força que você não vai nem pensar em se livrar de mim ou em fazer alguma coisa, porque vai saber que não pode. Então eu vou entrar em você, lá dentro, naquele lugar secreto, e você vai deixar e vai me amar"...

"Eu vou chamar a polícia." [...] Da boca dele, escapou de repente um palavrão, um aparte que não era dirigido a ela. Mas até isso, "meu Deus!", até isso parecia falso. Depois ele começou a sorrir de novo. Ela ficou olhando aquele sorriso, estranho como se ele estivesse sorrindo com uma máscara no rosto. O rosto inteiro era uma máscara, pensava ela, uma máscara que descia até a garganta. "O negócio é o seguinte, querida: você vai sair e nós vamos dar uma volta, um bom passeio. Mas se não vier comigo, então vamos esperar até seu pessoal chegar, e cada um deles vai ter a sua parte... Minha doce menina dos olhos azuis", disse ele em um suspiro meio cantado, que não tinha nada a ver com os olhos castanhos dela... (Joyce Carol Oates, *Where are you going, where have you been?*)

ENGANADOR E MANIPULADOR

Mentir, enganar e manipular são talentos naturais dos psicopatas.

Com o poder da própria imaginação, dirigida e voltada apenas para eles próprios, os psicopatas parecem não se intimidar nem um pouco com a possibilidade, e às vezes até com a certeza, de serem descobertos. Quando pegos em uma mentira ou desafiados com o confronto da verdade, raramente ficam perplexos ou constrangidos – simplesmente mudam suas histórias ou tentam retrabalhar os fatos, de modo que pareçam consistentes com a mentira. O resultado é uma série de declarações contraditórias e um ouvinte inteiramente confuso. Muitas das mentiras parecem não ter nenhuma motivação, a não ser o que o psicólogo Paul Ekman chama de "prazer de enganar".

"Eu sou uma pessoa muito sensível. É impossível não se apaixonar por essas crianças", disse Genene Jones, condenada pelo assassinato de dois bebês e suspeita de ter matado mais de uma dezena de outros. Enfermeira de San Antonio, ela administrava medicamentos mortais a recém-nascidos na unidade de tratamento intensivo, para então se colocar no papel de heroína e trazê-los de volta da "iminência da morte". Sua "presença cativante", seu ar de suprema segurança e sua conduta convincente, além da chocante atitude dos médicos de encobrir os fatos, permitiram que ela tocasse seu negócio apesar da ampla suspeita a respeito de seu papel na morte de muitos bebês e em emergências quase fatais. Em conversa com o autor Peter Elkind, Jones queixou-se que "estava servindo de bode expiatório por ser muito dura". "Estou nessa situação porque não consigo

> ficar calada", dizia Genene com um sorriso largo, "e é por isso que vou sair dela". Como todos os psicopatas, ela apresentava uma notável capacidade de manipular a verdade e de adequá-la a seus propósitos. "No final da nossa conversa", escreveu Elkind, "Genene havia feito um relato da própria vida incrivelmente diferente do que eu havia conseguido montar a partir de dados fornecidos por dezenas de pessoas que conviveram com ela. Seu relato chocava-se com a realidade não apenas em relação à culpa... mas também em milhares de detalhes, pequenos e pouco importantes, a não ser para revelar um pouco a imagem que tinha de si mesma. Genene contradizia não apenas as lembranças de outras pessoas e um volumoso registro escrito, mas também os fatos que *ela própria* havia descrito para mim quatro anos antes... Para ela, a fronteira entre verdade e ficção, entre o bem e o mal, entre o certo e o errado não importava". (Peter Elkind, *The Death Shift*)

Os psicopatas parecem orgulhosos da própria habilidade de mentir. Quando perguntamos se mentia com facilidade, uma mulher com pontuação elevada na *Psychopathy Checklist* riu e replicou: "Eu sou a melhor. Sou boa mesmo nisso. Acho que é porque, às vezes, admito alguma coisa ruim a meu respeito. Aí eles pensam: bem, se ela está admitindo isso, então quer dizer que está dizendo a verdade sobre o resto". Ela disse também que, às vezes, "dá uma maquiada", colocando uma pitada de verdade. "Quando eles acham que alguma parte do que você está dizendo é verdade, então costumam pensar que tudo é verdade."

Muitos observadores têm a impressão de que os psicopatas às vezes não têm consciência de que estão mentindo, como se as palavras tivessem vontade própria, sem nenhuma relação com a consciência do falante de que o observador sabe dos fatos. A indiferença do psicopata quanto à identificação da mentira é realmente extraordinária; isso faz o ouvinte questionar a sanidade do falante. No entanto, com mais frequência, o ouvinte é levado na conversa.

Nos *workshops* que realizamos com profissionais da área forense e da saúde mental, o público com frequência expressa surpresa quando ouve a história da condenação de um sujeito em uma de nossas entrevistas gravadas. O sujeito é um jovem de 24 anos com boa aparência, fala convincente, milhões de planos para a vida pós-soltura e um suprimento aparentemente inesgotável de talentos guardados. Em uma rápida sucessão, ele descrevia de modo convincente que havia:

- saído de casa aos 8 anos de idade

- começado a voar aos 11 anos de idade; tirado o brevê de piloto aos 15
- se tornado piloto profissional com experiência em bimotor e total instrumentação
- morado em nove países diferentes em quatro continentes
- administrado um prédio residencial
- possuído uma empresa própria na área de construção civil
- administrado um rancho durante um ano
- trabalhado como bombeiro florestal por seis meses
- trabalhado dois anos na guarda costeira
- se tornado capitão de um barco *charter* de oito pés
- trabalhado como mergulhador de águas profundas por quatro meses

Atualmente cumprindo pena por assassinato, ele teve o pedido de condicional negado quatro vezes, mas continua com um monte de planos: entrar para o ramo imobiliário, vender condomínios de férias em regime de compartilhamento, tirar uma licença de piloto comercial, etc. Também planeja morar com seus pais, que não vê há 17 anos. Em relação aos testes psicológicos aos quais foi submetido, disse: "O meu QI é acima do normal, eu passei em todos os testes com as mãos nas costas. Eles me classificaram como uma pessoa de inteligência superior".

Por razões óbvias, nós o apelidamos de "boca motorizada". Sua filosofia? "Se você jogar bastante merda, alguma vai colar." Parece que isso funciona, pois ele convence até observadores sofisticados de que está sendo sincero. As notas de um entrevistador, por exemplo, continham afirmações como: "muito comovente", "sincero e direto", "tem boas habilidades interpessoais", "inteligente e articulado". Entretanto, o que o entrevistador leu na ficha desse recluso foi que praticamente nada do que ele havia dito era verdade. Nem preciso dizer que a pontuação dele na *Psychopathy Checklist* foi muito alta.

Dada sua eloquência e facilidade em mentir, não causa surpresa o fato de os psicopatas enganarem, trapacearem, fraudarem, iludirem e manipularem as pessoas sem o menor escrúpulo. Com frequência, são diretos quando se descrevem como artistas da trapaça, da desonestidade ou da fraude. Em geral, suas declarações revelam a crença de que o mundo é feito "de quem dá e de quem pega", de predadores e presas, e que seria uma estupidez não explorar a fraqueza dos outros. Além disso, podem ser muito astutos na hora de determinar essas fraquezas e usá-las em seu próprio benefício. "Eu gosto de iludir as pessoas. Estou iludindo você agora", disse um de nossos sujeitos, um homem de 45 anos que cumpria sua primeira pena na prisão por fraudes de investimento. Algumas das operações dos psicopatas são elaboradas e bem pensadas, enquanto outras são bastante simples: envolver-se com várias mulheres ao mesmo tempo ou convencer familiares e amigos de que precisa de dinheiro "para sair de uma enrascada". Seja qual for o esquema, ele é conduzido de modo frio, confiante, atrevido.

"Ah, os anos 70", relembrava um ativista social entrevistado para este livro. "Eu dirigia um albergue de ex-presos e passava meu tempo aconselhando esses caras, arranjando emprego para eles e levantando fundos para manter o negócio em andamento. Um cara se fazia de meu melhor amigo – eu realmente gostava dele; ele sabia agir como um gatinho manso. E, de repente, dava o bote e limpava todos nós. Mais de uma vez ele limpou completamente o lugar: máquinas de escrever, móveis, comida, material de escritório, tudo. Na primeira vez, de algum modo conseguiu me convencer de que estava envergonhado e arrependido, nem acredito que caí nessa história de remorso, mas caí mesmo. Mais ou menos um mês depois, falsificou um cheque, mas só conseguiu fechar nossa conta bancária. Dessa vez, sumiu, e então foi o fim *daquela* aventura. E lá estava eu, no banco, com as mãos cheias de comunicados de saques sem fundos, dando explicações. Isso ainda me irrita, porque não era fácil me pegar. Eu estava acostumado a lidar com uns caras bem durões, e achava que sabia lidar com todos eles. Nunca imaginei que podia ser enganado desse modo, mas lá estava eu, em poucas semanas, procurando um emprego para mim mesmo."

A capacidade de iludir amigos e inimigos indistintamente faz com que seja comum para os psicopatas fraudar, dar desfalques e fingir, vender ações falsificadas e propriedades sem valor, realizar fraudes de todo tipo, pequenas e grandes. Um dos sujeitos de nossas pesquisas disse que estava dando uma volta pelo porto quando viu um jovem casal olhando um barco grande, com uma placa de "Vende-se". Ele se aproximou deles, apresentou-se gentilmente como o proprietário do barco, "só conversa fiada", disse ele, e convidou-os a subir a bordo para dar uma olhada. Depois de uma hora agradável dentro do barco, o casal fez uma oferta. Assim que as condições foram negociadas, ele concordou em encontrá-los em um banco no dia seguinte e pediu um depósito de mil e quinhentos dólares para selar o negócio. Depois de uma despedida amigável, ele sacou o dinheiro e nunca mais viu o casal de novo.

"Dinheiro cresce em árvores", disse outra psicopata, uma mulher com longo histórico de fraudes e de pequenos roubos. "Eles dizem que não, mas cresce sim. Eu não *quero* fazer isso com as pessoas, mas é tão *fácil*!"

Na mesma linha, os psicopatas presos com frequência aprendem a usar as instituições correcionais em proveito próprio e para forjar uma imagem positiva de si mesmos diante dos que irão decidir sobre a condicional. Eles assistem aulas, fazem cursos, participam de programas para abuso de álcool e drogas e aderem a todo tipo de moda útil a seus objetivos – não para se "reabilitar", mas para *parecer* que estão dispostos a se reabilitar. Não é incomum, por exemplo, para um manipulador particularmente competente, declarar-se "renascido" no sentido cristão, não apenas para convencer quem vai julgar a condicional da sinceridade de sua mudança, mas para explorar a comunidade dos realmente renascidos, usando seu apoio... sem falar nos recursos materiais. E agora que as teorias sobre o "ciclo do abuso" têm se tornado amplamente aceitas, muitos psicopatas estão ansiosos para atribuir seus erros e problemas a abusos sofridos na infância. Embora seja difícil comprovar suas afirmações, nunca há escassez de pessoas bem-intencionadas prontas a tomá-las como verdadeiras.

Pense: Como podemos fazer para que as pessoas façam aquilo que queremos? E acrescente um outro elemento: O que devemos fazer quando o que queremos que elas façam vai contra todas as inclinações de suas personalidades e corresponde a tudo o que consideram, desde pequenas, errado, perigoso, impensável – por exemplo, entrar no carro de um homem que você nunca viu antes, especialmente quando você é uma mulher jovem, bonita e está longe de casa?

Ted Bundy, provavelmente o *serial killer* mais visível e conhecido que os Estados Unidos jamais produziu, executado em 1989 pelo último de uma série de assassinatos brutais de jovens mulheres, deve ter refletido sobre essas questões longamente, a partir de todos os ângulos. Ele deve ter usado todo seu poder de observação, bastante considerável, incrementado por conhecimentos de psicologia adquiridos na faculdade. Ele deve ter avaliado as profundezas de seus conhecimentos e sua experiência a respeito dos problemas e vulnerabilidades das pessoas, tudo isso afiado durante o tempo em que trabalhou como conselheiro em um serviço especial de atendimento telefônico. Não podemos saber com certeza o que se passava na mente de Ted Bundy quando começou a convencer suas vítimas a entrar em seu carro e a levá-las para o local em que iria matá-las.

Mas acreditamos que as suposições feitas são verdadeiras, baseando-nos nas respostas que ele deu: variações de um tema que, segundo os relatos, repetiu vezes e vezes seguidas até fazer isso muito bem.
Ted Bundy comprou um par de muletas e chegou a ponto de montar a farsa com um gesso na perna. Assim, temporariamente "inválido", pedia ajuda a uma jovem simpática que estava passando por perto e prontamente se dispunha a parar para dar uma mão a um homem com a perna quebrada. Bundy variava o tema: às vezes colocava o braço em uma tipoia e procurava sua vítima em uma rua movimentada; às vezes, com aquele problema na perna, mirava jovens em áreas de lazer e conseguia sua ajuda para levá-lo até o carro, "ele está logo ali". De modo terrível, a manobra era uma sacada de gênio. Ocasionalmente, a manobra falhava, e a mulher a quem ele pedia ajuda se recusava a segui-lo, mas, como recontado no livro de Ann Rule *The Stranger Beside Me*, na maioria das vezes funcionava bem.
O livro de Rule é um estudo da refinada habilidade de Bundy de usar sua boa aparência e charme para conquistar a confiança das mulheres. Em uma impressionante coincidência, Rule e Bundy trabalharam no mesmo turno de atendimento telefônico por vários anos. Depois ela foi chamada para descrever casos para o departamento de polícia sobre um *serial killer* de jovens mulheres na época não identificado. À medida que a contagem dos corpos aumentava, as suspeitas de Rule começaram a emergir. Mas, para que viessem à tona, ela teve de vasculhar suas memórias a respeito da presença simpática e – como sua prosa deixa claro – sexualmente atraente do homem que se sentava na mesa em frente a sua no turno da noite. O fato de Rule ter deixado o trabalho como escrivã da polícia para se tornar uma autora de *best-seller* transformou essa peculiar coincidência em uma oportunidade de mostrar o poder de Bundy sobre outras pessoas, em uma visão de dentro do problema. O resultado? Um livro estranho e sinistro sobre um psicopata que disse, em resposta a um repórter da televisão que lhe perguntou se achava que merecia morrer: "Boa pergunta. Eu acho que a sociedade merece ser protegida de mim e de pessoas como eu".

EMOÇÕES "RASAS"

"Eu sou o filho da puta mais sangue frio que já encontrei."[11] Assim Ted Bundy se descreveu à polícia logo após sua detenção definitiva.

Os psicopatas parecem sofrer de um tipo de pobreza emocional que limita a amplitude e profundidade de seus sentimentos. Embora, às vezes, pareçam frios e sem emoções, tendem a demonstrações dramáticas, "rasas" e breves de sentimentos. Observadores cuidadosos ficam com a impressão de que eles estão representando e que, na verdade, há pouca coisa além da aparência.

Às vezes, eles dizem experimentar emoções fortes, mas são incapazes de descrever as sutilezas dos vários estados emocionais. Por exemplo, igualam amor e impulso sexual, tristeza e frustração, raiva e irritação. "Eu acredito em emoções: ódio, raiva, cobiça e ganância", disse Richard Ramirez, o "Caçador noturno".[12]

Afirmações como a que apresentamos a seguir, de Diane Downs, que atirou em seus três filhos pequenos, podem levar as pessoas a ponderarem sua completa inadequação e a pensarem sobre a qualidade de seus sentimentos subjacentes. Anos após sua condenação, Downs ainda insistia em que seus filhos, e ela própria, na verdade haviam sido alvejados por um "estranho cabeludo". Sobre o fato de ter sobrevivido após os tiros (ela afirmava ter sido ferida no braço, lesão que os jurados consideraram autoinfligida), respondia:

> Todo mundo diz: "Você teve sorte!". Bem, eu não acho que tive muita sorte. Fiquei dois meses sem poder amarrar a droga dos sapatos! Doía muito e ainda dói. Eu tive de colocar uma placa no braço, e ela vai ficar aí um ano e meio. A cicatriz vai ficar para sempre. Eu vou me lembrar daquela noite para o resto da minha vida, querendo ou não. Não acho que tive muita sorte. Acho que meus filhos tiveram sorte. Se os tiros que me deram fossem iguais aos deles, nós todos estaríamos mortos.[13]

A aparente falta de afeto e profundidade emocional normais levou os psicólogos J. H. Johns e H. C. Quay a dizer que o psicopata "sabe a letra, mas não a música".[14] Por exemplo, em um livro errático sobre ódio, violência e racionalizações de seu comportamento, Jack Abbott fez este comentário revelador: "Há emoções, um espectro inteiro delas, que eu conheço só de ouvir falar, das minhas leituras e da minha imaginação imatura. Eu posso *imaginar* que estou sentindo essas emoções (e sei, portanto, o que elas são), mas *eu não sinto*. Aos 37 anos de idade, sou somente uma criança precoce. Minhas paixões são as mesmas de um garoto".[15]

Muitos médicos têm comentado que as emoções dos psicopatas são tão "rasas" que não passam de *proto-emoções*: respostas primitivas a necessidades imediatas. (Discutirei as descobertas científicas mais recentes sobre esse tópico nos capítulos finais deste livro). Por exemplo, um de nossos sujeitos psicopatas, um homem de 28 anos de idade, um "executor" de empréstimos, disse o seguinte sobre o próprio trabalho: "Digamos que eu tenha de pressionar alguém que não pagou. Primeiro me faço ficar com raiva". Quando perguntamos se essa raiva era diferente daquela que sentia quando alguém o insultava ou tentava levar vantagem às custas dele, replicou: "Não. É a mesma coisa. É programada, funciona bem. Eu posso ficar com raiva agora mesmo. É fácil ligar e desligar".

Outro psicopata de nossa pesquisa disse que não entendia bem o que os outros queriam dizer com a palavra "medo". No entanto, "Quando eu assalto um banco", ele disse, "vejo que o caixa está tremendo ou nem consegue falar. Teve uma que vomitou no dinheiro todo. Ela devia estar bem bagunçada por dentro, mas eu não sei por quê. Se alguém apontasse uma arma para mim, acho que eu ia ficar com medo, mas não ia vomitar". Quando pedimos que descrevesse o modo como *se sentiria* em uma situação dessas, sua resposta não continha nenhuma referência a sensações corporais. Ele disse coisas do tipo: "Eu entregaria o dinheiro", "Eu ia pensar em um jeito de levar a melhor", "Eu ia tentar dar o fora dali". Quando repetimos a pergunta, como ele *se sentiria*, e não o que ele pensaria ou faria, ele pareceu perplexo. Quando perguntamos se já tinha sentido o coração disparado ou o estômago revirado, ele replicou: "É claro que sim! Eu não sou um robô. Às vezes eu fico excitado quando faço sexo ou quando entro em uma briga".

Experimentos de laboratório que utilizam registros biomédicos têm mostrado que os psicopatas não têm as respostas psicológicas normalmente associadas ao medo.[16] O significado dessa descoberta é que, para a maioria das pessoas, o medo produzido por ameaças de infligir dor ou castigo é uma emoção desagradável e um poderoso motivador do comportamento. O medo impede que façamos coisas erradas – "Faça isso e vai se arrepender", mas também nos leva a fazer coisas – "Faça isso ou vai se arrepender". Em cada um desses casos, é a consciência emocional das consequências que nos impele a seguir determinado rumo de ação. Isso não acontece com os psicopatas; eles simplesmente mergulham de cabeça, talvez sabendo o que pode acontecer, mas sem dar a mínima para isso.

> "À parte sua condição social, ele é realmente um dos sociopatas mais perigosos que já vi", disse o juiz da Suprema Corte após ler a sentença do respeitado advogado de San Jose, Norman Russell Sjonborg, de 37 anos de idade, condenado pelo assassinato brutal de um de seus clientes, vítima de um desfalque seu. Sua terceira esposa, Terry, que no início lhe fornecera um álibi para o crime, disse que, quando o encontrou pela primeira vez, "Ele parecia um cara legal, de fala macia e extremamente atraente".

Mas ela observou também que "Desde o início, Russel falava de um vazio emocional, uma incapacidade de sentir as coisas como todo mundo; de não saber quando chorar, quando sentir alegria". Terry também comentou que ele "levava um tipo de vida emocional colorida por números" e que "ele lia livros de apoio psicológico para aprender como seriam as respostas adequadas a eventos cotidianos".

Quando o casamento começou a deteriorar, Russell tentou convencer a esposa de que ela estava ficando louca. "Eu frequentava sessões de aconselhamento de casos perdidos", ela disse, "e Russell ficava sentado ali, calmo, bondoso e racional; às vezes, ele se dirigia ao terapeuta e dizia: "Está vendo com o que eu tenho de conviver?", então eu gritava, berrava e dizia: "Não sou eu. Ele é o louco!". Mas o terapeuta entrava na onda de Russel e dizia que não poderíamos fazer progresso como casal se eu continuasse a colocar a culpa de tudo em meu marido.

Depois Russell imaginou várias maneiras de lidar com os problemas de sua esposa e escreveu todas em um pedaço de papel. "Não fazer nada", "Recorrer ao tribunal – paternidade/conciliação"; "Pegar as meninas sem matar", "Pegar as meninas, matar 4", "Matar as meninas e Justin". O funcionário designado para acompanhar a condicional de Russell comentou que a lista revelava "a mente de um homem capaz de analisar a opção de assassinar seus *próprios* filhos com a imparcialidade de alguém que examina diferentes apólices de seguro. É uma lista de tarefas do dia de um homem sem alma".

Ao se referir ao assassinato de Phyllis Wilde, cometido por Russell, sua esposa disse: "Eu o vi poucos horas depois do espancamento dela até a morte. Nada em seu comportamento o traía... Nenhum medo, nem remorso, nada".

Em uma declaração ao juiz, Terry implorou: "Por favor, veja o animal que há dentro dele; não olhe para a *persona* socialmente aceita que ele cria do lado de fora". Ela disse ter medo de que ele, no final, fosse atrás dela. "Eu sei o que vai acontecer. Ele vai ser um prisioneiro modelo, vai fazer os outros prisioneiros e os funcionários da prisão gostarem dele. No final, vai ser transferido para uma prisão de segurança mínima. E então vai fugir." (De um artigo escrito por Rider McDowell em 26 de janeiro de 1992, na *Image*)

Para a maioria de nós, medo e apreensão estão associados com uma série de sensações corporais desagradáveis, como suor nas mãos, coração "latejante", boca seca, tensão muscular ou fraqueza, tremedeira e estômago "revirado". De fato, com frequência descrevemos o medo nos termos das sensações corporais que o acompanham: "Eu fiquei tão apavorado que meu coração saía pela boca", "Eu tentava falar, mas minha boca estava seca", etc.

Essas sensações corporais não fazem parte da experiência que os psicopatas têm do medo. Para eles, o medo, assim como a maior parte das emoções, é de natureza incompleta, "rasa", amplamente cognitiva e não envolve o turbilhão ou as "tintas" fisiológicas que a maioria de nós acha distintamente desagradáveis e quer evitar ou reduzir.

4
O perfil: estilo de vida

> O padrão da personalidade do psicopata como um todo o distingue do criminoso normal. Sua agressividade é mais intensa, sua impulsividade é mais pronunciada, suas reações emocionais são mais "rasas". Entretanto, a ausência de sentimento de culpa é a principal característica distintiva. O criminoso normal tem um conjunto de valores internalizado, embora distorcido; quando viola esses padrões, ele sente culpa.
>
> McCord e McCord. *The Psychopath: An Essay on the Criminal Mind*[1]

No Capítulo 3, descrevi o modo como os psicopatas sentem e pensam a respeito de si próprios e dos outros: os sintomas emocionais/interpessoais observados em minha *Psychopathy Checklist* (Avaliação de Psicopatia). Mas essa é apenas uma faceta da síndrome. A outra, descrita neste capítulo e formada pelos demais sintomas registrados nessa mesma *checklist*, é um estilo de vida cronicamente instável e sem propósito, marcado por violações casuais e flagrantes de normas e expectativas sociais. Juntas, essas duas facetas, a que descreve sentimentos e relações e a que descreve o desvio social, fornecem um quadro abrangente da personalidade do psicopata.

IMPULSIVO

Os psicopatas não costumam passar muito tempo pesando prós e contras de determinada ação ou considerando possíveis consequências. "Eu fiz isso porque me deu vontade" é uma resposta comum.

Gary Gilmore, um assassino do Texas, conquistou a atenção nacional por insistir, legalmente, na própria execução. E ele conseguiu: em 1977 foi o primeiro preso a ser executado nos Estados Unidos em 10 anos. Em resposta à pergunta "Se não tivesse sido detido naquela noite, você acha que teria cometido um terceiro ou quarto assassinato?", Gilmore declarou: "Teria. Até a polícia me pegar ou me matar a tiros ou alguma outra coisa desse tipo. Eu *não pensava, não planejava, simplesmente fazia.* Que desgraça danada o destino daqueles dois caras. O que estou querendo dizer é que o assassinato descarrega a raiva. A raiva não é racional. Os assassinatos não têm motivo. Não tente entender o assassinato pela razão".[2] (Destaque meu.)

Mais do que manifestação de estados de espírito, os atos impulsivos com frequência resultam de um objetivo que desempenha papel central na maior parte do comportamento do psicopata: obter satisfação, prazer ou alívio imediato. "O psicopata é como um bebê, absorvido com as próprias necessidades, exigindo saciedade a todo custo", escreveram os psicológicos William e Joan McCord.[3] Ainda bem cedo, a maioria das crianças começa a adiar o prazer, agindo de acordo com restrições do ambiente. Em geral, o pai pode prometer algo para postergar a satisfação dos desejos do filho de 2 anos de idade por pelo menos algum tempo, mas parece que os psicopatas nunca aprendem essa lição; não modificam os próprios desejos, ignoram as necessidades dos outros.

Assim, parentes, empregadores e colegas de trabalho costumam ficar desconcertados, sem entender o que está acontecendo, quando os psicopatas abandonam empregos, rompem relacionamentos, mudam planos, "limpam" a casa, machucam pessoas, tudo isso por coisas que parecem pouco mais do que um capricho. Como colocou o marido de uma psicopata estudada por nós: "Ela se levantou da mesa e saiu, e então passei dois meses sem nenhuma notícia dela".

Um de nossos sujeitos, com alta pontuação na *Psychopathy Checklist*, disse que estava indo para uma festa quando resolveu comprar uma caixa de cerveja e então percebeu que deixara a carteira em casa, uns 6 ou 7 quarteirões de distância. Como não queria voltar lá, pegou um pedaço de madeira pesado e assaltou um posto de gasolina ali perto, ferindo gravemente o frentista.

Os psicopatas tendem a viver o dia a dia e a mudar seus planos com frequência. Quase não pensam no futuro e muito menos se preocupam com ele. Em geral, também não demonstram muita preocupação com o fato de terem feito pouco na vida. "Veja bem, eu sou um peregrino, um nômade, detesto ficar preso a uma coisa só" é uma observação típica.

Um de nossos entrevistados usou uma analogia para explicar por que "vivia o momento". "Estão sempre falando para a gente dirigir na defensiva, planejar mentalmente rotas de fuga para possíveis emergências, olhar além do primeiro carro à nossa frente. Mas, espera aí, o perigo está justamente no carro da frente, e a gente vai acabar batendo nele se ficar olhando lá adiante. Se eu ficar pensando sempre no dia de amanhã, não vou poder viver o hoje."

CONTROLES COMPORTAMENTAIS POBRES

Além de ser impulsivo, de fazer coisas no calor do momento, o psicopata é altamente reativo ao que percebe como insulto ou desprezo. A maioria de nós tem potentes controles inibitórios de comportamento; mesmo quando sentimos vontade de responder com agressividade, somos capazes de "manter a cabeça no lugar". Nos psicopatas, esses controles inibitórios são fracos; basta a menor provocação para rompê-los. Por isso, eles têm pavio curto ou cabeça quente e tendem a responder a frustração, fracasso, disciplina e crítica com violência súbita, ameaças e abuso verbal. Eles se ofendem facilmente, ficam com raiva e tornam-se agressivos por causa de trivialidades e, em geral, em contextos que, às outras pessoas, parecem inapropriados. Suas explosões de raiva, que podem ser bastante extremadas, costumam ter curta duração, e eles logo voltam a agir como se nada de extraordinário tivesse acontecido.

O detento Carl telefonou da prisão para sua esposa e ficou sabendo que ela não podia visitá-lo naquele fim de semana porque não tinha ninguém para tomar conta dos filhos. Portanto, ele não teria os cigarros e a comida que pedira. "Sua filha da puta", ele gritou ao telefone. "Eu vou matar você, sua puta", disse, enquanto dava um toque convincente à ameaça, socando a parede e tirando sangue dos nós dos dedos. Assim que desligou, entretanto, Carl começou a rir e a fazer brincadeiras com alguns de seus colegas de prisão e pareceu sinceramente perplexo quando um guarda, que ouvira parte de sua conversa ao telefone, acusou-o de abuso verbal e de comportamento intimidador.

Um preso que estava na fila do jantar foi empurrado acidentalmente por outro detento e começou a bater no colega de prisão de modo descontrolado. Em seguida, o agressor voltou para seu lugar na fila como se nada tivesse acontecido. Apesar de ter enfrentado a solitária como punição por esse comportamento, seu único comentário quando lhe pediram que se explicasse foi: "Eu fiquei puto. Ele invadiu meu espaço. Eu fiz o que tinha de fazer".

Em um caso clássico de "deslocamento", um de nossos sujeitos teve uma discussão com um segurança grandalhão, em um bar local. Então perdeu a cabeça e deu um soco em outro homem. A vítima caiu de costas, bateu a cabeça na ponta da mesa e morreu dois dias depois. "Eu fiquei cego de raiva, aquele cara tava rindo de mim." Ele culpou a vítima por lhe ter provocado raiva e acusou o hospital de negligência por tê-la deixado morrer.

Embora tenham "impulsos de raiva" e imediatas reações agressivas subsequentes, os psicopatas não perdem o controle sobre o próprio comportamento no decorrer do episódio. Pelo contrário, quando "chutam o pau da barraca", é como se tivessem um acesso de raiva, mas sabem exatamente o que estão fazendo. Suas manifestações agressivas são "frias"; falta-lhes a intensa excitação emocional experimentada por outras pessoas quando perdem a cabeça. Por exemplo, quando perguntaram a um detento com alta pontuação na *Psychopathy Checklist* se às vezes perdia o controle na hora da raiva, ele replicou: "Não. Eu mantenho o controle. Tipo assim, eu decido se vou bater muito ou pouco no cara".

Para os psicopatas, não é incomum infligir sérios danos físicos ou emocionais a outras pessoas, às vezes de modo rotineiro, e ainda assim se recusar a reconhecer a existência de problemas de controle do próprio temperamento. Na maioria dos casos, veem as próprias manifestações agressivas como respostas naturais à provocação.

NECESSIDADE DE EXCITAÇÃO

Os psicopatas têm necessidade contínua e excessiva de excitação; eles almejam viver "em alta velocidade", no limite, onde está a ação. Em muitos casos, a ação envolve quebrar regras.

Em *The Mask of Sanity* (p. 208), Hervey Cleckley descreve um psiquiatra psicopata que nunca infringiu a lei de modo significativo, mas que era incapaz de tolerar a autocontenção necessária à vida profissional e vivia períodos bastante compulsivos. Nesses surtos de fim de semana, destruía a própria imagem como cuidador profissional, degradando, insultando e até ameaçando fisicamente qualquer mulher que estivesse em sua companhia.

Alguns psicopatas usam uma ampla variedade de drogas como parte de sua busca geral por algo novo e excitante; com frequência, mudam de residência e de trabalho em busca de mais agitação. Um adolescente que entrevistamos tinha um modo inovador de se manter animado: todo fim de semana, conseguia convencer os amigos a brincar de "frangote" com um trem de carga, em uma ponte sobre o rio. O grupo ficava em cima da ponte, de frente para o trem, e o primeiro a pular fora era obrigado a comprar cerveja para o resto. O nosso sujeito, um falador inveterado, altamente persuasivo, nunca teve de pagar a cerveja.

Muitos psicopatas contam que "fazem crimes" pelo "barato" ou prazer. Uma de nossas entrevistadas respondeu o seguinte quando perguntamos se às vezes fazia loucuras ou coisas perigosas só por diversão: "Nossa, um monte de coisas. Mas o que eu acho mesmo o maior barato é passar pelo aeroporto com drogas. Cristo! Que loucura!".

Um psicopata disse que gostava de trabalhar como "justiceiro" para um traficante por causa "do surto de adrenalina. Quando eu não estou trabalhando, vou para um bar, chego perto de alguém e jogo fumaça na cara dele, aí a gente vai lá para fora brigar; no final, o cara acaba fazendo amizade comigo, aí a gente volta e toma um drinque ou alguma coisa".

O documentário de televisão *Diabolical Minds* teve um trecho interessante sobre G. Daniel Walker, criminoso com longa ficha de fraude, roubo, estupro e assassinato e propensão a abrir processos contra todo mundo.[4] Entrevistado por Robert Ressler, ex-agente do FBI, Walker soltou este comentário: "É de arrepiar quando você consegue fugir de uma grande penitenciária; aí você sabe que aquelas luzes vermelhas vão te perseguir, que as sirenes vão tocar. Isso dá um prazer que... é melhor do que sexo. É o máximo!".

O outro lado desse anseio por excitação é a incapacidade de tolerar a rotina ou a monotonia. Os psicopatas ficam entediados facilmente. É improvável encontrá-los em ocupações ou atividades maçantes, repetitivas ou que exigem concentração intensa durante períodos longos. Eu imagino que os psicopatas possam funcionar razoavelmente bem na função de controladores de tráfego aéreo, mas apenas quando o movimento é grande e rápido. Nos períodos de calmaria, é provável que cometam algum erro grave ou caiam no sono, isso caso realmente apareçam para trabalhar.

Será que os psicopatas se ajustam bem a profissões perigosas? David Cox, ex-estudante de Engenharia de Minas e agora professor de Psicologia na Simon Fraser University, acha que não. Ele investigou especialistas britânicos em desarmamento de bombas na Irlanda do Norte e, no início de

> sua pesquisa, tinha a expectativa de que os psicopatas, por serem "frios em combate" e por terem forte necessidade de excitação, seriam excelentes nesse trabalho. Entretanto, descobriu que os soldados capazes de realizar bem e com precisão a tarefa perigosa de desativar e desmantelar bombas do IRA chamavam os psicopatas de "caubóis": indivíduos impulsivos, em quem não se pode confiar e que não possuem nem o perfeccionismo nem a atenção a detalhes necessários à sobrevivência nessa profissão. Muitos não passavam na peneira do treinamento, e aqueles que conseguiam ficar logo iam embora.
>
> É igualmente improvável que os psicopatas possam se tornar bons espiões, terroristas ou integrantes de bandos de criminosos, simplesmente porque a impulsividade, a preocupação apenas com o momento atual e a incapacidade de submeter-se a outras pessoas ou causas fazem com que sejam imprevisíveis e descuidados, ou seja, alguém em quem não se pode confiar, uma "bomba-relógio descontrolada".

FALTA DE RESPONSABILIDADE

Obrigações e compromissos não significam nada para os psicopatas. Suas boas intenções – "Eu nunca mais vou trair você" – são promessas levadas pelo vento.

Histórias realmente horrorosas envolvendo dinheiro, por exemplo, revelam dívidas feitas de modo inconsequente, empréstimos esquecidos, promessas vazias de ajudar na criação dos filhos. "Essa menina significa tudo pra mim... Eu faço qualquer coisa para dar a ela tudo o que nunca tive na minha infância." A assistente social e a ex-esposa ouviam essas afirmações com justificável ceticismo, pois todas as suas tentativas de receber do psicopata a pensão infantil decretada pelo juiz haviam falhado.

A irresponsabilidade dos psicopatas e o fato de não serem pessoas confiáveis estendem-se a todas as esferas de sua vida. Seu desempenho no trabalho é errático, com faltas frequentes, uso indevido de recursos, violações da política da empresa e um comportamento geral que não desperta confiança. Eles não honram compromissos formais ou intrínsecos com pessoas, organizações ou princípios.

Em seu livro sobre Diane Downs, Ann Rule descreveu um padrão de comportamento materno irresponsável que é típico de psicopatas.[5] Downs costumava deixar seus filhos pequenos sozinhos quando não havia nenhuma babá disponível. As crianças, com idades entre 1 ano e seis meses e 6 anos, eram descritas pelos vizinhos como famintas, emocionalmente carentes e em geral negligenciadas (costumavam ser vistas brincando fora de casa no inverno sem calçados nem agasalhos). Downs dizia amar seus filhos, mas a fria indiferença ao seu bem-estar físico e emocional indicava o contrário.

Indiferença em relação ao bem-estar dos filhos – ao bem-estar próprio e do homem ou mulher com quem estão vivendo no momento – é tema comum em nossos arquivos de psicopatas. Eles veem as crianças como uma inconveniência. Alguns, como Diane Downs, insistem em que se preocupam muito com os próprios filhos, mas suas ações negam as palavras. Em geral, deixam as crianças sozinhas por longos períodos ou aos cuidados de pessoas que não merecem confiança. Uma mulher investigada em nossas pesquisas e seu marido deixaram o bebê de 1 mês de idade com um amigo alcoólatra. O amigo bebeu demais e apagou. Quando voltou a si, esqueceu que estava cuidando do bebê e foi embora. Os pais chegaram oito horas depois e descobriram que o filho tinha sido levado por policiais. A mãe ficou indignada com a violação de seus direitos maternos e acusou as autoridades de privar a criança de seu amor e afeição; ela manteve essa posição inclusive depois de ouvir que o bebê estava gravemente subnutrido.

Os psicopatas não hesitam em usar os recursos da família e de amigos para sair de suas próprias dificuldades. Um dos sujeitos de nossas pesquisas, uma mulher com longo histórico de desapontar os pais, induziu-os a hipotecar a casa para pagar sua fiança em uma acusação de tráfico de drogas. No final, ela nem compareceu à audiência e agora os pais estão lutando para não perder a própria casa.

Os psicopatas não se intimidam com a possibilidade de que suas ações possam resultar em sofrimento ou risco para outros. Um recluso de 25 anos de idade, sujeito de um de nossos estudos, recebeu mais de 20 condenações por dirigir perigosamente, dirigir sem condições físicas, fugir do local do acidente, dirigir sem carteira de habilitação e provocar a morte da vítima por negligência criminosa. Quando perguntamos se iria continuar a dirigir depois de sair da prisão, replicou: "Por que não? Tá certo que eu corro demais, só que sou bom nisso. É preciso dois pra acontecer um acidente".

Recentemente, um médico do Oeste dos Estados Unidos nos procurou para obter informações sobre o uso da *Psychopathy Checklist* em um estudo com pacientes com resultado positivo no teste do vírus HIV. De acordo com sua experiência, alguns pacientes infectados pelo HIV continuavam a praticar sexo sem proteção com parceiros saudáveis, que não suspeitavam de nada. Ele queria avaliar o fundamento de sua impressão clínica de que muitas dessas pessoas eram psicopatas que pouco se importavam com as terríveis implicações de seu comportamento irresponsável.

Um psicólogo que trabalha no setor industrial comentou comigo que as usinas nucleares avaliam com cuidado os futuros empregados por razões óbvias. Ele afirmou, no entanto, que os procedimentos de avaliação usuais – entrevistas, testes de personalidade, cartas de referência – nem sempre conseguem detectar uma classe de indivíduos notória por ser irresponsável e não despertar confiança, ou seja, os psicopatas.

Com frequência, os psicopatas são muito hábeis em convencer os outros – "Eu aprendi minha lição"; "Você tem a minha palavra de que isso não vai acontecer de novo"; "Isso tudo foi um grande mal-entendido"; "Pode confiar em mim". Eles têm praticamente o mesmo êxito quanto tentam convencer o sistema de justiça criminal de que estão bem-intencionados e são confiáveis. Embora consigam manejar bem a situação e obter a liberdade condicional, a suspensão da sentença ou a soltura antecipada da prisão, simplesmente ignoram as condições impostas pelo tribunal. Ou seja, ainda que estejam diretamente sob o jugo do sistema judiciário, não cumprem as obrigações impostas.

> Comumente, psicopatas não se dão bem entre si. A última coisa que uma pessoa egocêntrica, egoísta, exigente e fria pode querer é outra pessoa exatamente como ela. Duas estrelas é demais. No entanto, algumas vezes os psicopatas fazem parcerias temporárias para cometer um crime – uma simbiose horripilante, com consequências desastrosas para outras pessoas. Em geral, um membro da dupla é o "conversador" e consegue tudo na base do charme, da falsidade e da manipulação, enquanto o outro é o "executor" e prefere a ação direta: a intimidação e o uso da força. Desde que seus interesses sejam complementares, formam uma dupla excepcional.
>
> Alguns exemplos de meus arquivos ilustram esse ponto. Em um caso, dois psicopatas do sexo masculino foram apresentados um ao outro em uma festa. Um deles, o conversador, tentava convencer um pequeno traficante a lhe vender cocaína a crédito, mas não estava conseguindo nada. O outro, o executor, ouviu a conversa e, segundo ele: "agarrei o traficante pelas bolas e convenci o cara a liberar uma amostra grátis para mim e o meu amigo". A partir daí, teve início uma parceria de um ano no tráfico. O conversador fazia contatos e fechava negócios; o executor quebrava pernas. Quando o falador foi pego, fez logo um acordo com o promotor e entregou o parceiro.
>
> Em outro caso, uma jovem "de boa lábia", psicopata parasitária, constantemente reclamava com suas amigas que os pais não contribuíam como deviam para manter seu estilo de vida, do tipo esbanjador. Certa vez, ela conheceu um homem de meia-idade, psicopata agressivo e hostil, que lhe

disse: "Por que não damos um jeito nisso?". Juntos, arquitetaram um plano em que o homem iria arrombar a casa da família e matar os pais da jovem. Enquanto isso, ela estaria fora da cidade com uns amigos. O plano caiu por terra quando a própria filh a contou vantagem, dizendo às amigas que logo seria uma mulher rica. As palavras foram parar nos ouvidos da polícia, que grampeou a linha telefônica da jovem, conseguiu reunir provas suficientes e acusou a dupla de conspiração para prática de assassinato. Os dois concordaram com a delação premiada, testemunhando um contra o outro.

Às vezes, um psicopata e um psicótico *borderline* unem-se em uma parceria bizarra, mas fatal, em que o primeiro usa o último como arma. Um exemplo bem conhecido aparece no relato que Truman Capote faz de Richard Hickock e Perry Smith, executados pelo assassinato de quatro integrantes da família Clutter em 1959 (*In Cold Blood*). Hickock tinha todos os traços de um psicopata conversador, enquanto Smith foi diagnosticado como "quase [...] esquizofrênico paranoico". Segundo Capote, Hickock via Smith como um matador natural e achava que "aquele talento, sob sua supervisão, podia ser muito bem explorado" (p. 69). Como era de se esperar, Hickock pôs a culpa dos assassinatos em seu parceiro: "Foi Perry. Eu não pude fazer nada. Ele matou todo mundo" (p. 260).

PROBLEMAS PRECOCES DE COMPORTAMENTO

A maioria dos psicopatas começa a exibir graves problemas de comportamento ainda bem cedo. Isso inclui mentiras persistentes, fraudes, roubo, incêndio criminoso, vadiagem, perturbação de aula na escola, abuso de substâncias, vandalismo, violência, *bullying*, fuga e sexualidade precoce. Uma vez que muitas pessoas exibem alguns desses comportamentos de vez em quando, em especial aquelas educadas em bairros violentos ou em famílias desagregadas ou abusivas, é importante enfatizar que, no histórico de um psicopata, esses comportamentos são muito mais extensivos e graves do que no histórico da maioria das outras pessoas, mesmo quando comparados com o de irmãos e amigos criados em ambientes similares. Outro exemplo de criança psicopata é aquela que vem de uma família bem-ajustada, mas começa a roubar, usar drogas e cabular aulas, além de ter experiências sexuais aos 10 ou 12 anos de idade.

Crueldade contra animais na infância costuma ser sinal de graves problemas emocionais ou comportamentais. O *serial killer* de Milwaukee, Jeffrey Dahmer, por exemplo, chocava colegas e vizinhos, deixando um rasto de pistas horríveis em suas atividades: a cabeça de um cachorro espetada em um pedaço de pau, sapos e gatos pendurados em árvores e uma coleção de esqueletos de animais.[6]

É comum que os psicopatas adultos descrevam a crueldade contra animais praticada na própria infância como acontecimentos normais, coisas triviais, até divertidas. Um homem com pontuação alta na *Psychopathy Checklist* dava risadas enquanto nos contava que, quando tinha 10 ou 11 anos de idade, atirou em "um vira-lata irritante" com uma carabina de ar comprimido. "Eu atirei no traseiro dele, ele ganiu, ficou se contorcendo um pouco, depois morreu."

Outro sujeito, preso por fraude, disse que, quando era criança, pegava uma corda, amarrava uma ponta no pescoço do gato e a outra em uma vara, e fazia o gato rodar, batendo nele com uma raquete de tênis. Disse, também, que a irmã tinha uns cachorrinhos e que ele matou aqueles que ela não queria criar. "Eu amarrava o bicho em uma barra de ferro e usava a cabeça dele como bola de beisebol", disse com um leve sorriso.

Com frequência, crueldade contra outras crianças – incluindo irmãos – faz parte da incapacidade do jovem psicopata de experimentar algum tipo de empatia que, em pessoas normais, barra os impulsos de infligir dor mesmo quando se sente raiva. "As coisas chocantes que ele fazia com a boneca da irmã eram como sinais, mas nós não queríamos ver aquilo", disse-me uma mãe. "Quando ele realmente tentou sufocar a irmã ainda no berço e cortou a pele do pescoço dela com uma tesoura, então percebemos, horrorizados, que devíamos ter confiado em nossa intuição desde o início."

Embora nem todos os psicopatas adultos exibam esse grau de crueldade na juventude, praticamente todos se envolvem de modo rotineiro em uma ampla variedade de dificuldades: mentiras, roubo, vandalismo, promiscuidade, etc.

É interessante notar, no entanto, que a mídia costuma divulgar depoimentos de testemunhas e vizinhos que são pegos de surpresa quando ficam sabendo de algum crime sem motivo: "Eu simplesmente não posso acreditar que ele foi capaz de fazer uma coisa dessas, não havia nada, nenhuma pista de que faria isso". Reações desse tipo refletem não apenas o poder dos psicopatas de manipular as impressões que eles próprios provocam nos outros, mas também o fato de que as outras pessoas ignoram o passado deles.

COMPORTAMENTO ADULTO ANTISSOCIAL

Os psicopatas consideram as regras e as expectativas da sociedade como inconvenientes e insensatas, verdadeiros obstáculos à expressão comportamental de suas inclinações e desejos. Eles estabelecem leis próprias, tanto na infância quanto na vida adulta. Crianças impulsivas, que enganam os outros, que não sentem empatia e veem o mundo como sua própria concha serão assim também quando adultas. Nos psicopatas, a continuidade do comportamento autocentrado e antissocial durante toda a vida é realmente impressionante. Em grande medida, essa continuidade é responsável pela descoberta, feita por muitos pesquisadores, de que o surgimento precoce de ações antissociais consiste em bom fator de predição de problemas comportamentais e criminalidade na vida adulta.[7]

Muitos atos antissociais dos psicopatas levam a condenações criminais. Até mesmo nas prisões eles se destacam, em grande parte porque suas atividades antissociais e ilegais são *mais variadas e frequentes* do que as dos demais criminosos. Costumam não ter afinidade por, ou "especialização" em, nenhum tipo de crime específico – experimentam de tudo. Essa versatilidade criminosa está bem ilustrada no programa de televisão que já citamos. Em uma entrevista, Robert Ressler conversou com G. Daniel Walker.[8] Um dos trechos foi o seguinte:

"De que tamanho é sua ficha de estupros?"

"Eu diria que a atual deve ter, provavelmente, umas 29, 30 páginas."

"São 29 ou 30?! A de Charles Manson tem apenas cinco."

"Mas ele era só assassino."

Ou seja, Walker queria dizer que não era apenas um assassino, mas um criminoso com enorme versatilidade, fato que parecia deixá-lo muito orgulhoso. Vangloriou-se abertamente de ter cometido mais de 300 crimes sem ser detido.

Nem todos os psicopatas terminam na cadeia. Muito do que eles fazem não é detectado nem julgado ou então fica "à sombra da lei". Para eles, o comportamento antissocial pode consistir em promover falsas ações da bolsa de valores, fazer negócios questionáveis, envolver-se em práticas profissionais duvidosas, abusar da esposa ou dos filhos, etc. Muitos outros fazem coisas que, embora não sejam ilegais, são antiéticas, imorais ou prejudiciais aos demais: seduzir mulheres enganosamente, trair a esposa, negligenciar membros da família no aspecto financeiro ou emocional, usar recursos ou fundos da empresa onde trabalha de modo irresponsável, para citar apenas algumas. O problema de comportamentos como esses consiste em que é difícil documentá-los e avaliá-los sem a cooperação ativa da família, de amigos, conhecidos e parceiros de negócios.

O QUADRO COMPLETO

Obviamente, os psicopatas não são os únicos a ter estilos de vida que se desviam da norma social. Muitos criminosos, por exemplo, têm algumas das características que descrevemos neste capítulo, mas não podem ser considerados psicopatas porque são capazes de sentir culpa, remorso, empatia e emoções fortes. O diagnóstico de psicopatia é dado *apenas* quando há indícios sólidos de que o indivíduo corresponde ao perfil completo, ou seja, tem a maior parte dos sintomas descritos neste capítulo e *também* os descritos no próximo.

Recentemente, um ex-detento deu sua opinião a respeito da *Psychopathy Checklist*: ele não ficou muito impressionado! Já na meia-idade, passara grande parte do começo de sua vida adulta na prisão e fora diagnosticado uma vez como psicopata. Aqui estão suas respostas:

- *Eloquente e superficial* – "O que há de errado em ser bem-articulado?"
- *Egocêntrico e grandioso* – "Como vou conseguir alguma coisa se não pensar alto?"
- *Falta de empatia* – "Empatia em relação ao inimigo é sinal de fraqueza."
- *Enganador e manipulador* – "Por que ser sincero com o inimigo? Todos nós somos manipuladores em algum grau. A manipulação positiva não é comum?"
- *Emoções "rasas"* – "A raiva pode levar você a ser rotulado como psicopata."
- *Impulsivo* – "Pode ser associado com criatividade, viver o momento, ser espontâneo e livre."
- *Controle comportamental pobre* – "Surtos violentos e agressivos podem ser um mecanismo de defesa, uma fachada falsa, uma ferramenta de sobrevivência na selva."
- *Necessidade de excitação* – "Coragem para rejeitar a rotina, a monotonia, as coisas desinteressantes. Viver no limite, fazer coisas arriscadas, excitantes, desafiadoras, viver a vida como ela é, ser uma pessoa animada e não um chato, sem graça, quase morto."
- *Falta de responsabilidade* – "Não se deve focar nas fraquezas humanas, que são comuns."

- *Problemas de comportamento precoces e comportamento adulto antissocial* – "E, por acaso, um registro criminal indica que a pessoa é ruim ou inadequada?"

  Curiosamente, ele não tinha nada a dizer sobre *Ausência de remorso ou culpa*.

Em um artigo recente no *The New York Times,* Daniel Goleman escreveu: "Os dados sugerem, em geral, que de 2 a 3% da população sejam psicopatas, e essa porcentagem dobra para grupos criados em famílias desagregadas de cidades do interior".[9] Entretanto, essa afirmação e outras que proclamam o aumento da psicopatia em nossa sociedade a confundem com a criminalidade e o desvio social.

Se, por um lado, o crime – e desvios no comportamento social, fator que pode ajudar a definir, mas que por si só não define completamente a psicopatia – já é elevado na classe baixa e está crescendo na sociedade como um todo, por outro, não sabemos se o número relativo de psicopatas entre nós também tem aumentado. Os sociobiólogos defendem a visão de que o desenvolvimento comportamental é influenciado por fatores genéticos e argumentam que seria *normal* o aumento do número de psicopatas, uma vez que eles são muito promíscuos e geram grande número de filhos, sendo que alguns deles podem herdar a predisposição para a psicopatia.

Examinarei esse argumento e suas deprimentes implicações nos capítulos finais deste livro, sobre as raízes da psicopatia. Antes, porém, é preciso discutir os aspectos *conhecidos* desse enigma. O próximo passo em direção ao cerne da questão nos leva ao papel da consciência na regulação do comportamento.

5
Controles internos: a peça perdida

> Quando um velhaco lhe der um beijo, conte os dentes.
>
> Provérbio judaico

Elyse conheceu Jeffrey no verão de 1984, em um dia que nunca mais iria esquecer. Ela estava na praia com alguns amigos quando bateu os olhos nele e ficou completamente encantada com o seu sorriso largo e brilhante. Ele veio caminhando em direção a ela e pediu seu número de telefone, e aquele atrevimento a deixou desarmada. Ela simplesmente cedeu ao sorriso e à completa falta de autoconsciência. Ele telefonou no dia seguinte e, de repente, apareceu no trabalho dela. Tudo começou assim... com um sorriso.

Na época, Elyse trabalhava em uma creche. Jeffrey aparecia no intervalo do café, na hora do almoço e no final do expediente; sempre que ela saía do prédio, ele estava lá, esperando. Jeffrey dizia pouco sobre a própria vida; contou que era um cartunista em busca da chance de emplacar sua própria tirinha em alguma publicação. Certas vezes, andava com grandes somas de dinheiro; outras, aparecia sem nada e usava o dinheiro dela. Não tinha endereço fixo, e todas as suas roupas eram "emprestadas". Elyse o achava engraçado, "hilário". Quando tudo terminou, percebeu que aquele humor havia sido tanto chamariz quanto distração. O tempo todo, enquanto ele agia como um canibal, devorando sua vida, Elyse até rolava de tanto rir de suas piadas.

Jeffrey falava sem parar, descrevendo todas as suas ideias, esquemas, planos, mas nenhum deles dava certo. Sempre que ela perguntava sobre algum dos planos descritos, ele parecia incomodado. "Ah, *aquilo*! Agora eu estou envolvido em algo maior, *muito* maior."

Um dia, os dois estavam almoçando e, de repente, ele foi preso. No dia seguinte, Elyse foi visitá-lo na cadeia. Segundo a polícia,

Jeffrey passara a noite na casa de um amigo e, no dia seguinte, vendera a câmera do rapaz. Ela não acreditou, mas o juiz sim. Depois foi revelado que a polícia estava de olho nele por uma série de questões. Ele foi parar na prisão.

Apesar de encarcerado, Jeffrey nunca afrouxou as rédeas de Elyse. Escrevia para ela pelo menos uma vez por dia, às vezes até três vezes. Nas cartas, falava de seus próprios talentos, sonhos, planos. Falava dela e da vida que teriam juntos. Quase afogava Elyse em sua torrente de palavras (um autor usou a expressão "vômito verbal" para descrever um caso similar). Bastaria encontrar o canal certo para suas energias e então ele ficaria no topo do mundo, seria capaz de fazer *qualquer coisa*. E daria a Elyse a vida que merecia – ele a amava tanto. Ela ficou tão deslumbrada que a frase "mande dinheiro" no final de uma das cartas não despertou nenhuma inquietação.

Passados oito meses, Jeffrey estava livre. Ele foi diretamente para a casa de Elyse e voltou a deslumbrá-la, agora de outro modo. Suas colegas de quarto, entretanto, não ficaram impressionadas. Jeffrey fez uma proposta indecorosa a uma delas e enfiou-se na cama da outra enquanto ela dormia. Neste último incidente, segurou bem os ombros da moça contra o colchão e parecia se divertir com o medo estampado em seu rosto enquanto a impedia de escapar. Nem é preciso dizer que, com Jeffrey dentro de casa dia e noite, o estilo de vida comunitário entrou em colapso.

Logo ficou claro que ele não tinha intenção de ir embora nem de arranjar emprego. Ainda assim, Elyse continuava procurando algum trabalho para ele. Logo na primeira entrevista, Jeffrey foi bem-sucedido, mas, no primeiro dia de trabalho, roubou todo o dinheiro da caixa registradora e desapareceu por quase uma semana. Depois um amigo disse a Elyse que ele estava envolvido com drogas. Quando Jeffrey voltou, despreocupado e falando pelos cotovelos, ela perguntou sobre a questão das drogas. Ele negou que estivesse fazendo algo errado. E ela acreditou nele. A vida de Elyse era como um ioiô: ela acreditava, desacreditava, acreditava de novo.

Seus pais, então, intervieram e insistiram com ela para que consultasse um psiquiatra; estavam preocupados com o relacionamento com Jeffrey. Imunes ao charme dele, os pais faziam comentários sobre aqueles "olhos estranhos e vazios". Mas o psiquiatra não foi tão prudente. Ele considerou Jeffrey "otimista", "animado", "uma figura". De algum modo, ao ver o psiquiatra cair na rede, Elyse abriu os olhos. Ela decidiu romper o relacionamento com Jeffrey definitivamente. Fora do consultório, disse a ele que estava tudo acabado. Ele a agarrou pelo braço e fuzilou-a com o olhar. "Eu nunca vou deixar você partir, você sabe disso", insistiu. Nesse instante, ela vislumbrou o que os pais haviam dito sobre aqueles olhos. "Eu vou ficar sempre com você, Elyse."

Alguns dias depois, ela se mudou para outro apartamento, e Jeffrey começou a segui-la.

Ele mandava mensagens: ia se matar se ela não fosse encontrá-lo, não ia desistir enquanto ela não cedesse. De repente as mensagens mudaram. Jeffrey não ia mais se matar, ele ia matar Elyse. Pouco depois, ele foi atrás dela, arrombou a porta de seu apartamento e agarrou-a pelos cabelos. Felizmente, o irmão de Elyse decidira passar por lá depois do trabalho e entrou em casa bem na hora. Ao ver o irmão, Jeffrey se acalmou no mesmo instante. Sorriu, disse um "oi" casual e foi embora.

E isso foi tudo, a tempestade havia passado. Ele nunca mais voltou. Passados alguns anos, Elyse teve notícias de que Jeffrey fora detido por acusações de roubo e fraude e por uma tentativa de agressão. Ele foi preso, depois saiu da prisão e trabalhou algum tempo em um barco de pesca. Pela última informação que ela teve, ele tinha voltado para a prisão, dessa vez com uma pena longa. Com frequência se perguntava como podia ter confiado nele tão completamente desde o início.

Elyse nunca achou uma resposta, e a consciência do risco que correra, de como estivera perto de ser consumida pelo charme e depois pela raiva de Jeffrey a manteve cautelosa com os homens por muito tempo.

Elyse, ex-orientanda minha, agora conhece bem a psicopatia, tanto por experiência pessoal quanto por treinamento formal. Mas ainda acha difícil entender por que pessoas como Jeffrey conseguem abrir caminho tão facilmente na vida de outros e depois simplesmente ir embora. "Para ele", diz Elyse, "as regras de comportamento eram escritas a lápis, e ele tinha uma grande borracha".

Desde o lançamento do livro e do filme *O silêncio dos inocentes*, repórteres da televisão têm me perguntado se Hannibal Lecter, "o canibal", o aterrorizante personagem principal, brilhante psiquiatra e também assassino canibalesco, seria um quadro exato do psicopata.

É evidente que, do modo como foi retratado, Lecter tem muitas características de psicopata. É egocêntrico, frio, manipulador, não sente remorso e tem mania de grandeza. Mas ele também parece mais do que meio louco. E isso não é surpresa, pois tanto Lecter quanto o *serial killer* do filme, Buffalo Bill, um travesti que esfola suas vítimas femininas, têm certa semelhança com Edward Gein, um *serial killer* psicótico da vida real. No final, o diretor do hospital psiquiátrico para criminosos insanos onde Lecter fica internado diz: "Ele é um monstro. Um verdadeiro psicopata. É tão raro capturar um vivo".

Com certeza essa declaração é bastante incorreta, pois reflete a suposição comum de que todos os psicopatas são *serial killers* repulsivos que torturam e mutilam em busca de emoção. Se Lecter *é* um psicopata, então está longe do modelo típico. Se realmente existisse – afinal esse é um personagem de ficção –, então seria membro de um clube bem seleto. *Serial killers* são *extremamente* raros; nos Estados Unidos, provavelmente há menos de 100. No entanto, deve haver uns 2 ou 3 milhões de psicopatas no país. Ainda que quase todos os *serial killers* fossem psicopatas, isso significaria que, *para cada psicopata* serial killer, *haveria 20 ou 30 mil que não cometem assassinatos em série.*

Em outras palavras, descrições de psicopatas que focam matadores grotescos ou sádicos, como Lecter, dão ao público uma imagem muito distorcida do transtorno. Na maioria dos casos, o que motiva o psicopata a infringir a lei são o egocentrismo, alguma extravagância e a promessa de gratificação instantânea de necessidades mais comuns, e não a satisfação salivante de bizarros anseios de poder e desejos sexuais.

VIOLAÇÃO DE REGRAS

A sociedade tem muitas regras, algumas na forma de leis e outras na forma de crenças amplamente aceitas a respeito do que é certo ou errado. Ambas as formas nos protegem como indivíduos e fortalecem o tecido social. O medo de punições com certeza ajuda a nos manter na linha, mas há outras razões para o cumprimento das leis:

- o cálculo racional das desvantagens de ser pego
- a ideia filosófica ou teológica do bem e do mal
- a valorização da necessidade de cooperação e harmonia social
- a capacidade de refletir sobre, e de agir de acordo com, o bem-estar, os sentimentos, os direitos e as necessidades das pessoas que nos rodeiam

Aprender a se comportar de acordo com regras e regulamentos sociais é um processo complexo chamado de socialização. No nível prático, a socialização ensina às crianças "como as coisas são feitas".

Nesse processo, pela criação, escolarização, experiências sociais, treinamento religioso, etc., a socialização nos ensina a criar um sistema de crenças, atitudes e padrões pessoais que determinam como interagimos com o mundo ao nosso redor. A socialização também contribui para a formação do que a maioria das pessoas chama de consciência, uma voz interior incômoda, que nos ajuda a resistir à tentação e nos faz sentir culpados quando não agimos assim. Juntas, a voz interior e as normas e regras sociais interiorizadas atuam como uma "polícia interna", que regula nosso comportamento inclusive na ausência de muitos dos controles *externos*, como as leis escritas, o modo como percebemos o que os outros esperam de nós e a polícia da vida real. Não seria demais dizer que nossos controles internos fazem a sociedade funcionar. Nossa perplexidade e fascinação com a desconsideração das regras manifestada pelos psicopatas sugere, por comparação, o poder que a "polícia interna" tem sobre nós.

Entretanto, para psicopatas como Jeffrey, as experiências sociais que normalmente formam a consciência nunca assumem o controle. Essas pessoas não têm uma voz interior para guiá-las; elas *conhecem* as regras, mas seguem apenas o que escolhem seguir, sejam quais forem as consequências para os outros. Têm pouca resistência à tentação, e as infrações cometidas não geram culpa. Sem os embaraços de uma consciência importuna, os psicopatas sentem-se livres para satisfazer as próprias necessidades e desejos e para fazer qualquer coisa em que possam se dar bem. Qualquer ato antissocial, de um roubo menor a um assassinato sangrento, torna-se possível.

Nós não sabemos por que a consciência do psicopata, se é que ela realmente existe, é tão fraca. No entanto, podemos fazer algumas suposições razoáveis:

- Os psicopatas têm pouca aptidão para experimentar respostas emocionais (medo e ansiedade), que são a mola propulsora da consciência.[1]

Na maioria das pessoas, punições no início da infância produzem ligações entre os tabus sociais e os sentimentos de ansiedade que duram toda a vida. A ansiedade associada com a potencial punição por um ato ajuda a suprimir o ato. Na verdade, a ansiedade pode ajudar a suprimir até a *ideia* do ato: "Eu pensei em pegar o dinheiro, mas logo varri aquele pensamento da minha mente".

Em psicopatas, porém, as ligações entre os atos proibidos e a ansiedade são fracas, e a ameaça de punição não os detém. Talvez por isso a ficha criminal de detenções e condenações de Jeffrey parecesse o histórico criminal de alguém com amnésia: nenhuma das punições teve o mínimo efeito em dissuadi-lo de satisfazer os próprios impulsos.

> Os psicopatas são muito bons em dedicar atenção integral àquilo que os interessa mais, ignorando todo o resto. Alguns médicos comparam o processo a um holofote de foco reduzido, concentrado em uma única coisa de cada vez. Outros sugerem que ele é similar à concentração com que um predador espreita sua presa.
> Essa habilidade incomum de focar a atenção pode ou não ser uma coisa boa, depende da situação. As estrelas do esporte, por exemplo, costumam atribuir grande parte de seu sucesso ao poder de concentração. No beisebol, o batedor que tira os olhos da bola para acompanhar o voo de um pássaro ou que se distrai por um instante quando alguém grita seu nome provavelmente não vai melhorar a sua média de rebatidas.
> No entanto, muitas situações são complexas e exigem que se preste atenção em várias coisas ao mesmo tempo. Se nos concentrarmos apenas naquilo que é mais interessante, poderemos perder alguma outra coisa importante, talvez um sinal de perigo. Isso é o que os psicopatas costumam fazer: eles prestam tanta atenção em obter recompensas e em obter prazer que ignoram sinais que poderiam alertá-los sobre o perigo.
> Alguns psicopatas conquistaram, por exemplo, a reputação de destemidos pilotos militares durante a Segunda Guerra Mundial, presos a seus alvos como *terriers* a calcanhares humanos. Porém, esses pilotos com frequência não conseguiam acompanhar detalhes pouco excitantes, como o nível do combustível, a altitude, a localização e a posição de outros aviões. Algumas vezes, eles se transformavam em heróis, mas, na maioria delas, eram mortos ou ficavam conhecidos como oportunistas, solitários ou pessoas talentosas em quem não se podia confiar, a não ser para tomar conta de si próprios.

- O "discurso interior" dos psicopatas não tem vigor emocional.

A consciência depende não apenas da capacidade de imaginar as consequências, mas também da potencialidade de "conversar consigo mesmo" mentalmente. O psicólogo soviético A. R. Lúria, por exemplo, mostrou que o discurso interior, a voz que vem de dentro, desempenha papel crucial na regulação do comportamento.[2]

O psicopata, porém, quando conversa consigo mesmo, está simplesmente "lendo textos". Quando Jeffrey tentou estuprar a colega de quarto de Elyse, talvez ele tenha pensado: "Droga. Se eu fizer isso, vou me danar. Posso pegar aids, ela pode engravidar ou Elyse vai me matar". Mas, *se* esses pensamentos realmente passaram por sua mente, seu impacto emocional sobre ele deve ter sido igual ao de pensar "Acho que vou assistir ao jogo hoje à noite". Portanto, nunca considerou seriamente o efeito do comportamento destinado a satisfazer seus desejos sobre as pessoas envolvidas, nem mesmo sobre ele próprio.

- Os psicopatas têm pouca capacidade de formar imagens mentais das consequências de seu comportamento.[3]

As recompensas concretas são comparadas a vagas consequências futuras e, claramente, saem ganhando. A imagem mental das consequências *para a vítima* é particularmente vaga. Portanto, Jeffrey via em Elyse não uma companheira, mas sim uma "conexão", uma provedora de teto, roupas, comida, dinheiro, recreação e prazer sexual. As consequências de suas ações *para Elyse* não chegavam nem a entrar em sua consciência. Quando ficou claro que havia extraído tudo o que podia daquela associação com ela, simplesmente foi buscar outra mulher.

ESCOLHA FEITA A DEDO

É claro que os psicopatas não são *completamente* insensíveis às incontáveis regras e tabus que mantêm a sociedade coesa. Afinal, não são autômatos que respondem cegamente a necessidades, oportunidades e anseios momentâneos. A questão é que são muito mais livres do que nós para escolher a dedo as regras e restrições que serão consideradas.

Para a maioria de nós, até imaginar uma ameaça de crítica pode funcionar no sentido de controlar nosso comportamento. Somos assombrados, em menor ou maior grau, por questionamentos sobre nosso próprio valor. Portanto, tentamos continuamente provar a nós mesmos e aos outros que somos uma boa pessoa, confiável, merecedora de confiança, competente.

O psicopata analisa uma situação (o que vai levar e quanto vai lhe custar) de modo completamente diferente: sem as usuais ansiedades, dúvidas e preocupações com a possibilidade de ser humilhado, causar dor, sabotar planos futuros, em resumo, sem levar em conta as infinitas possibilidades que as pessoas com consciência consideram quando estão deliberando sobre possíveis ações. Para aqueles de nós bem socializados, imaginar o mundo do modo como o psicopata o experimenta é quase impossível.

> Em West Vancouver, paralelamente ao muro de proteção da beira-mar, onde eu costumo correr, passa uma estrada de trem que só funciona em certos horários do dia. Cerca de um ano atrás, os sinais que controlam o cruzamento da linha férrea foram ativados, e isso começou a congestionar o trânsito. Certo dia, eu havia acabado de correr e estava por ali, desaquecendo. Logo percebi que os sinais piscavam, mas não vinha nenhum trem, ou seja, havia algum problema no funcionamento do sistema. Entretanto, o primeiro carro da fila não saía do lugar e continuou ali até mesmo quando a maioria dos outros motoristas começou a ultrapassá-lo. Dez minutos depois, quando fui embora, os sinais continuavam piscando, e o primeiro carro ainda não tinha arrancado.
> Pense no motorista daquele carro e no psicopata como dois extremos do contínuo de uma restrição interna. O primeiro segue as regras servilmente; o último simplesmente as ignora. Um aceita passivamente a suprema autoridade da voz interna que diz "não"; o outro manda a voz se danar. Essa voz interior apresenta problemas para aqueles cujas crenças os colocam em conflito com a sociedade. Como dizia um grafite da época dos protestos dos estudantes franceses, em 1968: "Há um policial adormecido em cada um de nós. Ele tem de ser eliminado".

O CINEMA PSICOPATA

A fascinação do público com o vigarista envolvente e o assassino que mata a sangue-frio, livre dos ditames da sociedade e da consciência, nunca foi tão grande. *Os bons companheiros, Louca obsessão, Morando com o perigo, Dormindo com o inimigo, In Broad Daylight, Love, Lies and Murder, O sacrifício final, Cabo do medo, Em nome de uma criança* e *O silêncio dos inocentes*, com seu suspense particularmente explícito, são apenas alguns dos mais populares filmes do gênero. A dramatização de crimes verdadeiros, como *Hard Copy, A Current Affair* e *America's Most Wanted*, é agora produto de primeira linha na televisão.

Bruce Weber, em um artigo de 10 de fevereiro de 1991, no New York Times, intitulado "Cozying Up to the Psychopath That Lurks Deep Within" ("Na intimidade com o psicopata que nos espreita lá de dentro"), lembra que a fascinação do contador de histórias pela "mente perversamente distorcida" não é novidade: "De Iago a Norman Bates, do Dr. Jekyll a Harry Lime, do Humbert Humbert de Vladímir Nabókov ao Leland Palmer/Bob de David Lynch, a lógica da vilania tem sido explorada ficcionalmente na página, no palco e na tela repetidas vezes. Quando privados dos poderes da diáfana imaginação, autores e atores buscam inspiração na terrível realidade: Jack, o estripador, Lizzie Borden, Dick e Perry, Gary Gilmore, Charles Manson, isso sem mencionar Adolf Hitler, Joseph Stalin e Richard III. Sem dúvida, Saddam Hussei já faz os olhos de algum talento literário brilhar".

A pergunta é: por quê? O que faz com que a personalidade sem consciência exerça um poder aterrorizante sobre nossa imaginação coletiva? "Está claro que o mal é tentador", escreveu Weber, "e não apenas para aqueles que o dramatizam. Da pequena perversidade à criminalidade viciosa, fazer maldades é algo que o resto da população evidentemente quer conhecer melhor. Isso é um modo de explicar por que a psicopatia, essa personificação do mal praticado sem remorsos, tem lugar definitivo e tão destacado na consciência do público".

Weber seguiu essa linha de raciocínio com o psiquiatra forense Ronald Markman, que (juntamente com Dominick Bosco) escreveu *Alone with the Devil*, um livro sobre o trabalho profissional de Markman com assassinos. O psiquiatra sugere que, como público, nós nos identificamos com os psicopatas, tentando experimentar as nossas fantasias de ter uma vida sem controles internos. "Há algo dentro deles que também está dentro de nós, e nos sentimos atraídos por eles porque queremos descobrir que coisa é essa", escreveu Markman. Na entrevista a Weber, ele foi ainda mais longe: "No fundo, somos todos psicopatas".

A psiquiatra Joanne Intrator, do Mount Sinai Medical Center, em Nova York, ministra um curso intitulado "*The Psychopath in Fact and Film*" (O psicopata de fato e em filmes), em que explica como o filme é adequado a essa forma de identificação, levando o frequentador de cinema do nível da curiosidade casual a um ato de voyeurismo com grande carga emocional. Ela disse que o cinema "nos permite ingressar facilmente no prazer do *voyeurismo*. A sala escura subjuga nosso mundo moral consciente e possibilita outro foco, a partir do estado interior não dominado pelas restrições do superego [consciência]. No escuro, com sutil consciência, sentimos um prazer sexual agressivo aparentemente sem nenhum custo".[4]

Essas experiências proporcionadas pelo cinema podem ter efeito benéfico sobre pessoas psicologicamente saudáveis, fazendo com que elas se lembrem do perigo e do caráter destrutivo inerente à psicopatia. Podem, também, servir como poderosos modelos para quem tem padrões internos fracamente desenvolvidos, graves problemas psicológicos ou sentimentos de alienação em relação à tendência geral da sociedade.

REBELDE SEM CAUSA

Em 1944, o psicanalista Robert Lindner escreveu um estudo clássico sobre a psicopatia criminosa – *Rebel Without a Cause*.[5] Lindner via a psicopatia como uma praga, uma força terrível cujo potencial destrutivo é extremamente subestimado. Ele descreveu os psicopatas na sua relação com a sociedade:

> O psicopata é um rebelde, um zeloso infrator dos códigos e padrões prevalentes, um rebelde sem causa, um agitador sem bordão, um revolucionário sem programa; em outras palavras, o alvo de sua rebeldia é alcançar objetivos capazes de satisfazer apenas a ele próprio; é incapaz de esforços em prol dos outros. Todos os seus esforços, sob qualquer que seja o disfarce, representam investimentos destinados a satisfazer suas vontades e desejos imediatos. (p. 2)

A cultura pode mudar, mas o "rebelde" psicopata continua o mesmo. Em meados da década de 1940, Lindner escreveu que os psicopatas podiam ser encontrados, com frequência, no limiar da sociedade, onde "cintilam com o brilho de sua liberdade pessoal", onde "não há as rédeas nem os freios da comunidade, nem nenhum tipo de limite, tanto no sentido físico quanto no psicológico" (p. 13).

Hoje o psicopata parece estar por toda parte, no meio de nós, e precisamos responder a algumas perguntas importantes. Por que a nossa fascinação pela psicopatia está crescendo – em nossos filmes, na televisão, no mercado dos livros e revistas de massa? Por que mais e mais crimes violentos têm sido praticados por jovens? E o que há em nossa sociedade que leva um especialista a dizer:

> O jovem criminoso que vemos hoje está mais distanciado de sua vítima, pronto a machucar ou matar. A falta de empatia pelas vítimas entre os criminosos jovens é apenas sintoma de um problema que aflige a sociedade inteira. O ponto de vista geral da psicopatia é mais comum atualmente; a sensação de que sou responsável pelo bem-estar dos outros está em declínio.[6]

Será que, involuntariamente, estamos permitindo o desenvolvimento de uma sociedade que é o solo perfeito, ou um "campo fatal", para o cultivo de psicopatas? Todo dia de manhã, o jornal nos faz lembrar que essa pergunta é cada vez mais premente.

6
Crime: a escolha lógica

> Se cometer crimes é requisito para o emprego,
> então o psicopata é o candidato ideal.

Em *M* (1931), clássico de Fritz Lang, Peter Lorre representou um molestador/assassino de crianças que escolhia suas desafortunadas vítimas na rua, de acordo com os próprios impulsos. A polícia não conseguiu encontrar o homicida; quem cuidou dele foi o submundo das gangues e dos criminosos. Assim que achou a pista de sua presa, a infame e desprezível turba de foras da lei arrastou-o até uma cervejaria deserta, julgou-o e condenou-o no tribunal do submundo. Esse filme é uma das dramatizações mais efetivas da noção de "honra entre ladrões".

Será que *existe* realmente alguma honra entre ladrões? Raspe a superfície do preso comum e você encontrará algum tipo de código moral, não necessariamente o código social corrente, mas ainda assim um código moral, com regras e interdições próprias. Esses criminosos, embora em desacordo com algumas das regras e valores da sociedade como um todo, costumam seguir as regras do próprio grupo: de um bairro, da família ou de uma gangue. Portanto, ser criminoso não implica falta de consciência e nem mesmo baixo nível de socialização. Os criminosos entram para o crime de uma série de formas, a maioria delas relacionada a forças externas:[1]

- Alguns *aprendem* a cometer crimes. São criados em famílias ou ambientes sociais em que o comportamento criminoso, em maior ou menor grau, é a norma aceita.
- O pai de um de nossos sujeitos, por exemplo, era ladrão "profissional", e a mãe, prostituta. Desde cedo, ele "saía para trabalhar" com o pai. Exemplos mais dramáticos dessa "subcultura criminosa" incluem as famílias da máfia e os grupos de ciganos comuns em algumas partes da Europa.

- Alguns criminosos podem ser considerados, em grande parte, produto do que é conhecido como "ciclo da violência". Há indícios de que vítimas de abuso sexual, físico ou emocional no início da vida costumam se tornar praticantes das mesmas infrações quando adultos. Não é incomum, por exemplo, encontrar molestadores de crianças que sofreram abusos sexuais ou agressores de mulheres que testemunharam a violência doméstica ainda na infância.

  Há outros que têm problemas com a lei por causa de alguma necessidade premente; por exemplo, viciados em drogas ou pessoas sem qualificações ou recursos que violam a própria consciência e se voltam para o roubo em função do desespero. Muitos dos sujeitos de nossa pesquisa começaram suas atividades criminosas quando abandonaram lares desagregados, empobrecidos ou abusivos; optaram pelas drogas em busca de conforto ou alívio e caíram no crime para sustentar o vício.

  Outros acabaram como infratores ao cometerem "crimes por amor". Um de nossos sujeitos, um homem de 40 anos de idade, com ficha ou histórico criminal de violência, encontrou preservativos na bolsa da esposa, começou a discutir agressivamente com ela, "perdeu a cabeça" e a espancou. Foi condenado a dois anos, mas com certeza logo vai conseguir a liberdade condicional.

  Para muitos desses indivíduos, fatores sociais negativos – pobreza, violência familiar, abuso infantil, má criação, estresse econômico, abuso de álcool e drogas, para mencionar apenas alguns – contribuem para sua criminalidade ou, às vezes, são até sua causa. De fato, se esses fatores *não* estivessem presentes, muitos desses criminosos não teriam recorrido ao crime.

  Entretanto, há indivíduos que cometem crimes simplesmente porque esse negócio dá dinheiro, é mais fácil do que trabalhar ou é excitante.[2] Nem todos são psicopatas; para os que são, o crime é menos o resultado de condições sociais adversas do que uma estrutura do caráter, que funciona sem referências às regras nem aos regulamentos da sociedade. Assim como muitos dos sujeitos psicopatas, uma mulher de nossos estudos respondeu o seguinte quando lhe perguntaram por que havia cometido o crime: "Você quer a verdade? Por diversão".

  Diferentemente da maioria dos outros criminosos, os psicopatas não demonstram lealdade a nenhum grupo, código ou princípio, a não ser ao lema "cuide da única pessoa que importa". Os órgãos responsáveis pela aplicação da lei com frequência aproveitam essa característica quando estão tentando solucionar um crime ou desmantelar uma gangue ou célula terrorista. "Seja esperto, salve a própria pele; diga-nos quem mais estava envolvido e você fica livre", essa proposta costuma funcionar melhor com psicopatas que com criminosos comuns.

O filme *Terra de ninguém*, de Terrence Malick, adaptação livre da carreira assassina de Charles Starkweather e de sua namorada, Caril Ann Fugate, é uma fantasia de arrepiar, com um núcleo friamente realista. A fantasia reside no personagem de Kit Carruthers, cujo charme irresistível e engenhosa conversa mole são bem consistentes com o perfil psicopata, mas cuja ligação com a namorada Holly é profunda e forte demais para ser verdadeira. O espectador pode ficar tentado a desconsiderar o filme, por achar que mostra um romance típico de Hollywood, sobre um psicopata com coração de ouro. Mas vamos examiná-lo com mais atenção. Na garupa de Kit, está sentada Holly, pronta para ser levada aonde o cavaleiro mandar. É preciso ver por outro ângulo para enxergar a história real que emerge do pano de fundo: se Kit é a noção de psicopata do diretor, Holly é uma figura real, o verdadeiro "outro", papel desempenhado de modo brilhante por Sissy Spacek, que atuou como se fosse um fantoche.

Dois aspectos do caráter de Holly exemplificam e dramatizam características importantes da personalidade psicopata. Um é a pobreza emocional; ela consegue transmitir com clareza a impressão de estar apenas reproduzindo gestos emocionais, sem sentir realmente. Uma pista disso é a inadequação de seu comportamento, às vezes ultrajante. Há uma cena em que Kit mata com um tiro, na presença Holly, o pai dela. O motivo eram as objeções do pai ao namoro dos dois. A jovem de 15 anos de idade, em reação, apenas dá um tapa no rosto de Kit. Depois se afunda em uma cadeira e reclama de dor de cabeça. Um pouco mais tarde, ela e Kit saem desenfreadamente por estradas do interior, matando diversas pessoas. Antes de sair, Kit coloca fogo na casa da família para ocultar o corpo do pai da namorada.

Em outro exemplo, já com vários assassinatos nas costas, descuidadamente Kit aponta a arma para um casal apavorado, obriga os dois a saírem do carro e os leva até um campo vazio. Por acaso, Holly fica lado a lado com a mulher completamente aterrorizada. "Oi", diz ela, com sua voz trivial, infantil. "O que ele vai fazer?", pergunta a mulher, desesperada, tentando entender o que está acontecendo. "Ah", responde Holly, "Kit disse que está cheio, a ponto de explodir. Eu também às vezes me sinto assim. Você não?". No final dessa cena, Kit tranca o casal em um celeiro no meio do campo. Kit e Holly já estão prontos para ir embora, mas ele volta para o celeiro de repente e atira na porta. "E aí, hein, será que peguei eles?", pergunta, como se estivesse tentando abater moscas no escuro.

Provavelmente o indício mais sutil de psicopatia seja a narração de Holly durante o filme: monótona, adornada com frases retiradas diretamen-

> te de revistas que ditam a meninas o que elas devem sentir. Holly fala do amor entre ela e Kit, e a atriz consegue transmitir a exata impressão de que a personagem na verdade nunca experimentou nenhum dos sentimentos relatados. Se já houve um bom exemplo de "saber a letra, mas não a música", trata-se da personagem de Spacek, que dá aos espectadores uma experiência original da estranha sensação, da desconfiança indescritível, do sentimento arrepiante que muitas pessoas (tanto leigas quanto profissionais) relatam depois de suas interações com psicopatas.

A FÓRMULA DO CRIME

Em muitos aspectos, é difícil imaginar como *algum* psicopata – com a falta de controle interno, atitudes incomuns em relação à ética e à moral, a visão de mundo fria, egocêntrica e sem remorso, etc. – pode não entrar em conflito com a sociedade em algum momento de sua vida. A grande maioria entra, é claro, e suas atividades criminosas abrangem todo o conjunto de possibilidades, desde pequenos furtos e desfalques até assalto, extorsão e roubo à mão armada; desde vandalismo e perturbação da paz até sequestro, assassinato e crimes contra o Estado, como traição de segredos da pátria, espionagem e terrorismo.

Embora nem todos os criminosos sejam psicopatas, e nem todos os psicopatas sejam criminosos, os psicopatas estão bem representados em nossas populações prisionais e são responsáveis por crimes muito superiores, em porcentagem, à quantidade numérica dos infratores.[3]

- Em média, nas prisões dos Estados Unidos, cerca de 20% dos detentos de ambos os sexos são psicopatas.
- Os psicopatas são responsáveis por mais de 50% dos crimes graves cometidos.

A verdade é que a estrutura da personalidade do psicopata é sinônimo de problema para o resto da humanidade. Assim como o grande tubarão branco é uma máquina natural de matar, os psicopatas desempenham naturalmente o papel de criminosos. A prontidão para levar vantagem em qualquer situação surgida, combinada com a falta dos controles internos que chamamos de consciência, cria uma potente fórmula do crime.

Por isso observamos situações como aquela da praia, em que o sorriso deslumbrante de Jeffrey fez uma jovem baixar a guarda, e ele não perdeu tempo: logo estabeleceu uma ligação forte e encontrou meios de extrair todo o afeto, prazer sexual, abrigo, comida e dinheiro que pode – tudo em nome do "amor".

Por isso John Wayne Gacy também não perdeu tempo quando aquele rapaz foi procurar emprego em sua firma. Assim que percebeu que o rapaz fazia seu tipo, ele logo o intimidou, envolvendo-o em uma jogada sexual. E não parou enquanto não matou o garoto e enterrou seu corpo no porão.[4]

Por isso o homicida de Utah, Gary Gilmore, depois de discutir com a namorada, convidou outra mulher para dar uma volta de carro e não conseguiu conter o impulso de liberar a própria raiva. Parou então em um posto de gasolina, deixou a mulher sozinha, ouvindo rádio, por alguns minutos, e matou a tiros a primeira pessoa que surgiu à sua frente. Na noite seguinte, repetiu o mesmo padrão. Depois afirmou que os dois homens mortos estavam simplesmente no lugar errado, na hora errada, bem no meio do seu caminho justamente quando ele resolveu apagar alguém.[5]

> Um estudo recente feito pelo FBI revelou que 44% dos infratores que matam agentes responsáveis pela aplicação da lei a serviço são psicopatas (*Killed in the line of Duty*. The Uniform Crime Reports Section, Federal Bureau of Investigation, United States Department of Justice, setembro de 1992).

VIVER O MOMENTO

Enquanto um estudante de filosofias da Nova Era simplesmente dá de ombros à profanação de princípios sagrados, a maior parte do comportamento e da motivação dos psicopatas faz sentido se pensarmos neles como pessoas completamente enraizadas no presente e incapazes de resistir a uma boa oportunidade. Como disse um detento com alta pontuação na *Psychopathy Checklist*: "O que o cara pode fazer? Ela tinha uma bunda gostosa. Eu me servi". Ele foi condenado por estupro. Outro foi pego pela polícia depois de aparecer em um *show* de televisão na cidade em que moravam suas vítimas. Cinco minutos de estrelato e dois anos de prisão!

Em uma entrevista à *Playboy*, pouco antes de sua execução, Gary Gilmore demonstrou o que é estar ancorado tão firmemente no presente. Quando lhe perguntaram por que, apesar de ter um QI muito alto, ele era pego tão facilmente, respondeu:

> Eu saí impune de algumas coisas. Eu não sou um grande ladrão. Sou impulsivo. Não planejo, não penso. Você não precisa ser superinteligente para sair impune nessa merda, você só precisa pensar. Mas eu não penso. Sou impaciente. Sou pouco ganancioso. Eu podia ter escapado de uma porção de coisas. Mas não, entendeu? Acho que já deixei de me importar com isso há muito tempo.[6]

VIOLÊNCIA PSICOPÁTICA – A SANGUE FRIO E "CASUAL"

Ainda mais preocupante do que o forte envolvimento em crimes é o indício de que tanto homens quanto mulheres psicopatas são muito mais propensos à *violência* e à *agressividade* do que outros indivíduos.[7] Obviamente, violência não é algo incomum na maior parte das populações de infratores, mas os psicopatas ficam à frente. A quantidade de atos violentos e agressivos cometidos por eles, tanto dentro quanto fora da prisão, supera em mais de duas vezes o número dos demais criminosos.

Esse dado é preocupante, claro, mas não surpreendente. Enquanto a maioria de nós tem fortes inibidores que nos impedem de provocar lesões físicas em outras pessoas, tais inibidores não existem nos psicopatas. Para eles, a violência e as ameaças são ferramentas disponíveis e podem ser usadas quando ficam com raiva ou frustrados ou quando são desafiados, e pouco se importam com a dor e a humilhação infligidas às vítimas. Sua violência é fria e instrumental, usada para satisfazer uma simples necessidade, como o sexo, ou para obter o objeto de seu desejo; as reações do psicopata ao evento costumam ser indiferença, sensação de poder, prazer ou satisfação presunçosa em vez de arrependimento pelo dano causado. Com certeza, nada que os faça perder uma noite de sono.

Compare as reações dos psicopatas e dos policiais que costumam usar a força mortalmente no cumprimento do dever. Diferentemente dos personagens cinematográficos ficcionais, que matam 10 caras e depois vão jantar, com direito a repetir o prato (vem à mente o Callahan de *Perseguidor Implacável*, representado por Clint Eastwood, com sua célebre frase: "*Go ahead, make my day*" [Vá em frente, assim eu ganho o dia]), a maioria dos policiais fica seriamente perturbada quando acontecem trocas de tiros, e muitos experimentam *"flashbacks* emocionais" ou sofrem do que acabou conhecido como *transtorno de estresse pós-traumático.* Os efeitos subsequentes podem ser tão debilitantes que muitas jurisdições estipulam, como medida de rotina, que os agentes envolvidos em tiroteios, fatais ou não, passem por um acompanhamento psicológico.

Para psicopatas, esse acompanhamento seria em vão. Até profissionais experientes e habituados com casos difíceis ficam desconcertados quando veem a reação de um psicopata a acontecimentos de revirar o estômago ou ouvem a descrição que fazem de uma agressão brutal, como se falassem do ato de descascar uma laranja ou limpar um peixe.

Gary Gilmore, ao explicar a entrevistadores como ganhou o apelido de *Hammersmith* (palavra composta de martelo, *hammer*, e ferreiro, *smith*) na prisão, dá um bom exemplo do modo desinibido como o psicopata trata a violência.[8] LeRoy, um amigo de Gilmore, foi roubado e espancado na prisão. Ele mandou um recado a Gilmore, dizendo que precisava de ajuda para acertar as contas com Bill, o agressor. "Naquela noite, peguei Bill sentado, assistindo a um jogo de futebol", conta Gilmore, "e simplesmente meti o martelo na cabeça dele, dei meia volta e fui embora. Eu machuquei o cara pra valer! [risos] Aí eles me deixaram no buraco por quatro meses e levaram Bill para Portland, para operar o cérebro. Mesmo assim ele ficou muito fodido. Então, para responder a sua pergunta, esse cara pôs em mim o apelido de *Hammersmith* por causa disso. Ele até me deu uma miniatura de martelo para pendurar em uma correntinha". Parece que Gilmore às vezes afirmava ter matado Bill com o martelo e ter cometido também outro assassinato violento. Os entrevistadores então lhe perguntaram: "Por que você diz para todo mundo que matou esses dois homens? Só para contar vantagem ou isso é uma confissão?".

Gilmore: [rindo] "É, falando a verdade, é mais para contar vantagem".

Um ex-detento, posteriormente diagnosticado como psicopata por um psiquiatra prisional, disse calmamente à polícia que havia esfaqueado outro homem em um bar porque ele se recusara a liberar a mesa. Sua explicação: na época, queria criar uma imagem do tipo "não mexa comigo", e a vítima o teria desafiado em frente a outros clientes do bar.

> No primeiro dia de 1990, Roxanne Murray, de 26 anos de idade, matou o marido, de 42 anos, com uma arma calibre 12, após cinco anos de convivência. Ela disse à polícia que amava o marido, mas fora obrigada a matá-lo. O tribunal aceitou a justificativa, e a acusação de homicídio foi retirada.
> O marido, Doug (Juicer) Murray, era um "pseudomotociclista" com "um fraco por motocicletas potentes, cachorros e mulheres frágeis e submissas – bens que podiam ser controlados". Ao longo dos anos, foi acusado de uma série de estupros e agressões, mas, por falta de testemunhas, nunca enfrentou um tribunal. Ele casara várias vezes antes e, geralmente, aterrorizava e espancava as mulheres com quem se envolvia. Em uma macabra troca de papéis, "houve época em que ele administrou uma instituição para adolescentes vítimas de abuso sexual. Ele as explorava mental e fisicamente, assim como explorava a maioria das mulheres, e, com frequência, tirava fotografias comprometedoras para usá-las depois".
> Certa vez, quando Roxanne reclamou dos gastos com a comida de seus 14 cães, Doug arrastou-a até o *trailer*, apertou a pistola carregada contra a cabeça dela e em seguida atirou no cachorro de que ela mais gostava. "Isso pode acontecer com você", disse ele. "Parece que ele não conseguia fazer sexo sem violência ou sem controle absoluto. Felação era uma prática que ele exigia a qualquer hora e em qualquer lugar, caso contrário a mulher apanhava. Ele forçava as mulheres a encenar fantasias brutais de estupro. Muitas delas eram obrigadas a jogar roleta-russa com uma bala no tambor de cada vez." A melhor amiga de Roxanne disse que era "como se Doug tivesse várias faces. Algumas eram boas, ou talvez ele quisesse fazer parecer que eram boas, e outras muito ruins, simplesmente a personificação de tudo o que há de mais horrível que se possa imaginar".
> Parece que, ao seguir esse caminho brutal, sem perceber, Doug acabou ajudando a comunidade a traçar uma linha, um limite. Quando o agressor vai além desse limite, as vítimas de abuso e de terror têm uma justificativa para tomar uma ação drástica a fim de se proteger (de um artigo escrito por Ken McQueen no *The Vancouver Sun*, em primeiro de março de 1991).

Um infrator com alta pontuação na *Psychopathy Checklist* matou um senhor idoso durante um arrombamento e roubo. Depois relatou o acontecido deste modo bem casual: "Eu estava revirando as coisas quando aquele velho esquisito desceu as escadas, começou a gritar e teve uma merda de um ataque, e eu então passei fogo nele, na cabeça, e mesmo assim ele não calou a boca. Aí eu rasguei a garganta dele e ele foi cambaleando, meio assim, para trás, e caiu no chão. Ele ficou lá, golfando, fazendo um barulho igual a um porco empacado [risos] e aquela merda já estava me dando nos nervos, então eu chutei a cabeça dele. Aí ele parou. Nessa hora eu já tava bem cansado, peguei umas cervejas na geladeira, liguei a televisão e acabei dormindo. Os guardas me acordaram [risos]".

Essas impassíveis exibições de violência são bastante distintas dos atos violentos que irrompem em resultado de discussões acaloradas, explosões emocionais fulminantes, raiva, ira ou medo descontrolados. Há abundância de exemplos na mídia e a maioria das pessoas sabe como é "perder o controle", às vezes com resultados violentos, e ficar até assustado com as próprias ações. Quando escrevi este capítulo, um homem de 65 anos de idade, sem ficha criminal, foi acusado de tentativa de assassinato; ele tinha esfaqueado a ex-esposa e a advogada dela com um canivete durante uma exaltada audiência de custódia dos filhos. Um psiquiatra local testemunhou que o homem estava tão extenuado que perdeu o controle, "entrou no automático" e nem conseguia se lembrar do que fizera. Horrorizado com as próprias ações, ele foi inocentado.

Ainda que tivesse sido condenado, provavelmente logo conseguiria a liberdade condicional. Como apontam os criminologistas, homicídios ocorridos quando as emoções atingem níveis elevados, durante disputas ou discussões domésticas, entre amigos ou conhecidos, comumente são "coisas únicas", episódios isolados, que não costumam se repetir e são cometidos por indivíduos que, à parte essa explosão, têm conduta correta e são propensos ao remorso.

Já a violência dos psicopatas não possui o "colorido" emocional normal e tende a ser precipitada por eventos do dia a dia. Em um estudo recente, examinamos relatórios policiais que descrevem as circunstâncias envolvidas nas mais recentes infrações violentas cometidas por uma amostra de criminosos do sexo masculino, cuja metade é formada de psicopatas.[9] Os crimes violentos cometidos por psicopatas e outros criminosos diferem em vários aspectos importantes:

- A violência de outros criminosos geralmente ocorria durante uma discussão doméstica ou um período de intenso surto emocional.
- A violência dos psicopatas costumava ocorrer no decorrer do crime, em uma rodada de bebidas ou motivada por vingança ou desforra.
- Dois terços das vítimas de outros criminosos eram mulheres da própria família, amigos ou conhecidos.
- Dois terços das vítimas dos psicopatas eram homens desconhecidos.

Em geral, a violência dos psicopatas tende a ser fria e insensível; o mais provável é que seja direta, descomplicada, como um negócio, e não expressão de sofrimento emocional profundo ou de fatores precipitantes incompreensíveis. Falta-lhe o "humor" ou emoção forte que acompanha a violência da maioria dos demais indivíduos.

Talvez o aspecto mais assustador da violência psicopática seja a influência dela sobre a natureza da violência em nossos centros urbanos. Assaltos, problemas em pontos de tráfico, "selvagerias", mendicância agressiva, atividades de gangues, "aglomerações" e ataques a grupos-alvo determinados, como os gays, geralmente envolvem o uso da violência sem paixão e sem provocação, contra desconhecidos ou vítimas ocasionais. Um dos modelos dessa nova onda de violência é o matador psicopata retratado no cinema e na televisão: "Nada pessoal", diz ele enquanto realiza o seu "negócio" de autoindulgência violenta. Como disse uma jovem de 15 anos de idade: "Eu via uma coisa e queria tanto aquilo que ia lá e pegava. O pior que aconteceu foi a vez em que eu enfiei a faca em uma moça, mas eu nunca machuquei ninguém. Eu só queria as coisas".[10]

> Um "pesadelo" de motorista bateu em alta velocidade em outro carro e matou uma mãe e a filha pequena. Testemunhas contaram que o motorista se comportou de "modo rude e desagradável depois do acidente. Ele só estava preocupado em não perder um compromisso". Ainda segundo testemunhas, quando estava na ambulância com uma das vítimas, um bebê de 2 meses de idade com lesões graves, o motorista, que não revelou nenhum indício de ter usado álcool ou drogas, respondia ao choro da criança com a seguinte pergunta: "Você pode dar um jeito de calar a boca dessa maldita criança?"
> (publicado no *The Province*, Vancouver, 25 de abril de 1990).

VIOLÊNCIA SEXUAL

O estupro é um bom exemplo de uso frio, egoísta e instrumental da violência por parte dos psicopatas. Obviamente, nem todos os estupradores são psicopatas. Alguns são claramente indivíduos muito perturbados, com uma série de problemas psiquiátricos e psicológicos. Outros são produto de posturas culturais e sociais que reduzem a mulher a papéis subservientes. Os atos desses homens, apesar de repugnantes para a sociedade e terrivelmente traumáticos para as vítimas, podem ser mais compreensíveis do que aqueles cometidos por psicopatas.

É provável que metade dos estupradores reincidentes ou seriais seja composta de psicopatas.[11] Seus atos resultam de uma combinação potente: expressão desinibida dos desejos e fantasias sexuais, anseio por poder e controle e percepção de que as vítimas são objetos de prazer ou satisfação. Essa combinação pode ser bem ilustrada por John Oughton, chamado de "estuprador do saco de papel" pela imprensa de Vancouver (ele usava um saco de papel na cabeça quando estuprava crianças e mulheres). Oughton foi diagnosticado por um psiquiatra forense como psicopata – "sem consciência, manipulador, egocêntrico, indigno de confiança, incapaz de amar" – e também como sadista sexual, que "obtém excitação sexual, infligindo pressão psicológica a suas vítimas".[12]

O PSICOPATA COMO AGRESSOR DA ESPOSA

Nos últimos anos, a consciência pública e a intolerância em relação à violência doméstica aumentaram drasticamente, resultando na ativa instauração de processos e emissão de ordens judiciais contra os infratores. Embora as causas e a dinâmica do espancamento de mulheres sejam complexas e envolvam uma miríade de fatores econômicos, sociais e psicológicos, há certas evidências de que os psicopatas constituem uma proporção significativa desses espancadores reincidentes.

Em um estudo recente, aplicamos a *Psychopathy Checklist* a uma amostra de homens que participavam, voluntariamente ou por ordem judicial, de um programa de tratamento para agressores de esposas.[13] Descobrimos que 25% dos homens da amostra eram psicopatas, porcentagem similar àquela encontrada nas populações das prisões. Não sabemos qual é a porcentagem de agressores de esposas psicopatas que não entram em programas de tratamento, mas eu suspeito que seja, no mínimo, tão elevada quanto essa.

A sugestão de que muitos dos homens que agridem continuamente suas mulheres são psicopatas tem graves implicações para os programas de tratamento. Isso porque o comportamento dos psicopatas é notoriamente resistente a mudanças (tópico que discutirei no próximo capítulo). Os recursos disponíveis para a manutenção de programas destinados a maridos agressores comumente são limitados, e muitos grupos de tratamento têm longas listas de espera. Os psicopatas, mais do que os outros homens, tendem a frequentar esses programas mais para agradar o juiz do que para mudar de fato o próprio comportamento. Por isso, eles fazem pouco mais do que ocupar um lugar que poderia ser aproveitado por outra pessoa. Além disso, não há dúvidas de que os psicopatas prejudicam os próprios programas. Mas essa ainda não é a pior consequência do encaminhamento de psicopatas a esse tipo de terapia. O pior é a falsa sensação de segurança que a situação pode gerar na mulher agredida. "Ele está fazendo um tratamento. Agora vai melhorar". Quando pensa assim, ela perde a chance de pôr fim a um relacionamento abusivo.

> O Sr. Leblanc era legalmente casado. Condenado por agressão à esposa, foi obrigado a participar de um grupo de tratamento para maridos agressores. Com seu charme e ar amistoso, ele descreveu a agressão como uma altercação menor, como um episódio infeliz, em que, cego de raiva durante uma discussão com a esposa, ele passara do limite. O relatório policial contava outra história. A mulher ficara de olho roxo e quebrara o nariz, e a agressão fora apenas o último de uma série de episódios envolvendo muitas outras mulheres. Na entrevista que antecedeu o início da sessão de tratamento, ele declarou que entendia qual era o problema e que precisava apenas aprender como controlar a raiva. Em seguida, passou a descrever, de modo categórico, a dinâmica psicológica e as teorias associadas à violência familiar. Ele concluiu que o grupo dificilmente poderia lhe oferecer algo significativo, mas estava disposto a frequentar as sessões porque assim podia ajudar outros homens a entender melhor os próprios problemas.
> Durante a primeira sessão, o Sr. Leblanc comentou, de passagem, que fora soldado paraquedista no Vietnã, tinha MBA pela Columbia University e havia começado vários empreendimentos de sucesso; mas não deu detalhes. Ele disse ainda que aquela era sua primeira infração. O líder do grupo, porém, apontou suas outras condenações por roubo, fraude e desfalque. Em resposta, ele sorriu e disse que tudo isso fora resultado de enganos bobos.
> O Sr. Leblanc dominava as discussões do grupo e consumia a maior parte de seus esforços em análises bastante superficiais, de "psicologia de bar", dos demais. O líder do grupo o julgava interessante, mas a maioria dos outros participantes geralmente ficava frustrada com sua arrogância intelectual e seu modo agressivo. Após algumas sessões, ele abandonou o grupo e, segundo relatado, deixou a cidade, violando abertamente a ordem judicial. Depois descobriram que todas aquelas afirmações sobre a graduação na Columbia University e a participação na guerra do Vietnã eram falsas.

O VERDADEIRO TESTE: É POSSÍVEL PREVER O COMPORTAMENTO DELES?

No Texas, em casos de assassinato com pena capital, o psiquiatra forense James Grigson, o "Dr. Morte", costuma testemunhar que os assassinos psicopatas *com certeza* matarão de novo.[14] Por isso, as celas do corredor da morte nunca ficam vazias.

A certeza de Grigson é compensada pela crença de muitos médicos e agentes de polícia de que é *impossível* prever com certeza o comportamento criminoso e a violência.

Como costuma acontecer com todos os temas, a verdade está em algum ponto entre os dois extremos. Não é preciso ser gênio para perceber que pessoas com histórico de criminalidade ou violência são mais perigosas do que as outras. Um bom fator de predição daquilo que a pessoa vai fazer no futuro é o que ela fez no passado, uma máxima que serve de base para muitas decisões tomadas pelo sistema de justiça criminal.

Indícios levantados por pelo menos uma meia dúzia de estudos recentes demonstram claramente que as predições de comportamentos criminosos e violentos podem melhorar de forma considerável quando também sabemos, de acordo com a *Psychopathy Checklist*, se o indivíduo é psicopata.[15] Esses estudos analisaram taxas de reincidência (prática de novas infrações) de infratores federais após sua soltura da prisão e mostram que, em média:

- A taxa de reincidência de psicopatas é mais ou menos *duas vezes* maior do que a dos demais infratores.
- A taxa de reincidência de *violência* dos psicopatas é cerca de *três vezes* maior do que a dos demais infratores.

Uma área que preocupa muito o público é a liberdade condicional concedida a quem comete transgressões sexuais. Como indiquei antes, é importante distinguir quais criminosos sexuais são psicopatas e quais não são. Podemos comprovar a importância dessa distinção para quem julga os pedidos de liberdade condicional por um estudo recente sobre estupradores soltos, provisoriamente, após intensivo programa de tratamento.[16] Quase um terço dos liberados tornou a cometer estupro. A maior parte dos estupradores reincidentes teve alta pontuação na *Psychopathy Checklist*; além disso, antes da liberação, haviam demonstrado indícios de excitação sexual fora do padrão em resposta a representações de violência, por exemplo, na medição por dispositivo eletrônico colocado em torno do pênis. Quando essas duas variáveis – a psicopatia e a excitação fora do padrão – foram usadas para prever quais infratores liberados cometeriam outro estupro, o resultado foi: a cada quatro avaliações, três estavam corretas.

Por causa de resultados como esse, o sistema de justiça criminal tem demonstrado renovado interesse na associação entre psicopatia, potencial de reincidência e violência. E esse interesse não se restringe a criminosos que estão à espera de condicional. Vários hospitais psiquiátricos forenses, por exemplo, têm usado a *Psychopathy Checklist* como método auxiliar nas tomadas de decisão sobre o nível de segurança a que deve ser submetido o paciente.[17]

ELES PODEM CRESCER E SE LIVRAR DISSO?

Pense em parentes ou amigos que você conhece desde a infância: a moça tímida e inibida; o irmão extrovertido e gregário; o primo falador e franzino; o vizinho bárbaro, hostil, agressivo. Como eles eram quando tinham 10 anos de idade?

Embora as pessoas mudem, em alguns casos até bastante, vários traços de personalidade e padrões comportamentais permanecem estáveis pela vida toda. O rapaz que tinha medo até da própria sombra, por exemplo, tem mais probabilidade de se tornar um adulto tímido e ansioso do que um lutador durão e destemido. Isso não quer dizer que nossa personalidade e nosso comportamento são definidos já no início da vida ou que o crescimento, a maturação e a experiência não são forças poderosas na determinação do tipo de adulto que seremos. Entretanto, há certo grau de continuidade no modo como interagimos com o ambiente. Em relação à criminalidade, por exemplo, vários pesquisadores têm mostrado que os traços de timidez, agitação e agressividade presentes na infância são notavelmente persistentes, pelo menos até o início da vida adulta.[18]

Não causa surpresa, portanto, o fato de que atividades antissociais e criminosas de psicopatas adultos sejam a continuação de padrões de comportamento que primeiro se manifestaram na infância. Mas algo interessante acontece no outro extremo desse quadro.[19]

- Em média, as atividades criminosas dos psicopatas permanecem em um nível elevado até por volta dos 40 anos de idade e depois declinam abruptamente.
- Esse declínio é mais drástico para as infrações não violentas do que para as violentas.

O que responde pelo declínio do comportamento antissocial que muitos psicopatas apresentam na meia-idade? Várias explicações plausíveis podem ser levantadas. Eles "se apagam", amadurecem, cansam de ficar na prisão ou de brigar com a lei, desenvolvem novas estratégias de atacar o sistema, encontram alguém que os compreende, reestruturam a visão de si mesmos e do mundo, etc.

Mas, antes de concluir que psicopatas mais velhos ameaçam menos a sociedade, considere o seguinte:

- Nem todos os psicopatas desistem do crime na meia-idade; muitos continuam a cometer infrações também em idade mais avançada.
- Uma redução da criminalidade não indica, necessariamente, que ocorra uma mudança fundamental de personalidade.

Esses pontos são importantes. Alguns psicopatas continuam a cometer crimes, especialmente os violentos, até a hora da morte. E pesquisas sugerem que muitos daqueles cujas atividades criminosas realmente decrescem com a idade continuam a ter os mesmos traços básicos de personalidade descritos no Capítulo 3, ou seja, permanecem egocêntricos, "rasos", manipuladores e frios. A diferença está no fato de que aprendem a satisfazer suas necessidades de modos que não são tão grosseiramente antissociais como antes. Isso não significa, no entanto, que seu comportamento passe a ser moral e ético.

Portanto, se o marido "convertido" se esforça para ficar longe de problemas com a lei, mente menos do que antes e já demonstra amor, isso não significa que a esposa vai ficar tranquila. Ela pode muito bem se perguntar se o seu homem "realmente mudou", principalmente se ele nem sempre diz para onde vai e o que vai fazer. Se esse homem for um psicopata, eu duvido seriamente dessa mudança.

Aos 35 anos de idade, uma mulher com diagnóstico de psicopata e longa ficha de comportamento criminoso e violência decidiu mudar completamen-

> te a própria vida. Na prisão, fez muitos cursos e, logo após a soltura, aos 42 anos de idade, terminou a graduação em Psicologia, com especialização em clínica. Então começou a trabalhar com crianças de rua e passou cinco anos sem nenhuma acusação de infração. Algumas pessoas da comunidade consideravam aquela uma história de sucesso. Entretanto, a mulher havia sido demitida de vários empregos por má utilização de recursos financeiros e por ameaças a colegas e supervisores. Muitas dessas pessoas levaram as ameaças a sério, mas, com medo da publicidade negativa em relação a suas atividades e de possíveis constrangimentos para si próprias ou para as organizações em que trabalhavam, não tomaram nenhuma atitude formal contra ela. Alguns de seus conhecidos consideravam-na uma mulher interessante, cujo passado criminoso fora resultado de condições sociais desfavoráveis e de má sorte; outros achavam que continuava sendo mais ou menos a mesma pessoa de sempre – fria, arrogante, manipuladora, egocêntrica. A única diferença visível era que agora desenvolvera manobras para não ter atritos com a lei.

PONTUAÇÃO PERFEITA

Vou terminar este capítulo com um breve relato sobre um infrator que dois avaliadores independentes julgaram ser merecedor da pontuação máxima na *Psychopathy Checklist*, índice creditado a pouquíssimas pessoas – menos de uma em cada duas centenas de praticantes de infrações graves.

Earl era um homem de 40 anos de idade, condenado a três anos de prisão por agressão. Os dois avaliadores acharam a entrevista dele interessante, até excitante, pois Earl cativava as pessoas com sua energia e as mantinha muito interessadas em tudo que dizia. Ao mesmo tempo, os dois ficaram chocados e sentiram-se enojados com o que ele tinha para dizer e pelo modo casual, prosaico com que o fazia. Como afirmou um dos avaliadores: "Eu fiquei realmente fascinado por aquele cara, mas ele era de outro planeta. Nossa, ele me deixou apavorado!".

Earl era o terceiro de quatro filhos de uma família trabalhadora estável, de classe média. Seus problemas com a sociedade haviam começado cedo: no jardim de infância ele agredira uma professora com um garfo porque ela o forçara a ficar sentado no lugar; aos 10 anos de idade, procurava mocinhas (inclusive sua irmã de 12 anos) para prestar favores sexuais a seus amigos mais velhos; aos 13, foi condenado por roubar os pais e forjar suas assinaturas em cheques. "Eh, eu passei uns meses no centro de detenção juvenil, mas saí de lá com uma porrada de lance a mais do que aqueles que eu tinha feito antes." Em toda a sua vida, havia pouco que o pequeno Earl não tivesse feito, na maioria das vezes contra outras pessoas. Sua ficha criminal está repleta de acusações de furto, contravenções de trânsito, agressão, estupro, roubo, fraude, confinamento ilegal, cafetinagem e tentativa de assassinato. Ainda assim, era surpreendente o pouco tempo que passava na prisão. Em muitos casos, as acusações eram descartadas porque a vítima se recusava a testemunhar; em outros, por falta de provas ou porque Earl conseguira inventar alguma explicação convincente para o próprio comportamento. Mesmo quando condenado, ele costumava logo obter a condicional, o que parecia inexplicável quando considerávamos seu comportamento na prisão.

No relatório psicológico, um dos itens ajuda a contar a história: "O que mais se destacava era a obsessão de Earl com o poder absoluto. Dava valor às pessoas só à medida que elas cediam à sua vontade ou porque podiam ser coibidas ou manipuladas para fazer o que ele queria. O tempo todo considerava a perspectiva de explorar pessoas e situações". Outros arquivos prisionais o descrevem como em busca de poder e controle, Earl traçara uma linha tênue entre os colegas e os funcionários e era temido e admirado por ambos os lados. Ele era muito hábil no uso de ameaças, intimidações, músculos, propinas e drogas, e "delatava constantemente os colegas, na tentativa de salvar a própria pele e obter privilégios. O código dos bandidos não significava nada para ele, a não ser que fosse possível obter algum ganho pessoal com isso".

Suas relações com as mulheres eram tão "rasas" e predatórias quanto o resto de seu comportamento. Ele afirmava ter tido várias centenas de relações em coabitação, por períodos que variavam de dias a semanas, e um número inestimável de contatos sexuais ao longo dos anos. Quando lhe perguntaram quantos filhos tinha, Earl replicou: "Realmente não sei. Alguns, eu acho. Já fui acusado de ser o pai, mas eu falava: 'Foda-se! Como vou saber que é meu?' e pronto". Ele aterrorizava e agredia rotineiramente as mulheres de sua vida, abusara sexualmente de sua filha e estuprara uma amiga dela. Sua propensão para o comportamento sexual sádico levou-o à prisão, onde ficou famoso por sua "homossexualidade agressiva".

Um dos aspectos mais espantosos da personalidade de Earl era a mania de grandeza; itens dispersos em suas fichas fazem referência ao modo dramático, inflamado e grandioso de se comunicar. Como um de meus assessores escreveu: "Se eu não estivesse com tanto medo, teria rido na cara dele, aquela autoveneração ostensiva era ridícula". Como Earl colocou: "Os outros sempre me dizem que eu sou maravilhoso e que não há nada que não consiga fazer – às vezes acho que eles estão só fazendo uma média, mas o homem tem de acreditar em si mesmo, certo? Quando dou uma olhada para conferir, eu gosto do que vejo".

Na época da entrevista, anos atrás, Earl havia entrado com um pedido de liberdade provisória. No formulário destinado ao juiz, escreveu: "Eu amadureci muito e não vejo nenhum futuro na vida na prisão. Tenho muito a oferecer à sociedade e estou empenhado em analisar meus pontos fracos e fortes. Meu objetivo é ser um bom cidadão, viver modestamente e ter uma relação amorosa com uma boa mulher. Eu acredito que me tornei mais honesto e confiável. Minha reputação é sagrada para mim". O entrevistador comentou: "Eu compreendia bem a ironia daquela situação. Na verdade, Earl era conhecido em toda parte como um notório garganta, com dezenas de cognomes".

De modo surpreendente, o psicólogo e o psiquiatra da prisão acreditaram que Earl tinha apresentado melhoras durante sua estada na prisão e, com base no contato que tiveram com ele, consideraram que valia a pena correr o risco de colocá-lo em condicional. Mas, como disse um de meus entrevistadores: "Mesmo que metade de tudo o que ele me disse fosse verdade, eu nunca o deixaria sair". Earl sabia que as nossas avaliações eram estritamente confidenciais, faziam parte de um projeto de pesquisa, e, por causa disso, éramos obrigados, legal e eticamente, a não repassar nenhuma daquelas informações às autoridades institucionais, a não ser que o entrevistado ameaçasse abertamente causar danos a si mesmo ou a outras pessoas. Portanto, conosco a sua persona era muito mais aberta do que aquela que ele apresentara na preparação para o pedido de condicional. No final, negaram-lhe a liberdade condicional, e ele passou a acusar o meu entrevistador de ter divulgado as confidências que lhe fizera. O entrevistador, temendo represálias de amigos de Earl fora da prisão, fez uma longa viagem para a Europa e agora está trabalhando na Inglaterra. Há pouco tempo, Earl saiu da prisão, e o entrevistador não tem planos de retornar ao Canadá em um futuro próximo.

7
Psicopatas de colarinho branco

As falhas do arrombador são as qualidades do financista.

George Bernard Shaw,
no prefácio a *Major Barbara*

Em julho de 1987, em resposta a um artigo publicado no *The New York Times*, em que resumi meu trabalho sobre psicopatia,[1] recebi uma carta do procurador Brian Rosner, de Nova York. Ele escreveu que havia realizado sustentação oral recentemente na audiência de julgamento que condenara o acusado de uma fraude bancária internacional de milhões de dólares. "O texto de seu artigo descreve muito bem esse réu. [...] No Departamento de Fraudes, nosso estoque de mercadorias, parafraseando as suas palavras, está cheio de advogados ardilosos, doutores e empresários. Eu acredito que seu trabalho possa nos ajudar a argumentar nos tribunais, explicando por que homens educados, vestidos em ternos de três peças, cometem crimes e que sentença eles devem receber. Julgando de seu interesse, anexei alguns materiais sobre o caso. Se fossem necessários fatos para confirmar sua teoria, eles poderiam ser encontrados aqui."[2]

A carta veio acompanhada de um pacote de materiais com a descrição das façanhas de John Grambling Jr., de 36 anos de idade, que, com a ajuda de um comparsa, fraudou não um ou dois, mas muitos bancos, tomando milhões de dólares de modo livre e presunçoso, sem oferecer em troca nenhuma garantia. Um artigo no *Wall Street Journal*, descrevendo a carreira fraudulenta de Grambling, tinha a seguinte manchete: "É PRECISO SER INGÊNUO PARA EMPRESTAR MILHÕES SEM NENHUMA GARANTIA, MAS JOHN GRAMBLING SABE PEDIR AOS BANCOS E FORJAR BENS.[3] O artigo começava assim:

> Alguns anos atrás, dois empresários em início de carreira tentaram roubar US$35,5 milhões de quatro bancos e de uma empresa de crédito. Sem apontar armas para ninguém, conse-

guiram de fato levantar US$23,5 milhões. Até que a média de sua pontuação não era ruim, mas eles foram pegos.

As fraudes baseavam-se quase inteiramente em aparências. Grambling e seu sócio conseguiram passar uma imagem de confiabilidade a uma longa lista de funcionários de muitas instituições de crédito. Na verdade, os dois armaram uma cadeia de empréstimos impressionante, pagando um com o fluxo de outro e assim por diante.

Na busca de explicação para o funcionamento de fraudes desse tipo, o repórter ouviu as seguintes réplicas de banqueiros:

- "Os bancos são altamente competitivos na corrida pelo fechamento de bons empréstimos."
- "As excelentes virtudes sociais" de Grambling deram-lhe credibilidade.
- Quem se empenha em cometer fraudes "acaba conseguindo".
- "Deviam obrigar" Grambling "a usar uma sineta no pescoço".

As transcrições do julgamento e outros documentos do caso que me foram enviados[4] mostram que Grambling ganhava a vida usando o próprio charme, truques e manipulação para conquistar a confiança de suas vítimas. Embora pudesse oferecer explicações plausíveis para o que fez, fica claro, a partir dos documentos e de um livro recente sobre o caso, escrito por Brian Rosner,[5] que o comportamento de John Grambling apresentado nos relatos é compatível com o conceito de psicopatia descrito aqui. No mínimo, a história é uma narração vívida, com lição de moral, sobre uma raça de predadores cujas conduta atraente e consciência anêmica abrem caminho para a espoliação de instituições e pessoas, para o que é chamado, em um eufemismo, de crime de colarinho branco. Eles têm sorrisos charmosos no rosto e um tom de voz confiável, mas nunca, isso você pode ter certeza, usam uma sineta dependurada no pescoço.

Para psicopatas com inclinação empresarial, o caso de Grambling – e outros semelhantes – é um modelo de como são usadas conexões educacionais e sociais para arrancar dinheiro de pessoas e instituições sem recorrer à violência. Ao contrário dos criminosos de colarinho branco "comuns", os truques e manipulações de psicopatas não se restringem apenas a ganhar dinheiro; essas qualidades permeiam suas transações com tudo e todos, incluindo a família, os amigos e o sistema de justiça. Com frequência, conseguem evitar a prisão e, mesmo quando detidos e condenados, costumam receber uma pena leve, logo obtêm a condicional e retomam o que deixaram para trás.

Seus crimes, no entanto, têm um impacto devastador sobre a sociedade. Considere os seguintes comentários sobre Grambling feitos pelo procurador Brian Rosner durante a audiência de julgamento:[6]

- Os crimes de Grambling são crimes calculados, cometidos por ganância, pela cobiça de exercer o poder sobre a vida e a fortuna de outras pessoas. É um tipo de ganância observada com frequência nos mais depravados criminosos. É o trabalho de um homem de incalculável maldade. (p. 87)
- Ele enxovalhou esta nação ao interromper carreiras e aspirações. Podemos calcular a destruição monetária que ele causou, mas não o sofrimento humano e o dano psicológico. (p. 86)
- Embora suas ferramentas sejam cavalheirescas, seus instintos são tão selvagens quanto os de um bárbaro criminoso das ruas. (p. 83)

Além de fraudar instituições financeiras, Grambling usou o escritório de uma empresa de contabilidade de prestígio para forjar declarações financeiras que lhe permitiram obter os empréstimos. Ao mesmo tempo, iludiu um dos membros dessa empresa, um consultor filantrópico, e um colega dele, convencendo-os a ajudá-lo a criar um fundo fraudulento de assistência ao idoso. Para esses dois homens, disse Rosner, "Grambling é simplesmente o trapaceiro mais polido que conheceram".[7]

> Pessoas encantadoras vivem no limite das expectativas de seu encanto e comportam-se tão abusivamente quanto o mundo lhes permite.
>
> Logan Pearsall Smith, *Afterthoughts* (p. 3)

Os crimes de Grambling não se limitaram a instituições financeiras sem rosto. Ele falsificou, por exemplo, o formulário de imposto de renda da cunhada e persuadiu-a a assinar uma promissória no valor de 4,5 milhões de dólares. Depois pegou o dinheiro e deixou a ela a responsabilidade da dívida. Mais tarde, foi preso e a cunhada disse que ninguém podia imaginar "o alívio que senti quando soube que ele estava atrás das grades. As pessoas simples que ele prejudicou... Deus, agora ele não vai poder prejudicar mais ninguém".[8]

O sogro escreveu que Grambling estava arrependido dos erros do passado e comentou sobre a terapia que o genro estava fazendo, com "100% de reabilitação", e os planos para reparar seus pecados, "tudo isso enquanto *ele preparava o caminho para limpar outro banco*".[9] Em liberdade, Grambling cometeu outras fraudes (ele próprio confessou isso), envolvendo-se em uma "onda de crimes de uma costa à outra".[10] Suas expressões de remorso não correspondiam à sua conduta. E o que ele tinha a dizer sobre tudo isso? Bastante coisa, como se revelou depois. Alguns de seus comentários são reveladores e merecem ser apresentados aqui como exemplo de uma característica geralmente encontrada em psicopatas: distorções simplórias da realidade inclusive quando eles *sabem* que os outros estão cientes dos fatos. Estes comentários foram retirados de uma carta enviada ao tribunal na tentativa de obter uma sentença prisional mais leve e das atas da audiência de julgamento:

- Com meu treinamento em finanças, eu me transformei em um arquiteto financeiro. Sou um edificador. Não sou um "trapaceiro", nem um "artista da fraude" profissional.[11]
- Eu nunca tive problema com a justiça em nenhum dos meus empregos antes de 1983, na área de finanças ou em outro campo.[12]
- Sou uma pessoa muito sensível.[13]

As declarações de Grambling, e ele sabia muito bem disso, não correspondiam aos fatos colocados à disposição do juiz. Na verdade, ele era *sim* um "artista da fraude", ele tivera *sim* problemas com a justiça antes de 1983 e, de acordo com todos os relatos, ele *não* era uma "pessoa sensível" no sentido usual do termo. Suas fraudes e dificuldades prévias com a justiça estão bem documentadas. Como universitário, no começo da década de 1970, desviara milhares de dólares da associação de estudantes de que participava. Para evitar um escândalo, a associação aceitou um cheque do pai de Grambling e não o denunciou.

Em seu primeiro emprego, em um grande banco de investimentos, seu chefe o avaliou como um "profissional incompetente" e o "encorajou" a se demitir.[14] Em um trabalho subsequente no ramo financeiro, ele mentia sobre o próprio cargo e enganava a empresa. Deram a Grambling a chance de deixar o emprego e então ele montou um negócio próprio como falsificador e ladrão.[15]

Quanto aos sentimentos, Rosner disse que a esposa de Grambling "temia pelos filhos. Ele sempre fora péssimo pai, não demonstrava emoções e nunca estava disponível. Mentiu para os filhos sobre os próprios crimes, do mesmo modo como mentia para qualquer outra pessoa. E mentiu também para a esposa a respeito de tantas coisas que nem é possível enumerá-las"[16] (p. 362). Mais adiante, acrescenta: "Ela nunca conheceu realmente o marido: 'É como se eu tivesse ido para a cama com um escoteiro e tivesse acordado com Jack, o estripador'. Fora tão enganada quanto qualquer outro. Ela dizia que queria até ter sido só estuprada. Teria sido mais fácil... Um amigo, tentando demonstrar compaixão, disse que não conseguia entender por que a sentença de Grambling havia sido tão pesada 'apenas por um crime de colarinho branco'. Ela teve vontade de arrancar-lhe a garganta fora. 'O apenas um crime de colarinho branco é algo com que convivo todos os dias'" (p. 390). Rosner e seus colegas concluíram, com base em um extenso relato sobre as relações familiares de Grambling, que nunca tinham "visto uma descrição mais abrangente da mente do criminoso de colarinho branco: a busca incansável do acúmulo de riquezas; o uso de outras pessoas para alcançar esse objetivo; a renúncia a qualquer ligação emocional ou humana a não ser o amor-próprio" (p. 361).

A capacidade de Grambling de racionalizar o próprio comportamento é uma atitude típica dos psicopatas em relação a suas vítimas. Além do desejo de ser "amado por todos", da visão eufemística de si próprio como um "arquiteto financeiro" e do "medo de ser desprestigiado", ele considerava os próprios crimes como respostas lógicas a frustração e pressão ou como um erro provocado mais pela vítima do que por ele próprio. "Na mente de Grambling, todos os que são estúpidos o bastante para acreditar ou confiar nele merecem as consequências", disse Rosner.[17]

MERCADORES DA CONFIANÇA ALHEIA

Grambling foi capaz de usar o próprio charme, habilidades sociais e relações familiares para conquistar a confiança de outras pessoas. Ele contou com a expectativa comum de que certas classes de pessoas provavelmente são confiáveis por causa de suas credenciais sociais ou profissionais. Advogados, médicos, professores, políticos, consultores, etc., por exemplo, geralmente não precisam se empenhar para conquistar nossa confiança: parecem confiáveis em virtude de sua posição profissional. Nosso sinal de alerta pode ser disparado quando lidamos com um vendedor de carros usados ou com um funcionário de *telemarketing*, mas costumamos confiar nossas posses e bem-estar cegamente a um advogado, médico ou consultor de investimentos. Na maioria dos casos, nossa confiança não é traída, mas o simples fato de estarmos tão predispostos a confiar nos outros nos torna presa fácil de qualquer tubarão oportunista que cruze nosso caminho. Os mais perigosos de todos – as "mandíbulas" dos mercadores da confiança alheia – são os psicopatas. Depois de conquistar nossa confiança, eles a traem com surpreendente frieza.

Um de nossos sujeitos (vou chamá-lo de Brad), advogado de 40 anos, com alta pontuação na *Psychopathy Checklist* (Avaliação de Psicopatia), é um bom exemplo do modo como o psicopata usa a própria posição profissional para satisfazer suas necessidades do modo mais egoísta. Brad veio de uma família com carreiras respeitáveis; sua irmã mais nova é advogada, mas ele está cumprindo quatro anos de pena por fraude e quebra de confiança envolvendo milhões de dólares. Brad tirou dinheiro das contas de custódia de vários clientes e forjou retiradas das contas bancárias da própria irmã e dos pais. Disse que apenas pegara dinheiro emprestado para cobrir uma onda desastrosa de má sorte no mercado de ações e que pretendia "devolver cada centavo, com juros". Na verdade, todos já sabiam que ele gostava de levar uma vida fácil. Casara três vezes, tinha um Porsche, morava em um condomínio caro, usava cocaína e fazia enormes dívidas de jogo com agenciadores de apostas. Cuidava sempre de apagar os próprios rastros, mas, no final, alguma coisa vinha à tona.

Os problemas de Brad não eram novos. Na adolescência, seus pais com frequência pagavam fiança para tirá-lo de encrencas, a maioria por pequenas infrações, como vandalismo e brigas, mas também por tentativa de estupro de uma prima de 12 anos de idade e por penhora de uma joia de sua mãe que estava na família há várias gerações. A escola não havia sido problema para ele. Segundo o próprio Brad: "Eu era tão brilhante que passava sem estudar muito. As minhas turmas eram bem grandes e, às vezes, eu pedia a alguém para fazer as provas por mim". Na faculdade de Direito, ele foi pego com drogas, mas conseguiu evitar os tribunais, afirmando que pertenciam a outra pessoa.

Depois de passar 18 meses preso por sua última infração, Brad obteve liberdade condicional. Entretanto, passados dois meses, foi detido por tentativa de sair do país, dirigindo o carro da mãe (que pegara sem autorização), e a condicional foi revogada.

Em nossas entrevistas, ele produzia uma impressão agradável e convincente. Quanto às vítimas, dizia que, na verdade, ninguém fora realmente prejudicado: "A organização Law Society tem um fundo especial para cobrir esse tipo de coisa. Eu paguei um bom preço por tudo ficando atrás das grades". O fato é que seus colegas de trabalho e sua família sofreram grandes perdas por causa de suas ações.

Dada sua personalidade, não causa surpresa que os psicopatas sejam bons impostores. Eles não hesitam em forjar e usar descaradamente credenciais impressionantes, adotando papéis profissionais camaleônicos, que lhes dão prestígio e poder. Quando as coisas começam a ruir, e isso geralmente acontece, eles só fazem a mala e seguem adiante.

Na maioria dos casos, os psicopatas escolhem profissões em que é fácil forjar as habilidades necessárias e aprender o jargão da área, e cujas credenciais dificilmente serão verificadas a fundo. Melhor ainda quando a profissão também valoriza muito a habilidade de persuadir ou de manipular as outras pessoas. Sendo assim, os psicopatas acham fácil posar de consultores financeiros, ministros, conselheiros e psicólogos. Mas, em algumas outras profissões que costumam adotar, é mais difícil ser bem-sucedido.

Há psicopatas que, às vezes, fingem ser médicos e, assim, têm o poder de diagnosticar doenças, prescrever medicamentos e até realizar cirurgias. O fato de, com frequência, colocarem em risco a saúde ou a vida dos pacientes não os incomoda nem um pouco. Dez anos atrás, em Vancouver, um homem posou de cirurgião ortopédico. Durante quase um ano, realizou operações, a maioria simples, mas algumas complicadas. Levava uma vida de esbanjamento e de alto nível, participava ativamente de eventos sociais e beneficentes. Quando começaram a questionar suas relações sexuais com pacientes, seus procedimentos médicos e várias cirurgias malfeitas, ele simplesmente desapareceu, deixando para trás uma comunidade médica constrangida e uma série de pacientes com danos físicos e emocionais. Alguns anos mais tarde, apareceu na Inglaterra, onde foi detido e preso por se fingir de psiquiatra. Durante o julgamento, foi revelado que, em diversas ocasiões, ele havia assumido as profissões de assistente social, policial, agente alfandegário disfarçado e psicólogo especializado em problemas matrimoniais. Quando lhe perguntaram como conseguira se meter em tantos papéis diferentes, respondeu: "Eu leio muito". A sentença foi curta. Pode ser que ele esteja agora na comunidade de algum de nós.

DE OLHO NOS VULNERÁVEIS

A ideia de que um psicopata pode realmente pendurar na porta uma tabuleta de advogado ou de consultor de investimentos não é nada reconfortante. Porém, ainda mais perturbadoras são as violações de poder e de confiança friamente calculadas, cometidas por um pequeno grupo de profissionais – médicos, psiquiatras, psicólogos, professores, consultores, profissionais que trabalham com crianças – cuja tarefa seria justamente ajudar os vulneráveis. Em *The Mask of Sanity* (A máscara da sanidade), por exemplo, Hervey Cleckley descreveu vividamente dois psicopatas, um médico e um psiquiatra. Ele observou que a verdadeira diferença entre estes e os psicopatas que acabam na prisão ou em hospitais psiquiátricos estava no fato de que os primeiros conseguiam manter uma melhor e mais consistente aparência de normalidade. No entanto, sua máscara de respeitabilidade é tênue e desconfortável e cai com facilidade, o que, em geral, deixa os desafortunados pacientes completamente pasmos. O mais comum é o terapeuta frio, que usa a própria posição para tirar vantagem sexual dos pacientes, que então se sentem desnorteados e traídos. E, quando reclamam, as vítimas às vezes ficam ainda mais traumatizadas pela lógica do sistema, pronto a acreditar no terapeuta: "Meu paciente é uma pessoa perturbada, sedenta por afeição e propensa à fantasia".

Das situações em que o psicopata se aproveita da confiança de outra pessoa para atender às próprias necessidades, a mais assustadora é aquela que envolve o mais vulnerável dos integrantes da sociedade. O número de abusos sexuais de crianças cometidos por pais, outros parentes, profissionais que cuidam de crianças, sacerdotes e professores é realmente estarrecedor. Desses infratores, os mais apavorantes são os psicopatas que não pensam duas vezes antes de provocar danos físicos e emocionais devastadores em crianças deixadas aos seus cuidados. Diferentemente de outros abusadores, que, às vezes, também sofreram abuso na infância, são psicologicamente perturbados e costumam experimentar angústia relacionada ao que estão fazendo, os perpetradores psicopatas não se comovem – "Eu só peguei o que estava à mão", disse um dos sujeitos de nossa pesquisa, condenado por atacar sexualmente a filha de sua namorada, então com 8 anos de idade.

Meses atrás, recebi o telefonema de uma psiquiatra que mora em um estado do oeste norte-americano. Ela comentou que várias agências privadas contratadas pelo Estado para tratar adolescentes perturbados e delinquentes estavam sendo processados por abusar dos clientes, quando, na verdade, deveriam cuidar deles. Sua experiência com essas agências a levou a suspeitar de que muitos dos funcionários infratores eram psicopatas que usavam sua posição de poder e confiança intencionalmente para cometer abusos sexuais contra seus pacientes. Ela propôs o uso da *Psychopathy Checklist* para avaliar o pessoal das agências privadas participantes de concorrências públicas nas áreas de custódia e tratamento.

TENDÊNCIA NATURAL

Obviamente não há poucos psicopatas condenados capazes de convencer outras pessoas a agirem por eles, em geral para obter dinheiro, prestígio, poder ou, quando presos, liberdade. Em certo sentido, é difícil imaginar como poderia ser de outro modo, pois sua personalidade implica uma tendência "natural" a agir assim. Adicione a isso as chaves que abrem todas as portas – boa aparência e o talento de engambelar os outros – e temos uma potente receita para uma vida de fraudes e ardis, como comprova o exemplo de Brad.

O trabalho desses indivíduos fica ainda mais fácil diante de muitas pessoas surpreendentemente crédulas, que acreditam piamente na bondade inerente a cada ser humano.

Um artigo de jornal publicado há pouco tempo tinha o título: "A MAIS NOVA MANOBRA DO ARTISTA DA MENTIRA – DIZER A VERDADE".[18] Esse artigo descrevia as façanhas de um cidadão que fora escolhido Homem do Ano, presidente da Câmara de Comércio (deixou para trás o *serial killer* John Wayne Gacy, cuja candidatura para a presidência da Jaycee foi abandonada por causa de sua primeira condenação de assassinato) e membro do Comitê Executivo Republicano na cidadezinha onde residia há 10 anos. Promovendo-se como doutor em Psicologia pela Berkeley, esse homem decidiu concorrer a uma cadeira no conselho escolar local. "Eles pagam 18 mil dólares", disse mais tarde. "Então pensei que podia acumular esse salário mais a comissão do município, que é de 30 mil dólares. E depois, talvez, chegasse a representante do Estado."

Um repórter local resolveu verificar as credenciais desse homem a partir das informações que ele fornecera. Exceto o local e a data de nascimento, todos os outros dados eram fictícios. ("Misture sempre um pouco de verdade", ele disse ao repórter, dando um conselho sem cobrar nada.) Além de ser um completo impostor, como descobriu o repórter, o homem tinha um longo histórico de comportamento antissocial, fraude e simulação de características pessoais, e seu único contato com a universidade consistia em ter feito cursos de extensão enquanto cumpria a sentença na penitenciária federal de Leavenworth. "O homem trapaceiro fora antes um garoto trapaceiro. Na infância, era do tipo capaz de roubar um uniforme dos escoteiros para pedir carona. E então diria às pessoas que tinha pegado a estrada para ganhar uma medalha de honra ao mérito. Mais tarde, entrou para o exército, mas desertou três semanas depois. Na sequência, desempenhou o papel de aviador na Royal Air Force. Convenceu as pessoas de que era um herói. Por duas décadas, vagou pela América, sempre se superando na arte da trapaça. Durante esse período, teve três mulheres, três divórcios e quatro filhos. Até o dia de hoje ele não sabia o que tinha acontecido com eles."

Quando o encontraram, o homem estava tranquilo; disse ter certeza de que, se fosse descoberto, "aquelas pessoas crédulas ficariam do meu lado. Os bons mentirosos sabem analisar os outros", acrescentou. É provável que essa afirmação contivesse mais verdade do que qualquer outra coisa jamais pronunciada por ele. Seu único constrangimento foi ter sido encontrado por um repórter local. Ainda assim, fez questão de desconsiderar o êxito investigativo do rapaz, sacando o seguinte comentário: "Eu tenho um bom álibi".

Nesse aspecto, o mais notável, embora não seja incomum, é que a comunidade local enganada por ele correu logo em sua defesa em vez de repudiar aquele ultrajante programa de fraude. E não ofereceram apenas apoio simbólico. "Eu calculo que [sua] sinceridade, integridade e devotamento ao dever encontram-se lado a lado com as do presidente Abraham Lincoln", escreveu o chefe do Partido Republicano. Presume-se que ele fora levado mais pelas palavras do impostor do que por suas ações. Como disse um comentarista: "Não há crime mais humilhante na agenda norte-americana do cinismo do que fazer papel de bobo".[19]

É claro que tudo isso torna a vida mais fácil para o artista da enganação e da fraude. Nosso impostor viu as portas se abrirem imediatamente para ele e começou a fazer novos planos, dessa vez de entrar para a arena política. "O reconhecimento do nome é tão importante para um político, e agora tanta gente sabe o meu nome", disse. "Eu posso levar isso adiante durante anos." A maioria de nós ficaria devastada e humilhada pela exposição pública como mentiroso e trapaceiro, mas o psicopata não. Ele ainda é capaz de olhar nos olhos dos membros da comunidade e de fazer promessas fervorosas, dando sua "palavra de honra".

> Um desses casos aconteceu desconfortavelmente comigo. Eu fui convidado a falar sobre minha pesquisa a respeito dos psicopatas em uma conferência sobre crimes, na Califórnia. Os honorários seriam de 500 dólares mais as despesas. Seis meses após a conferência, como o pagamento ainda não tinha ocorrido, comecei a procurar informações e descobri que o organizador fora preso em uma reunião governamental, em Washington,

e respondia a várias acusações de fraude, falsificação e roubo. Revelaram que ele tinha uma longa ficha criminal, já havia sido diagnosticado por diversos psiquiatras como "psicopata clássico" e forjara documentos e cartas de referência para conseguir emprego. Nem preciso dizer que não fui só eu que ficou sem pagamento. Para completar, logo depois da minha palestra, ele tinha me enviado a cópia completa, com comentários editoriais, de um artigo sobre o diagnóstico da psicopatia. Após ser preso, ele conseguiu liberdade condicional e, desde então, desapareceu.

Ironicamente, eu tinha passado certo tempo com aquele homem, em um almoço oferecido logo após minha palestra e em um bar, mais tarde. E não detectei nada de incomum ou suspeito nele; minha antena não sintonizou nada. Será que eu teria emprestado algum dinheiro a ele? Possivelmente. Eu me lembro de ter insistido em pagar a conta no bar. Ele não estava usando uma sineta no pescoço!

PSICOPATAS SUBCRIMINOSOS

Muitos psicopatas terminam em prisões ou em alguma casa de correção de tempos em tempos. O padrão característico é a vida inteira em um vaivém de um trabalho ou outro à prisão e depois de volta às ruas, de entradas e saídas da prisão, às vezes de passagens rápidas por instituições para doentes mentais, onde os funcionários logo percebem que têm em mãos um paciente pronto a causar problemas e prejudicar a rotina da organização. O efeito total do caso típico lembra uma bola de pingue-pongue fora de controle.

Entretanto, muitos psicopatas nunca vão para a prisão nem para alguma outra instituição. Eles parecem funcionar razoavelmente bem, são advogados, médicos, psiquiatras, acadêmicos, mercenários, policiais, líderes religiosos, militares, empresários, escritores, artistas, etc., e não infringem a lei ou, pelo menos, não são descobertos nem condenados. Esses indivíduos são tão egocêntricos, frios e manipuladores quanto o psicopata criminoso típico; porém, sua inteligência, formação familiar, habilidades sociais e circunstâncias de vida permitem que construam uma fachada de normalidade e que consigam o que querem com relativa impunidade.

Alguns comentaristas os chamam de "psicopatas bem-sucedidos". Outros argumentam que indivíduos desse tipo beneficiam a sociedade, pois são capazes de ignorar suas regras. O argumento baseia-se em que os psicopatas "intelectuais" conseguem transcender os limites do pensamento convencional, fornecendo uma centelha criativa às artes, ao teatro, ao *design*, etc. Ainda que essa argumentação tenha méritos, eles são completamente anulados, no meu ponto de vista, pelos corações partidos, carreiras destruídas, pessoas exauridas, deixadas pela trilha ziguezagueante que percorrem na sociedade, levados pela necessidade desapiedada de "se expressar".

Em vez de me referir a esses psicopatas como bem-sucedidos, afinal seu sucesso com frequência é ilusório e sempre surge à custa de alguém, prefiro chamá-los de *subcriminosos*. Sua conduta, embora não seja ilegal tecnicamente, em geral viola padrões éticos convencionais; eles sempre circulam à sombra da lei. Ao contrário das pessoas que adotam uma estratégia implacável, voraz e aparentemente inescrupulosa nos negócios, mas que demonstram honestidade e empatia em outras áreas de suas vidas, os psicopatas subcriminosos exibem praticamente os mesmos comportamentos e atitudes em *todas* as áreas de suas vidas. Se mentem e enganam no trabalho – e conseguem se safar ou, às vezes, até são admirados por isso –, mentem e enganam também em outras áreas da vida.

> Dois empresários estão andando pela rua, cada um com sua pasta. "Nós estamos falidos só *moralmente*", diz um deles. "Graças a Deus", replica o outro.
>
> De uma tirinha de Bill Lee no *Omni*, março de 1991, p. 84

Tenho certeza de que, se as famílias e os amigos desses indivíduos estivessem dispostos a discutir suas experiências sem medo de retaliação, nós poderíamos revelar um ninho de ratos de abuso emocional, flertes, falsidade e comportamentos de baixo nível em geral. Esses ninhos de rato às vezes vêm a público de modo dramático. Pense nos vários casos famosos em que "um pilar da sociedade" cometeu algum crime grave, digamos, assassinato ou estupro, e, no decorrer das investigações, a polícia e os meios de comunicação acabaram revelando o lado negro do infrator. Muitos desses casos estão vivamente retratados em livros e filmes, e o público, trêmulo e chocado, se pergunta: "O que aconteceu de errado?", "Por que eles fizeram isso?".

Em muitos casos, podemos dizer que o "erro" do acusado não aconteceu de repente. Os indivíduos que frequentam a sombra da lei estão sempre correndo o risco de escorregar e serem descobertos.

Nesses casos, o crime é simplesmente consequência natural de uma estrutura de personalidade desviada sempre presente, mas que, por um golpe de sorte, habilidades sociais, álibis, famílias temerosas ou amigos e colegas que se recusam convenientemente a enxergar o que está acontecendo, fica fora do raio de atenção da justiça e só se revela quando o ato criminoso é descoberto.

Pense, por exemplo, em John Gacy (*Buried Dreams*), Jeffrey Mac-Donald (*Fatal Vision*), Ted Bundy (*The Stranger Beside Me*), Diane Downs (*Small Sacrifices*), Kevin Coe (*Son*), Angelo Buono e Kenneth Bianchi (*Two of a Kind: The Hillside Stranglers*), David Brown (*Love, Lies and Murder*), e Kenneth Taylor (*In the Name of the Child*), para citar apenas alguns dos casos mais excepcionais que foram descritos em livros e ganharam fama.

Atualmente, diagnosticamos a maioria dessas pessoas como psicopatas, mas o ponto crucial aqui é que o seu transtorno e comportamento não brotou do nada de repente. *Elas eram e serão as mesmas pessoas antes e depois de serem descobertas.* Elas são psicopatas agora e eram psicopatas antes.

Essa ideia é perturbadora, pois sugere que os casos expostos à opinião pública são apenas a ponta de um *iceberg* muito grande.

A parte oculta desse *iceberg* pode ser encontrada praticamente em qualquer parte, no trabalho, em casa, nas diversas profissões, no exército, nas artes, na indústria do entretenimento, nos meios de comunicação, na academia e no mundo do colarinho branco. Diariamente, milhões de homens, mulheres e crianças passam por momentos de terror, ansiedade, dor e humilhação nas mãos dos psicopatas existentes em suas vidas.

É trágico como essas vítimas, com frequência, não conseguem fazer os outros entenderem o que elas estão passando. Os psicopatas são especialistas na arte de provocar uma boa impressão de acordo com sua conveniência e costumam pintar as vítimas como os verdadeiros vilões. Uma mulher, terceira esposa de um professor de 40 anos de idade, disse-me recentemente: "Durante cinco anos, ele me traiu, me apavorou, falsificou cheques da minha conta bancária. Mas todo mundo, inclusive meu médico, meu advogado e meus amigos, colocavam a culpa em *mim*. Ele conseguiu convencer a todos de que era um homem bom e honesto e de que eu estava ficando louca. Fez isso tão bem que eu mesma cheguei a acreditar. Mesmo depois que ele limpou a minha conta no banco e fugiu com uma aluna de 17 anos de idade, muita gente não conseguia acreditar; alguns queriam saber o que *eu* tinha feito para que ele agisse de modo tão estranho".

> Na edição de primeiro de abril de 1990 do *The New York Times*, Daniel Goleman escreveu sobre o trabalho de Robert Hogan a respeito de gerentes e executivos que manifestam o "lado negro do carisma". Hogan, psicólogo do Tulsa Institute of Behavioral Sciences (Instituto de Ciências Comportamentais de Tulsa), descreveu "os gerentes imperfeitos, cuja imagem resplandecente mascara um lado negro destrutivo" e que "agem como se as regras normais não se aplicassem a eles. Galgam rapidamente a escada da corporação; são excelentes em se autopromover", disse ele. "Eles têm realmente um desempenho encantador, mas é um charme de cobra, como J. R. Ewing em *Dallas*." Referindo-se ao trabalho do psicólogo Harry Levinson sobre o narcisismo saudável e doentio em gerentes, Hogan observou que os narcisistas doentes têm mania de grandeza, a certeza de estão sempre com a razão e um desdém pelos subordinados. "São muito bons na arte de cair nas graças dos superiores e de brutalizar os juniores", teria dito.

O PSICOPATA CORPORATIVO

Este estudo de caso foi gentilmente fornecido por Paul Babiak, psicólogo de Nova York especializado no setor empresarial e industrial.

Dave tem uns 35 anos de idade. Fez a graduação em uma faculdade pública, está no terceiro casamento e tem três filhos. Seu chefe chamou a atenção de Babiak para esse "empregado problema" durante um estudo corporativo de uma grande empresa do Colorado. O funcionário passara muito bem nas entrevistas, por isso o chefe ficara surpreso quando as coisas começaram a dar errado.

Ele descobriu que o primeiro relatório de peso feito por Dave incluía grande quantidade de material plagiado. Questionado, o funcionário desconsiderou o problema, comentando que achava uma perda de tempo e de talento ter de "reinventar a roda". Com frequência, Dave "esquecia" de trabalhar em certos projetos desinteressantes e, pelo menos uma vez, enviou um memorando ao chefe, dizendo que não estava disposto a assumir compromissos adicionais.

Babiak conversou com outros empregados do departamento e começou a perceber que Dave era a fonte da maior parte dos conflitos no setor. Os colegas de trabalho deram-lhe vários exemplos do comportamento desagregador de Dave. Contaram-lhe, por exemplo, que, logo depois de entrar no departamento, Dave tivera uma discussão acalorada com a secretária do chefe, depois entrara tempestuosamente na sala dele e exigira que a funcionária fosse demitida porque se recusara a trabalhar sábado (sem nenhum aviso prévio). A versão *dela* era completamente diferente: Dave fora rude e intransigente e ficara com raiva porque ela não tinha largado tudo o que estava fazendo para atendê-lo. Geralmente Dave não se preparava para as reuniões, sempre chegava atrasado. Quando aparecia, fazia um longo discurso. Certa vez, o patrão pediu que ele controlasse os próprios impulsos. Dave respondeu que, em sua opinião, beligerância e agressividade eram forças necessárias e todo mundo precisava delas para subir na vida. O chefe comentou que ele parecia não aprender com o *feedback* recebido, nunca aceitava o fato de ter feito algo errado, sempre agia com surpresa quando recebia o *feedback* e respondia que nunca alguém havia falado que ele fizera coisas erradas antes.

As descrições fornecidas por seus colegas eram consistentes. Eles o consideravam rude, egoísta, imaturo, autocentrado, indigno de confiança e irresponsável. Praticamente todos relataram que, no início, tinham gostado dele, mas, com o passar do tempo, haviam perdido a confiança nele; além disso, sabiam que as histórias que usava para conseguir o apoio dos demais eram falsas. Ainda assim, iam levando porque não queriam desmascará-lo. Alguns funcionários que disseram ter percebido o "jogo dele" afirmavam que praticamente tudo o que ele dizia era mentira e que não podiam acreditar em suas promessas.

Durante a conversa com Babiak, Dave descreveu a si mesmo como alguém que trabalha duro, tem forte liderança, é um "formador de equipe", honesto, inteligente, o cara verdadeiramente responsável pelo funcionamento da seção. Na verdade, sugeriu que o chefe deveria deixar a empresa para que ele ocupasse o seu lugar. (O chefe disse que Dave tinha dado a mesma sugestão a ele diretamente.) Dave comentou também que o seu *verdadeiro* chefe era o presidente da empresa. Ele se apresentava como alguém que tem grande apreço pela própria personalidade, mas não está muito preocupado com o modo como os outros o veem. Suas atitudes e a escolha das palavras deixavam a impressão de que, para ele, as pessoas eram meros objetos.

Quando as credenciais de Dave foram conferidas, surgiram várias discrepâncias. Por exemplo, seu principal campo de estudo no currículo era um e, no formulário de inscrição, outro. Em um terceiro documento, uma carta, ele tinha anotado um terceiro campo de estudo. Babiak chamou a atenção do chefe de Dave para esse ponto (que o chefe não notara antes) e enviou um memorando ao funcionário, pedindo explicações. Dave riscou o curso errado, anotou uma quarta variante (!) e enviou o memorando do chefe de volta. Questionado, assumiu uma postura provocadora, depois desconsiderou a questão, comentando que não há nada de errado em indicar áreas de estudo diferentes para propósitos diferentes, pois ele tinha feito graduações em todos os campos mencionados.

De posse dos indícios de incorreção da parte de Dave, o chefe foi se queixar ao superior, mas, quando chegou lá, soube que o próprio funcionário já havia ido reclamar dele. Depois de ouvir o "outro lado" de uma série de histórias, o executivo sugeriu que testassem a integridade de Dave. Eles combinaram que certas informações seriam fornecidas a Dave por seu chefe direto no dia seguinte de manhã. A reunião aconteceu como planejado. Na sequência, Dave foi chamado pelo superior para uma conversa particular. Ele então retransmitiu as "informações", porém completamente distorcidas. Assim o executivo se convenceu de que Dave era um mentiroso e estava tentando queimar o chefe. Entretanto, de modo surpreendente, vários membros da administração barraram uma ação subsequente contra ele.

O que mais despertou o interesse de Babiak nesse caso foi o fato de que, enquanto os funcionários mais próximos estavam convencidos das manipulações, irresponsabilidade e falta de integridade de Dave, aqueles que chefiavam a organização tinham sido convencidos – por Dave – de seu talento e potencial administrativo. Apesar dos claros indícios de desonestidade, ainda "se encantavam" com ele.

Seu comportamento extravagante e alucinado era aceito como parte de uma inclinação criativa, quase artística; sua agressividade e maledicência eram vistas por aquelas pessoas como "ambição". A habilidade de Dave em manipular as visões discrepantes desses dois grupos de pessoas levou Babiak a fazer uma avaliação mais sistemática de sua personalidade.

Como esperado, Dave teve elevada pontuação na *Psychopathy Checklist*. Sua personalidade e seu comportamento o distinguiam do "funcionário problema" geralmente visto nas organizações.

Na verdade, Dave fora bastante bem-sucedido, do ponto de vista corporativo; ele conseguira duas promoções em dois anos, teve aumentos de salário regulares (apesar da avaliação de desempenho negativa feita pelo chefe) e foi incluído no plano de hierarquização da empresa como funcionário com alto potencial. Babiak também analisa Dave como bem-sucedido do ponto de vista psicológico, isso por causa de sua habilidade para manipular os membros do alto escalão da empresa, fazendo-os acreditar em sua visão das coisas por mais de dois anos. Isso é especialmente notável quando lembramos que os colegas, os subordinados e o supervisor direto tinham visto a manifestação de comportamentos e traços de personalidade que os pesquisadores normalmente atribuem a psicopatas.

SOLO FÉRTIL

Não há escassez de oportunidades para os psicopatas de colarinho branco que sonham alto. As páginas de economia de qualquer grande jornal sempre contêm relatos de investigações sobre esquemas financeiros e contratos obscuros, maquinados e operados por artistas da trapaça e mestres da fraude. Esses relatos cobrem apenas um pequeno número das milhares de oportunidades lucrativas à disposição dos psicopatas "de boa lábia", com cabeça para números e com habilidades sociais para se movimentar facilmente em círculos financeiros. Para esses indivíduos, o potencial de obtenção de lucro é enorme e as regras são flexíveis; além disso, os cães de guarda são tão distraídos, que os infratores chegam a se sentir no paraíso. Alguns poucos exemplos recentes, um modesto e os outros nem tanto, ilustram a abrangência das brechas que estão à disposição dos psicopatas empresariais e com certeza são usadas por eles:

- Um artigo na Forbes, intitulado CAPITAL DA FRAUDE MUNDIAL, descrevia a Bolsa de Valores de Vancouver como "infestada de corretores desonestos, filhos de corretores desonestos e filhos de amigos de corretores desonestos". Os jornais locais relatam continuamente uma litania de fraudes, golpes, promoções falsas de ações, práticas comerciais fraudulentas e altas ostensivas destinadas a impulsionar os preços das ações na bolsa. As penalidades, quando aplicadas, com frequência são risíveis e, com certeza, pouco fazem para refrear os esquemas agressivos e vorazes.
- No final dos anos de 1980, explodiu a panela de pressão de bens acumulados em uma década de investimentos viciados, falsas promessas, práticas de negócios fraudulentas e ganância voraz no setor de poupança e empréstimos nos Estados Unidos, cujas restrições e controle tinham sido abolidos pelo presidente Reagan no começo da década. Sem a pressão para cumprir as regras sob rigorosa supervisão governamental, parte do pessoal das agências de poupança e investimentos começou a tomar certas liberdades em relação ao dinheiro dos depositantes, o que levou, em uma avalanche de débitos formada gradualmente, a um desastre financeiro

sem precedentes. Enquanto eu escrevia este livro, o custo estimado da crise do setor de poupança e empréstimos para o contribuinte chegava a 1 trilhão de dólares, mais do que todo o gasto com a guerra do Vietnã.

- Por mais incrível que pareça, até o escândalo da poupança e empréstimos foi superado pela recente revelação de uma rede internacional de incrível ganância e corrupção. "Nada na história dos escândalos financeiros recentes pode ser comparado com a saga revelada no caso do Banco de Crédito e Comércio Internacional, o nocivo império de 20 bilhões de dólares, cujas agências foram fechadas por órgãos de controle de 62 países, em uma impressionante varredura global. Nunca antes um escândalo tinha envolvido tanto dinheiro, tantas nações e tantas pessoas proeminentes. Nesse caso, os superlativos esgotam-se bem depressa: este foi o maior empreendimento criminoso corporativo, a operação de lavagem de dinheiro e o supermercado financeiro mais disseminado de todos os tempos."[20]

> Durante a redação deste livro, a misteriosa morte do tsar do mercado editorial, Robert Maxwell, abriu uma enorme caixa de vermes. O império empresarial de Maxwell entrou em colapso em meio a acusações de que centenas de milhões de dólares tinham escoado ilegalmente. Esse caso é relevante aqui na qualidade de bom exemplo de como uma persona pública cuidadosamente construída pode ocultar uma realidade sombria e um coração de pedra.
> Embora muita gente soubesse que ele era um escroque e um charlatão, adepto do jogo de transferir dinheiro de uma empresa para outra, a maioria das pessoas que o conhecia, incluindo jornalistas, manteve-se em absoluto e notável silêncio. Maxwell tinha muito poder e conseguia intimidar seus críticos. Ele também se beneficiava da "ganância inescrupulosa" e de autoridades que fazem vista grossa para "escroques que ganham muito dinheiro e não são condenados". (Citações do artigo de Peter Jenkins "Capitão Bob revelado: um escroque e um silêncio conspirador", publicado no Independent News Service, em 7 de dezembro de 1991.)

ELES TÊM TODAS AS FERRAMENTAS

Não é difícil entender por que os psicopatas são atraídos para o crime de colarinho branco e se dão tão bem nesse nicho. Em primeiro lugar, há um monte de oportunidades rentáveis à mão. Como disse um dos sujeitos que entrevistamos, condenado por vender ações corporativas forjadas: "Eu não estaria na prisão se não houvesse tantos potes de biscoito implorando para que eu enfiasse a mão dentro deles". Seus potes de biscoito eram fundos de pensão, promoções de ações infladas, iniciativas de levantamento de fundos para caridade e esquemas de condomínios de uso compartilhado... e esses são apenas alguns dos muitos nichos bem abastecidos que permitem a ação de pessoas dessa espécie sem nenhum obstáculo.

Em segundo lugar, os psicopatas têm todas as ferramentas de que precisam para fraudar e enganar os outros: eles são convincentes, encantadores, seguros de si, hábeis em situações sociais, frios sob pressão, inteiramente implacáveis e não se intimidam com o risco de serem apanhados. Quando desmascarados, continuam a agir como se nada tivesse acontecido e, com frequência, deixam seus acusadores desnorteados e incertos a respeito de suas próprias posições.

Finalmente, o crime de colarinho branco é lucrativo, os riscos de os fraudadores serem descobertos são mínimos e as penalidades não costumam passar de triviais. Pense nos negociantes com acesso a informações privilegiadas, nos reis das ações de risco e nos tubarões do setor de empréstimos e poupança, cujas depredações financeiras foram tão espetacularmente recompensadas, mesmo depois que eles foram pegos. Em muitos casos, as regras do jogo da ganância e da fraude colocadas em prática em grande escala não são as mesmas aplicadas ao crime comum. Com frequência, os jogadores da ganância e da fraude formam uma rede livremente estruturada para proteger seus interesses mútuos: eles são da mesma classe social, frequentaram as mesmas escolas, pertencem aos mesmos clubes e podem até participar da definição das regras ainda no início do negócio. Um ladrão de banco pode pegar uma sentença de 20 anos de prisão, enquanto um advogado, um empresário ou um político que frauda o sistema público, roubando milhões de dólares, costuma receber uma pena leve ou provisória, em geral depois de um julgamento marcado por longas protelações, suspensões e manobras jurídicas obscuras. Nós condenamos e marginalizamos o ladrão de banco, mas pedimos ao fraudador que nos ajude a investir nosso dinheiro ou o convidamos a entrar para o nosso clube de tênis.

O advogado de um indivíduo (Sr. X) envolvido em escândalos recentes de revelação de informações privilegiadas veio me procurar em Vancouver, pedindo que eu o ajudasse a defender seu cliente, que fora "dedurado" por outro participante do esquema (o Sr. Y). O advogado propôs que eu

> usasse a *Psychopathy Checklist* para determinar se o dedo-duro era um psicopata. Depois de afirmar: "dinheiro não é problema", ele sugeriu que eu entrevistasse os amigos, parceiros de negócios, ex-colegas de faculdade e vizinhos do delator. Ele disse também que podia me instalar em uma casa de praia perto de onde o Sr. Y costumava ficar. Meu trabalho seria apenas obter informações suficientes para preencher a *Psychopathy Checklist* dele. Então eu perguntei por que achava que seria útil saber se o Sr. Y era psicopata. O advogado respondeu que isso podia ser crucial para o seu caso, pois todo mundo sabia que os psicopatas são enganadores e indignos de confiança e estão sempre prontos a salvar a própria pele a qualquer custo. Se dessem o diagnóstico de psicopata ao Sr. Y, o advogado poderia desmerecer seu testemunho e, assim, a chance de obter um acordo favorável ao seu cliente seria maior. Apesar de poder embolsar uma boa quantia, "dinheiro não é problema", eu recusei a oferta.

Infelizmente, muitas pessoas não consideram os crimes de colarinho branco como infrações graves, dirigidas diretamente contra as pessoas, como é o caso do assalto ou do estupro. No caso descrito no início deste capítulo, John Grambling usou o seguinte argumento para convencer o juiz que decidiria o seu caso:

> Eu passei dois meses na cadeia, passei pela experiência de dividir a cela com um pobre ignorante, um criminoso profissional, um usuário de drogas e contrabandista, um assassino. Eu cheguei ao fundo do poço em minhas emoções e autoestima quando tive de ficar ao lado desse elemento da sociedade, e ainda assim estou aqui e, por algum tipo de lógica, devo ser considerado alguém igual a ele. Eu posso dizer ao senhor sem hesitar, eu não sou igual a ele. Eu não pareço com ele, eu não falo como ele, o meu comportamento não é igual ao dele e nós não sentimos as mesmas coisas.[21]

O juiz do caso comentou que, embora discordasse de Grambling, "na prática há uma diferença entre um crime contra uma pessoa e um crime contra a propriedade, entre alguém que estupra ou que ameaça estuprar, ou então ameaça matar ou mutilar e alguém que pode causar estrago semelhante com uma caneta-tinteiro".[22] O promotor fez a seguinte observação: "As prisões federais para os ricos e privilegiados têm comida gostosa, pista de corrida, filmes recém-lançados e bibliotecas. As prisões federais para os ricos e privilegiados são uma vergonha nacional".[23]

O psicopata que tem uma queda pela boa vida capta muito bem essas mensagens.

8
Palavras que saem do bolso do colete

> Uma palavra não é a mesma quando usada por autores diferentes. Um a arranca das próprias entranhas, outro a tira facilmente do bolso da camisa.
>
> Charles Peguy, "The Honest People", no livro *Basic Verities* (1943), tradução para o inglês de Ann e Julian Green

Uma pergunta se repete como um refrão ao longo de todas as histórias contadas por vítimas de psicopatas: *"Como* é que eu fui tão estúpido? Como é que eu pude cair naquele monte de conversa fiada?".

E quando as próprias vítimas não se fazem essa pergunta, alguma outra pessoa com certeza o faz. "Mas por que diabos você deixou as coisas chegarem a esse ponto?" A resposta típica é: "Você precisava ver. Aquilo tudo parecia razoável, plausível naquele momento". O que a vítima quer dizer, e em grande parte faz sentido, é que se *estivéssemos* lá, nós também seríamos levados pela correnteza.

Algumas pessoas simplesmente são muito crédulas e ingênuas por conta própria; são alvos fáceis para qualquer enrolador que apareça. Mas e o resto de nós? O triste nessa história é que nós todos somos vulneráveis. Poucos são capazes de fazer julgamentos tão sofisticados e perspicazes da natureza humana a ponto de nunca acreditar nas maquinações de um psicopata hábil e determinado. Nem mesmo nós, que estudamos a psicopatia, estamos imunes. Como mencionei nos capítulos anteriores, meus alunos e eu às vezes somos enganados, mesmo quando sabemos que estamos lidando com um provável psicopata.

É claro que a mentira e a manipulação patológicas não são exclusividade de psicopatas. O que torna os psicopatas diferentes dos outros é a incrível facilidade com que mentem, o alcance de sua fraude e a frieza com que colocam seus planos em prática.

No entanto, há algo mais, igualmente intrigante, no discurso dos psicopatas: eles costumam usar declarações contraditórias e logicamente inconsistentes que, em geral, passam despercebidas. Pesquisas recentes sobre a linguagem dos psicopatas fornecem algumas pistas importantes para a solução desse quebra-cabeça e também servem para explicar sua fantástica habilidade de manipular palavras – e pessoas – com tanta facilidade. Inicialmente vejamos alguns exemplos que ilustram esse ponto. Os três primeiros são de infratores que tiveram alta pontuação na *Psychopathy Checklist* (Avaliação de Psicopatia).

- Perguntaram a um homem que estava cumprindo pena por assalto se ele havia cometido uma infração violenta. Ele respondeu: "Não, mas uma vez eu tive de matar uma pessoa".
- Uma mulher, com uma ficha surpreendente de fraudes, trapaças, mentiras e promessas quebradas, escreveu, no final de uma carta à comissão responsável pela avaliação da liberdade condicional: "Eu decepcionei muita gente... A pessoa pode ser julgada por sua reputação e nome. A minha palavra vale tanto quanto ouro".
- Um homem que cumpria sentença por assalto à mão armada replicou às afirmações de uma testemunha: "Ele está mentindo. Eu não estava lá. Eu devia ter explodido a cabeça desse cara".
- Um programa de televisão sensacionalista mostrou um trapaceiro clássico que, desavergonhadamente, dava golpes em mulheres idosas.[1] Quando o entrevistador perguntou: "Para você, onde fica a linha entre o certo e o errado?", ele respondeu: "Eu tenho a minha moral, você pode até não acreditar, mas eu tenho". O entrevistador insistiu: "Mas qual é a linha divisória?", ele replicou: "Essa é uma boa pergunta. Eu não estou tentando enrolar, mas essa é uma boa pergunta". À réplica "Você realmente anda o tempo todo com procurações em branco na pasta?", a resposta foi: "Não, eu não ando com elas o tempo todo, mas tenho procurações na minha pasta".
- Quando perguntaram a Ted Bundy o que a cocaína tinha feito com ele, a resposta foi: "Cocaína? Eu nunca usei cocaína... Eu nunca experimentei cocaína. Acho que devo ter experimentado isso uma vez e não senti nada. Só cheirei um pouco. Eu não mexo com isso. É muito caro. Acho que se eu ficasse nas ruas e tivesse bastante, ia acabar viciado. Mas sou um homem só da maconha. Tudo o que eu faço é... Eu *adoro* queimar um baseado. E Valium. E álcool, é claro".[2]

Pense um pouco no que acabou de ler – não são apenas mentiras, mas várias declarações contraditórias em um só fôlego. Muito impressionante. É como se os psicopatas às vezes tivessem dificuldade de monitorar a própria fala e se perdessem em uma embrulhada de palavras e pensamentos mal conectados. Em algumas ocasiões, eles juntam palavras de modo estranho. Considere, por exemplo, a seguinte conversa entre um jornalista e o *serial killer* psicopata Clifford Olson. "E então eu fiz sexo *anual* com ela." "Uma vez por ano?" "Não. Anual. Por trás." "Oh, mas ela estava morta!" "Não, não. Ela estava só 'inconscienciosa'." Sobre sua grande experiência, Olson disse: "Eu tenho bastante *antídoto* para encher 5 ou 6 livros, bastante para uma *trilogia*." Ele estava determinado a não ser um "*bode escapatório*" independentemente dos "fatos *migratórios*"[3] (destaques meus).

É claro que as palavras não saltam de suas bocas por conta própria. Elas são o produto final de uma atividade mental muito complicada. Isso levanta a interessante hipótese de que, assim como grande parte de seu comportamento, os processos mentais dos psicopatas são mal regulados e não estão sujeitos às regras convencionais. Esse tema é discutido nas seções a seguir, com indícios de que os psicopatas diferem das demais pessoas no modo de organização do cérebro e nas conexões entre as palavras e a emoção. No próximo capítulo, tratarei de um tema relacionado: por que o ouvinte não consegue notar as peculiaridades verbais do psicopata.

Um *serial killer* condenado, Elmer Wayne Henley, atualmente com pedido de condicional, diz ter sido vítima de um *serial killer* mais velho com quem trabalhava. Ele afirma não ter feito nada de errado por conta própria. Juntos, os dois mataram pelo menos 27 jovens e meninos. "Eu sou passivo", comenta ele. "Eu não quero ser psicopata nenhum, eu não quero ser assassino nenhum. Só quero ser uma pessoa decente."
  Agora vejamos a conversa entre o entrevistador e Henley. O entrevistador disse o seguinte: "Você diz que é vítima de um *serial killer*, mas a gente olha a sua ficha e vê que você é um *serial killer*". Henley replica: "Não, eu não sou". "Você não é um *serial killer*?", pergunta o entrevistador, incrédulo. Então Henley diz: "Não, eu não sou um *serial killer*". O entrevistador continua: "Agora você diz que não é um *serial killer*, mas cometeu assassinatos em série". Henley replica, já exasperado, mas condescendente, "Bem, eh, isso é uma questão de semântica".
  Da edição do programa *48 Hours* de 8 de maio de 1991

QUEM ESTÁ NO CONTROLE?

Na maioria das pessoas, os dois lados do cérebro têm funções especializadas diferentes. O hemisfério cerebral esquerdo tem a habilidade de processar informações de modo analítico e sequencial e desempenha papel crucial na compreensão e uso da linguagem. O hemisfério direito processa informações simultaneamente, como um todo; desempenha papel importante na percepção de relações espaciais, na formação de imagens na mente, na experiência emocional e no processamento da música.

A natureza provavelmente deu "um jeito" para que cada lado do cérebro tivesse funções próprias para o bem da eficiência.[4] A realização de todas as operações mentais complexas necessárias ao uso e compreensão da linguagem, por exemplo, com certeza é mais efetiva quando realizada em um único lado do cérebro do que nos dois. Caso contrário, as informações teriam de ser enviadas de um hemisfério ao outro, retardando o ritmo do processamento e aumentando o risco de erro.

Portanto, *alguma* parte do cérebro precisa ter o controle primário da tarefa; se houvesse uma briga entre os dois lados do cérebro para assumir o controle, o conflito reduziria a eficiência do processamento. Algumas formas de dislexia e gagueira, por exemplo, são associadas com uma única circunstância: centros linguísticos bilaterais, localizados nos *dois* hemisférios. A competição entre os dois hemisférios gera uma série de dificuldades na compreensão e produção da linguagem.

Novos dados experimentais sugerem que os processos linguísticos bilaterais são característica também da psicopatia.[5] Isso me leva a especular que parte da tendência dos psicopatas a fazer declarações contraditórias está relacionada com a ineficiência da "hierarquia de autoridade"; os dois hemisférios tentam administrar o espetáculo e, por isso, o discurso não é integrado nem monitorado direito.

É claro que outras pessoas com linguagem bilateral, alguns gagos, disléxicos e canhotos, não mentem nem se contradizem como os psicopatas. Obviamente há algo mais envolvido.

PALAVRAS VAZIAS

A maioria das pessoas que passa por uma experiência prolongada com psicopatas tem uma sensação intuitiva de que diferença é essa. "Ele sempre falava que me amava muito, e no início eu acreditava, mesmo depois que o peguei dando em cima da minha irmã", diz a ex-esposa de um de nossos sujeitos psicopatas. "Eu levei muito tempo para perceber que ele não se importava nem um pouco comigo. Sempre que me dava uma surra, ele falava 'Eu sinto muito, pombinha. Você sabe que eu te amo'. Exatamente como em um filme barato!"

Isso não surpreenderia os médicos, pois há muito tempo eles já sabem que os psicopatas parecem conhecer o significado formal das palavras, mas não compreendem nem consideram seu valor ou significado *emocional*. Veja as seguintes citações de um texto clínico sobre psicopatia:

- "Ele entende as palavras, mas não a música."[6]
- "A noção da reciprocidade de compartilhar e compreender está além de seu entendimento, no sentido emocional; ele só entende o significado formal das palavras."[7]
- "[Ele] tem facilidade para usar as palavras, mas elas significam pouco para ele, são uma forma sem substância... O julgamento e o senso social são aparentemente bons, mas não vão além do sentido escrito no dicionário."[8]

Essas observações clínicas tocam no ponto crítico do mistério da psicopatia: a linguagem de duas dimensões, sem profundidade emocional.

Uma analogia simples pode ajudar. O psicopata é como uma pessoa que não enxerga cores, que vê o mundo em sombras cinzentas, mas que aprendeu como deve agir no mundo colorido. Ele aprende que o sinal de trânsito que indica "parar" fica na parte de cima do aparelho. Quando uma pessoa que não enxerga cores diz que parou no sinal *vermelho*, na verdade ela quer dizer que parou no sinal *de cima*. Tem dificuldade em distinguir a cor das coisas, mas pode aprender modos de compensar esse problema e, em alguns casos, às vezes nem amigos próximos sabem da existência da deficiência.

Assim como as pessoas que não enxergam as cores, o psicopata não tem um elemento importante da experiência; nesse caso, o aspecto emocional, mas consegue aprender as palavras que os outros usam e, assim, é capaz de descrever ou de imitar experiências que na verdade não consegue entender. Como coloca Cleckley: "Ele pode aprender a usar palavras comuns... [e] também aprende a reproduzir de modo apropriado os gestos, as expressões faciais e os movimentos do sentimento... mas não experimenta o sentimento real".[9]

Recentes pesquisas de laboratório têm fornecido sustentação convincente a essas observações clínicas. Elas se baseiam no princípio de que, para pessoas normais, as palavras neutras geralmente fornecem menos informação do que as emocionais: a palavra PAPEL, por exemplo, tem um sentido formal, enquanto a palavra MORTE tem um sentido formal *mais* um significado emocional e conotações desagradáveis. As palavras emocionais têm mais "energia" do que as outras. Imagine o seguinte experimento. Você fica sentado à frente de uma tela de computador, em que aparecem grupos de letras pela fração de um segundo. Em sua cabeça, para registrar as respostas cerebrais, foram colocados eletrodos conectados a um aparelho de eletrencefalograma, que produz um gráfico da atividade elétrica do cérebro. Alguns dos grupos de letras que aparecem na tela formam palavras comuns, que existem no dicionário; outros não formam palavras, apenas juntam letras sem sentido. Por exemplo, ÁRVORE forma uma palavra, mas REVORA não forma nada. Sua tarefa é apertar um botão o mais rapidamente possível sempre que achar que apareceu uma *palavra* de verdade na tela. O computador mede o tempo que você leva para se decidir e também analisa as respostas cerebrais durante a execução da tarefa.

Provavelmente, você vai responder mais depressa a uma palavra emocional do que a uma neutra. Por exemplo, você – e a maioria das pessoas – apertaria o botão mais rapidamente ao ver a palavra MORTE do que em resposta à palavra PAPEL. O conteúdo emocional da palavra parece dar uma espécie de "turbinada" no processo de tomada de decisão. Ao mesmo tempo, as palavras emocionais evocam respostas cerebrais *mais amplas* do que as neutras, um reflexo da quantidade relativamente grande de informações contida nas primeiras.

Uma entrevistadora pediu a um assassino psicopata que explicasse as motivações de seus crimes. Em vez disso, ele começou a fazer uma descrição gráfica dos vários assassinatos e mutilações especialmente brutais que o haviam levado à prisão. Seu relato era movimentado, mas desapaixonado, como se ele estivesse descrevendo um jogo de beisebol. No início, a entrevistadora tentou não expressar julgamentos e demonstrar apenas interesse profissional na história. Entretanto, em um momento em que a expressão facial a traiu e ela manifestou repulsa, o assassino parou no meio da sentença e disse: "Eh, acho que o negócio foi feio mesmo. Eu me senti bem nojento. Acho que tive um momento de insanidade".

> Assim como muitas outras pessoas, os psicopatas às vezes dizem e fazem coisas só para impressionar ou chocar. No entanto, por causa de uma vida emocional pobre, não percebem intuitivamente o impacto do que dizem sobre os outros. Eles usam as reações do ouvinte como "deixas" que indicam o modo como *devem* se sentir naquela situação.

Quando usamos essa tarefa de laboratório para avaliar os reclusos de uma prisão, os não psicopatas apresentaram o padrão de resposta normal – decisões mais rápidas e respostas cerebrais mais amplas diante de palavras emocionais do que de neutras. Os psicopatas não: *eles respondiam às palavras emocionais como se fossem neutras*.[10] Essa descoberta dramática forneceu uma base sólida para sustentar o argumento de que as palavras não têm o mesmo colorido emocional ou afetivo para psicopatas e para as demais pessoas. Algumas de nossas pesquisas mais recentes fornecem apoio adicional a essa tese, confirmando que, por alguma razão, os psicopatas não têm os componentes "sensíveis" da linguagem.[11]

Essa deficiência tem implicações fascinantes, em especial quando consideradas no contexto das interações sociais dos psicopatas, da sua falsidade manipuladora sem as inibições da empatia ou da consciência. Para a maioria de nós, a linguagem tem a capacidade de trazer à tona fortes sensações emocionais. Por exemplo, a palavra *câncer* evoca não apenas a descrição clínica de uma doença e seus sintomas, mas também uma sensação de medo, apreensão ou preocupação e, às vezes, imagens mentais perturbadoras sobre como seria ter esse mal. Para o psicopata, porém, ela é só uma palavra.

> A tecnologia de produção de imagens cerebrais oferece a perspectiva de novas e estimulantes descobertas sobre a vida emocional dos psicopatas. Em um projeto de pesquisa conjunto dos Centros Médicos Mount Sinai e Bronx Veterans Affairs, em Nova York, coordenado pela psiquiatra Joanne Intrator, iniciamos recentemente o registro de imagens cerebrais de indivíduos psicopatas e normais enquanto eles executam uma série de tarefas. As descobertas preliminares, feitas em um projeto-piloto (apresentado no encontro anual da Society for Biological Psychiatry e da American Psychiatric Association, em São Francisco, em maio de 1993), sugerem que os psicopatas não ativam as mesmas áreas do cérebro usadas pelos

> indivíduos normais quando processam palavras emocionais. Se forem replicados e estendidos a outras formas de informações emocionais, esses resultados poderão indicar que os psicopatas diferem das demais pessoas nas estruturas usadas para processar o material emocional ou no modo como os processos de seu cérebro são organizados. Em qualquer dos dois casos, estaríamos bem mais perto de entender o mistério da psicopatia do que estamos agora.

Em um livro que explica sua versão do assassinato de seus três filhos a tiros, Diane Downs caracterizou as relações casuais que teve com uma série de homens como sem amor, motivadas apenas por sexo.[12] Em correspondências enviadas ao carteiro Robert Bertaluccini ("Bert"), ela escreveu sobre "promessas de amor eterno, devoção sem fim e juramentos de que mais ninguém no mundo iria me tocar. Era um jogo que eu fazia com os homens. E com Bert eu jogava ainda melhor" (p. 144). Depois de matar os próprios filhos, ela teve um caso com Jason Redding e escreveu: "Mas Bert estava no passado, e Jason no presente. Mas é verdade, eu escrevia cartas a Bert, dizendo que o amava muito, que ele era o único homem do mundo para mim. Quando ele começou a devolver as cartas, fui guardando todas no *notebook* e escrevia uma introdução toda noite, a maioria delas de um parágrafo ou dois, uma página no máximo. As introduções eram parecidas, só com palavras diferentes: 'Eu amo você, Bert. Por que você não está aqui? Eu preciso de você, você é o único homem da minha vida'. [...] Eu preparei um drinque, entrei na banheira cheia de espuma e fiquei escrevendo palavras vazias sobre o amor, para Bert. [...] Fiquei pensando em Bert. [...] Alguns minutos depois, Jason bateu na porta, então eu desci correndo para encontrar com ele e na mesma hora parei de pensar em Bert" (p. 36-37). As "palavras vazias sobre o amor" de Diane eram motivo de orgulho para ela, como se as usasse de modo inteiramente intencional, com um propósito bem específico. No entanto, como acontece com todos os psicopatas, *suas palavras de amor só podiam ser vazias e nada mais*, pois ela não era capaz de lhes conferir sentimentos verdadeiros.

Anteriormente, discuti o papel do "discurso interior" no desenvolvimento e funcionamento da consciência. São os pensamentos, imagens e diálogos internos *com carga emocional* que "mordem" a consciência, que exercem poderoso controle sobre o comportamento e geram culpa e remorso diante de transgressões. Isso é algo que os psicopatas não podem entender. Para eles, a consciência não passa do reconhecimento intelectualizado de regras elaboradas por outras pessoas, ou seja, são palavras vazias. Os sentimentos que costuram essas regras não existem. Mas a questão é: por quê?

O criminoso canadense mais famoso e mais vilipendiado é Clifford Olson, *serial killer* condenado em janeiro de 1982 à prisão perpétua por ter torturado e matado 11 meninos e meninas. Esses crimes foram os últimos e mais desprezíveis de uma série de atos antissociais e criminosos que começaram na infância. Embora alguns psicopatas não sejam violentos e poucos sejam tão brutais quanto ele, Clifford Olson é o protótipo do psicopata.

Considere as seguintes citações retiradas de um artigo de jornal escrito na época de seu julgamento: "Ele era arrogante e brigão, mentiroso e bandido. Era um homem violento, com um estopim curtíssimo. Mas também sabia ser encantador e convincente para impressionar as pessoas. [...] Olson era um falador compulsivo. [...] Um verdadeiro enrolador, tinha o dom da boa lábia. [...] Estava sempre contando mentiras extraordinárias. [...] Era simplesmente um completo mentiroso. [...] Sempre queria testar o limite dos outros. Queria ver até onde podia ir antes de ser barrado pelo outro. [...] Era um manipulador. [...] Olson também era um linguarudo. [...] Nós aprendemos a não acreditar em nada do que dizia, pois ele só falava mentiras" (Farrow, 1982). Um repórter que conversou com Olson disse: "Ele falava rápido, em *stacato*. [...] Pulava de um tópico para outro. Parecia superficial, pretensioso, como um trapaceiro tentando provar que era alguém consistente e importante" (Ouston, 1982).

Esses relatos, feitos por pessoas que o conheceram, são importantes porque nos dão uma pista de como conseguiu ficar sozinho com suas jovens e crédulas vítimas. Eles podem ajudar também a explicar por que a promotoria decidiu pagar 100 mil dólares a Olson para que dissesse onde escondera os corpos de 7 das 11 crianças que matou. Como esperado, a opinião pública acolheu com indignação a notícia do pagamento. Algumas manchetes típicas foram: "ASSASSINO É PAGO PARA LOCALIZAR CORPOS; PAGAMENTO POR TÚMULOS A ASSASSINO DE CRIANÇAS É RECEBIDO COM AVERSÃO".

Mesmo após sua prisão, Olson continua a provocar sofrimento nas famílias de suas vítimas, enviando-lhes cartas em que comenta o assassinato de seus filhos. Ele nunca demonstrou nem culpa nem remorso pela devastação que provocou; ao contrário, queixa-se continuamente do tratamento recebido na imprensa, no sistema prisional e na sociedade. Durante o julgamento, estufava o peito e se aprumava sempre que aparecia uma câmera; pelo visto se considerava uma celebridade importante e não um homem que cometera uma série de atrocidades. Em 5 de janeiro de 1983, o *Vancouver Sun* registrou que "O assassino Clifford Olson escreveu à

> redação do *Sun* para dizer que não aprova a foto dele que costumamos publicar [...] e que logo vai nos mandar fotos mais novas e melhores" (citações de artigos escritos por R. Ouston, *Vancouver Sun*, 15 de janeiro de 1982, e por M. Farrow, *Vancouver Sun*, 14 de janeiro de 1982). Quando eu estava escrevendo este livro, Olson tinha enviado cartas a vários departamentos de criminologia do Canadá, oferecendo sua ajuda para montar um curso destinado a estudá-lo.

ABAIXO DA LINHA DA POBREZA EMOCIONAL

Se a linguagem do psicopata é bilateral, ou seja, controlada pelos dois hemisférios cerebrais, pode ser que outros processos cerebrais normalmente controlados por um hemisfério também estejam sob o controle de ambos. De fato, enquanto, na maioria das pessoas, o lado direito do cérebro desempenha papel central na emoção, resultados de pesquisas recentes em laboratório mostram que, em psicopatas, nenhum dos dois hemisférios é proficiente nos processos da emoção.[13] O motivo ainda é um mistério. Entretanto, uma implicação intrigante consiste em que os processos cerebrais responsáveis pelas emoções em psicopatas são desfocados, resultando em uma vida emocional rasa e descolorida.

Ted Bundy era capaz de se indignar quando alguém se referia a ele como um robô emocional sem nada dentro. "Cara, como isso está longe da verdade", disse. "Se estão pensando que eu não tenho vida emocional, estão errados. Totalmente errados. Eu tenho uma vida emocional muito real, muito completa."[14] No entanto, fica bem claro, a partir dos comentários de Bundy e das explicações superficiais para os assassinatos cometidos, que a descrição não se aplica. Como todos os psicopatas, Bundy tinha apenas uma vaga noção da extensão de sua pobreza emocional.

Muitas pessoas se deixam levar pela "psicologia de botequim", que enfatiza a busca da autocompreensão, a importância de "entrar em contato com os próprios sentimentos". Para os psicopatas, esse exercício, a exemplo da busca do Santo Graal, está fadado ao fracasso. No final, sua autoimagem é definida mais pelos bens adquiridos e por outros sinais visíveis de sucesso e poder do que pelo amor, discernimento e compaixão, que são abstrações e, para eles, têm pouco significado.

PRESTE ATENÇÃO NAS MÃOS

Repare no modo como as pessoas mexem as mãos quando estão falando. O movimento é infrequente ou as mãos flutuam pelo espaço ao redor? Os gestos das mãos ajudam a entender o que a pessoa está dizendo? Alguns gestos sim, pois fornecem complementos adicionais às palavras do falante; por exemplo, quando a pessoa abre os braços enquanto diz: "Era um peixe *grande* para valer" ou quando traça o contorno da pessoa que está sendo descrita.[15]

Entretanto, a maior parte dos gestos das mãos relacionados à linguagem não transmitem nenhuma informação ou significado ao ouvinte. Os gestos "vazios", chamados *batidas*, são movimentos curtos e rápidos das mãos, realizados apenas durante a fala ou nas pausas do discurso, mas que não fazem parte da "linha da história". Assim como outros gestos e movimentos do corpo, eles com frequência integram o "espetáculo" montado pelo falante (no próximo capítulo, terei mais a dizer sobre isso) ou são reflexo de um estilo de comunicação culturalmente determinado. Mas as batidas podem ocorrer também por outras razões. Por exemplo, muitas pessoas fazem esses gestos quando falam ao telefone. Nesse caso, o ouvinte não pode ver os movimentos, então por que eles são feitos?

A resposta pode estar relacionada com dados de que os centros cerebrais que controlam a fala também controlam os gestos das mãos durante a fala. De certo modo, que ainda não compreendemos, talvez por aumentarem a atividade geral nesses centros, as batidas parecem facilitar a fala: elas nos ajudam a transformar nossos pensamentos e sentimentos em palavras. Se isso parece estranho, pense nos movimentos frenéticos das mãos de alguém que não está conseguindo encontrar a palavra certa. Ou então tente *não* usar as mãos quando estiver falando; há um aumento no número de hesitações, pausas e lapsos em sua fala? Se fala mais de um idioma, provavelmente você faz mais gestos de batida quando usa a outra língua do que quando se expressa na língua materna. Em alguns casos, aumentamos o ritmo dos gestos de batida para refletir a dificuldade em converter pensamentos e sentimentos em palavras.

As batidas também podem nos dizer algo sobre o tamanho das "unidades de pensamento", ou pacotes mentais, subjacentes ao discurso. A unidade de pensamento pode variar de algo bem pequeno, simples e isolado, como uma única ideia ou palavra, até linhas inteiras de uma história. As ideias, palavras, frases e sentenças que contêm unidades de pensamento grandes geralmente são bem coesas e integram-se de modo significativo, consistente ou lógico, formando um roteiro. As batidas aparecem para "delimitar" essas unidades de pensamento: quanto maior o número de batidas, menor o número de unidades. Dados recentes sugerem que os psicopatas usam mais batidas do que as pessoas normais, especialmente quando estão falando de coisas que, em geral, consideramos emocionais, como, por exemplo, quando descrevem o modo como se sentem em relação a familiares e outras "pessoas amadas".[16] Podemos deduzir duas coisas a partir daí:

- Como um turista que vai para a França e usa seu francês da escola para pedir informações em Paris, os psicopatas enfrentam problemas quando tentam transformar ideias emocionais em palavras, pois entendem essas ideias muito mal, vagamente. Nesse sentido, a emoção é como uma segunda língua para o psicopata.
- Os pensamentos e as ideias dos psicopatas são organizados em pacotes mentais bem pequenos, que se movimentam de um lado a outro rapidamente. Isso pode ser uma clara vantagem quando o assunto é mentir. Como coloca o psicólogo Paul Ekman, os bons mentirosos são capazes de quebrar ideias, conceitos e linguagens em seus componentes básicos e depois recombiná-los de vários modos, quase como se estivessem brincando de palavras cruzadas em um tabuleiro.[17] Mas, ao fazer isso, o psicopata coloca em risco todo o roteiro; pode perder a estrutura unificadora ou então se tornar menos coerente e menos coeso do que se estivesse usando grandes unidades de pensamento. Por essa razão, o mentiroso competente com frequência segue uma tênue "linha da verdade" para poder rastrear o que vai dizer e assim garantir que a história pareça consistente ao ouvinte. "Os mentirosos mais nocivos são aqueles que deslizam bem no limite da mentira."[18]

UMA LINHA DA VERDADE FRAGMENTADA

Embora os psicopatas mintam muito, não são tão especialistas em mentir como costumamos descrevê-los. Como eu disse antes, seu discurso está repleto de inconsistências e declarações contraditórias. Podem planejar mentalmente o tabuleiro da palavra cruzada, mas, às vezes, fazem isso muito mal, pois não são capazes de juntar as pedras em um conjunto coerente; a linha de sua verdade é, na melhor das hipóteses, fragmentada e remendada. Considere o preso que citamos antes. Ele disse que nunca havia sido violento, mas afirmou ter matado alguém. Nós entendemos isso como uma contradição porque tratamos tudo como uma única unidade de pensamento. O próprio preso, no entanto, estava trabalhando com duas unidades: "Eu nunca cometi nenhuma infração violenta" e "Uma vez matei uma pessoa". A maioria de nós é capaz de combinar ideias, mantendo a consistência de acordo com um tema subjacente; os psicopatas, porém, parecem ter dificuldade nessa tarefa. Isso ajuda a explicar as inconsistências e contradições flagrantes que, com frequência, caracterizam seu discurso. Esse também deve ser o motivo que os leva a usar neologismos (combinações de sílabas, componentes básicos das palavras, de um modo que parece lógico para eles, mas inadequado para os demais).

A situação é análoga a um filme em que uma cena é filmada em um dia nublado e a cena seguinte, que acontece alguns minutos depois, se passa em um lindo dia de sol. Obviamente as cenas foram feitas em dias diferentes, e o diretor não percebeu a discrepância. Alguns espectadores do filme, assim como algumas vítimas dos psicopatas, não notam essa disparidade, particularmente quando estão muito absorvidos pela ação.

Outro ponto a respeito do modo como os psicopatas usam a linguagem: seus "pacotes mentais", além de pequenos, têm duas dimensões, falta-lhes o significado emocional. Para a maioria das pessoas, a escolha das palavras é determinada tanto por seu significado no dicionário quanto por suas conotações emocionais. Os psicopatas, no entanto, não precisam ser tão seletivos; suas palavras não têm a sobrecarga da bagagem emocional e podem ser usadas de modos que parecem estranhos para as outras pessoas.

O psicopata pode, por exemplo, achar que não há nada errado em dizer a uma mulher "Eu te amo" logo depois de bater nela. Ou então de dizer a alguém "Eu precisei dar uma surra nela para ela não sair da linha, mas ela sabe que eu a amo". Para a maioria das pessoas, esses dois eventos (a declaração de amor e a surra) são incongruentes tanto do ponto de vista lógico quanto do afetivo.

Considere esta declaração bizarra de um homem que teve pontuação elevada na *Psychopathy Checklist* e passou três anos na prisão por fraude e roubo. Ele convenceu a própria mãe, viúva, a pegar 25 mil dólares de empréstimo, dando a casa como garantia. Depois roubou o dinheiro e deixou a responsabilidade da dívida com ela, cuja renda vinha de um parco salário como atendente de loja. "Minha mãe é ótima pessoa, mas eu me preocupo com ela. Ela trabalha demais. Realmente me importo com aquela mulher, eu vou dar uma vida melhor a ela." Quando lhe perguntaram sobre o dinheiro que roubara dela, a resposta foi: "Eu ainda tenho algum escondido, quando eu sair, vai ser uma festa!". As afirmações de que estava preocupado com a mãe eram inconsistentes não apenas com os registros de seu comportamento em relação a ela, mas também com os planos para gastar o dinheiro. Questionado a esse respeito, ele disse: "Bem, eh, eu amo a minha mãe, mas ela já está bem velha, e se eu não cuidar de mim, quem é que vai cuidar?".

ONDE EU ESTAVA?

Agora se sabe que a comunicação do psicopata às vezes é sutilmente estranha e faz parte de uma tendência geral de "sair dos trilhos".[19] Isso quer dizer que eles costumam mudar de assunto, seguir tangentes irrelevantes e pronunciar frases e sentenças desconexas de modo bem direto. A linha da história, embora às vezes desconjuntada, pode parecer aceitável a um ouvinte casual. Um dos psicopatas que estudamos, por exemplo, respondeu assim quando a entrevistadora pediu que descrevesse um evento de intensa emoção:

> Bem, essa é difícil. São coisas demais. Eu lembro que, uma vez, hum, eu passei no sinal vermelho, mas a rua estava vazia, certo? Qual era o problema? Então um guarda começou a discutir comigo sem motivo, e ele realmente me encheu o saco. Eu nem tinha passado mesmo no sinal vermelho. Acho que estava só amarelo... Então, qual era o problema, hein, daquele guarda? O problema da polícia é que eles são, eh, a maioria deles está sempre querendo bancar o chefão. Eles são machos, certo? Eu não gosto dessa história de macho. Eu sou mais do amor. O que você acha? Quer dizer, se eu não estivesse na prisão, se a gente se encontrasse numa festa, hein? Se eu te convidasse para sair, hein? Aposto que você ia falar que sim.

Essa narrativa foi acompanhada de movimentos expansivos das mãos e de expressões faciais exageradas – uma demonstração dramática, que impediu que a nossa entrevistadora percebesse o que realmente estava acontecendo. Entretanto, o vídeo da entrevista mostrou isso claramente a todos, inclusive à constrangida entrevistadora.

Além de sair da linha da pergunta, ele a envolvera em um jogo de galanteios.

Os psicopatas são conhecidos por não responderem às perguntas que lhes fazem ou então por responderem de um modo que parece não elucidar a questão. Em nossa pesquisa, por exemplo, perguntaram a um psicopata se o seu humor tinha altos e baixos. Ele replicou: "Hum, altos e baixos? Bem, você sabe. Algumas pessoas dizem que estão sempre nervosas, mas às vezes elas parecem bem calmas. Eu acho que o humor delas tem altos e baixos. Eu lembro uma vez, eu estava meio deprê, meu parceiro apareceu e aí a gente foi assistir a um jogo na televisão, a gente fez uma aposta e ele ganhou; eu me senti um merda".

Além disso, às vezes os psicopatas falam de um jeito que torna difícil a compreensão de partes da narrativa. Um dos psicopatas de nossa pesquisa contou o seguinte: "Eu encontrei os caras no bar. Um cara era traficante e o outro era cafetão. Eles começaram a me encher, e eu dei um soco nele". Em quem, afinal, ele deu o soco? No traficante ou no cafetão?

É claro que pequenas quebras na comunicação não são incomuns em conversas de pessoas normais; em muitos casos, não passam de um lapso momentâneo, de um descuido ou falta de concentração. Em psicopatas, porém, as quebras são mais frequentes, mais fundamentais e, possivelmente, indicam uma condição subjacente, em que a organização da atividade mental, mas não seu conteúdo, é problemática. O que sugere anormalidade é o *modo* como eles encadeiam as palavras e sentenças e não *o que* eles dizem. Para melhor distinção, pense tanto na forma *quanto* no conteúdo das comunicações esquizofrênicas, caracteristicamente estranhas e bizarras. Um dos sujeitos de nossa pesquisa, que depois recebeu o diagnóstico de esquizofrênico, respondeu do seguinte modo à pergunta "O seu humor tem altos e baixos?":

> Eu sou do tipo que acredita que a vida é tão curta e que nós estamos aqui por tão pouco tempo então, então... nós todos vamos morrer um dia em algum momento, então, você, nós passamos a uma camada completamente nova e todos os problemas deste mundo para nós são resolvidos e depois temos uma nova série de problemas e uma nova série de alegrias, seja qual for, eh, isso é uma coisa que eu não vou dizer que entendo.

Essa réplica é estranha tanto na forma quanto no conteúdo e também é difícil de entender. A resposta do psicopata para essa mesma pergunta, transcrita anteriormente, embora tangencial e um tanto estranha, pode ser interpretada como evasiva ou superficial. Entretanto, conseguimos deduzir algum tipo de significado de sua resposta mais prontamente do que a partir da resposta do esquizofrênico.

Sabe-se que os psicopatas com frequência inventam doenças de modo convincente – fingem ter doenças mentais – quando isso pode resultar em algum ganho. Um preso que já descrevi, por exemplo, conseguiu uma vaga em uma unidade psiquiátrica – e depois sair dela – manipulando as respostas às perguntas de um teste psicológico muito comum.

Alguns anos atrás, pediram a minha consultoria em um filme de Hollywood sobre um *serial killer* psicopata. Os produtores estavam preocupados com a precisão dos fatos, embora tivessem pesquisado o assunto em toda a profundidade possível. Um dia o roteirista me telefonou quase em desespero. "Como eu posso tornar o personagem *interessante*?", ele perguntava. "Quando eu tento entrar em sua mente, tento desenvolver suas motivações, desejos e tormentos de um modo que faça sentido para o público, me dá um branco. Esses caras [os dois psicopatas da história] são parecidos demais, parece que não existe muita coisa interessante sob a camada superficial."

De certo modo, o roteirista havia acertado: como retratados em filmes e livros, os psicopatas *realmente* tendem a ser personagens de duas dimensões, sem profundidade emocional, sem impulsos complexos e confusos, sem conflitos, sem a desordem emocional que torna até pessoas comuns interessantes e diferentes umas das outras. Invariavelmente, os psicopatas são descritos como personagens artificiais e, embora seja feito considerável esforço para criar descrições vívidas, sangrentas, excitantes e livres daquilo que eles *fazem* – o Hannibal Lecter, de *O silêncio dos inocentes*, por exemplo, oprime as pessoas com sua erudição pomposa e as come sempre que pode –, nós raramente aprendemos algo mais sobre o seu funcionamento.

Em certa medida, as descrições feitas nos meios de comunicação podem refletir a realidade. Praticamente todos os mergulhos no mundo interior do psicopata resultam em quadros áridos. A filosofia de vida adotada por esses indivíduos é banal, pretensiosa e destituída dos detalhes que enriquecem a vida de adultos normais.

Uma ilustração particularmente reveladora da habilidade de manipular psiquiatras e psicólogos experientes é fornecida no livro de Terry Ganey sobre Charles Hatcher, que matou pelo menos 16 pessoas simplesmente porque teve o impulso de fazê-lo.[20] Depois de condenado pelo assassinato de um menino de 6 anos, ele ficou vagando entre tribunais e o hospital psiquiátrico prisional. Os psiquiatras designados pelo juiz determinavam que Hatcher era incapaz de responder a um julgamento, enquanto os psiquiatras do hospital o consideravam apto para ser julgado. E assim corria o caso. Depois de uma série aparentemente interminável de avaliações psiquiátricas contraditórias, Hatcher ficou cansado do jogo e direcionou seus talentos para manipular os advogados e os tribunais.

Entretanto, os dados apresentados neste capítulo sugerem que a capacidade de manipulação dos psicopatas pode não ser a única causa da dificuldade dos médicos em avaliar a sanidade desses indivíduos. Quando as declarações do psicopata em uma entrevista são contraditórias, tangenciais ou mal conectadas entre si, isso pode prejudicar um julgamento clínico perspicaz. Por exemplo, o julgamento de John Wayne Gacy, o empresário e *serial killer* de Chicago que se fantasiava de Pogo, o palhaço, para alegrar crianças doentes, foi marcado por testemunhos psiquiátricos contraditórios.[21] Os especialistas da promotoria argumentavam que ele era imputável e psicopata, enquanto os especialistas da defesa afirmavam que ele era psicótico e inimputável. Um psicólogo disse que ele tinha personalidade psicopática ou antissocial com desvio sexual e que, durante as entrevistas, suas declarações eram marcadas por contradições, evasivas, racionalizações e pretextos.

Um psiquiatra observou que Gacy simplesmente gostava de falar. Durante o interrogatório, perguntaram ao psiquiatra "se o fluxo efusivo da fala de Gacy não apresentava associações desconexas, características da esquizofrenia. 'Quando o Sr. Gacy diz, em um momento [...] que matou alguém, mas, em outro, afirma que não o fez, isso é uma associação desconexa?'". O psiquiatra respondeu: "Eu acredito que ele esteja mentindo. Acredito que não se lembra do que disse no dia anterior porque ele inventa mentiras" (p. 338). O júri rejeitou o argumento da insanidade de Gacy e recomendou a pena de morte.

As "associações desconexas" de Gacy, suas declarações contraditórias e mentiras podem refletir não mais do que um descuido mental ou falta de interesse em manter tudo bem alinhavado para o ouvinte ou então podem ser parte de uma estratégia destinada a confundir o ouvinte. Entretanto, no contexto do material apresentado neste capítulo, elas também se originam de uma condição em que a continuidade dos eventos mentais e o automonitoramento da fala apresentam falhas ou talvez até perturbações: um quebra-cabeça mental sem o roteiro completo.

Isso leva a uma questão importante: se a fala dos psicopatas é tão peculiar, por que eles despertam a confiança das pessoas, por que conseguem nos enganar e manipular? Por que não conseguimos captar as inconsistências do que dizem? Em resumo, podemos responder que é difícil penetrar em sua máscara de normalidade. As estranhezas de sua fala com frequência são sutis demais e passam despercebidas do observador casual; além disso, eles montam um bom espetáculo. Nós somos tragados não por aquilo que dizem, mas pelo modo que o dizem e pelos botões emocionais que apertam enquanto estão falando.

> Recentemente, dei uma palestra em uma universidade da Califórnia. Um linguista que estava na plateia sugeriu que, em alguns aspectos, os psicopatas lembram hábeis contadores de histórias. Ambos usam uma linguagem corporal exagerada e reviravoltas e entrelaces no enredo para chamar a atenção e prender o interesse dos ouvintes e para "fazê-los entrar na história". Para muitos ouvintes, o desempenho na hora de contar é, no mínimo, tão importante quanto a história. O linguista sugeriu que, nesse sentido, os psicopatas são contadores de histórias bem-sucedidos. Apesar disso, os roteiros seguidos pelos contadores de história costumam ser mais coerentes e logicamente consistentes do que aqueles usados pelos psicopatas. Enquanto os objetivos dos contadores de história são entreter e educar, os objetivos dos psicopatas não passam da intenção de conquistar poder e obter autogratificação.

ENTÃO ELES SÃO LOUCOS?

Declarações contraditórias e inconsistentes! Pobreza emocional! Tenho certeza de que, neste ponto do livro, você está intrigado com uma questão: Essas pessoas são doentes? Será que voltamos ao antigo debate louco *versus* malvado?

Certa vez dei uma palestra sobre psicopatia e linguagem em uma conferência na Flórida. Logo depois, um psiquiatra forense aproximou-se e me disse: "Sua pesquisa implica que os psicopatas podem ser mentalmente desordenados e, nesse caso, não seriam tão responsáveis pelo próprio comportamento quanto imaginávamos. Até agora o diagnóstico de psicopatia tem sido 'o beijo da morte' para muitos assassinos. Será que daqui para a frente vai se transformar no 'beijo da vida'?".

Essa é uma questão interessante. Como mencionei anteriormente, os psicopatas *realmente* correspondem aos padrões jurídicos e psiquiátricos atuais de imputabilidade. Eles compreendem as regras da sociedade e os significados convencionais do certo e do errado. São capazes de controlar o próprio comportamento, têm consciência das potenciais consequências dos próprios atos. Seu problema é que esse conhecimento com frequência não os impede de ter um comportamento antissocial.

Ainda assim, alguns observadores argumentam que os psicopatas têm mecanismos mentais e emocionais deficientes, que não conseguem traduzir o conhecimento das regras em um comportamento social aceitável. Portanto, segundo essa argumentação, se não conseguem desenvolver uma consciência, se são incapazes de experimentar culpa ou remorso e se têm dificuldade em monitorar o próprio comportamento e o efeito dele sobre as outras pessoas, podemos concluir que, com certeza, estão em desvantagem se comparados com todos os demais. Eles compreendem as regras intelectuais do jogo, mas as regras emocionais não estão ao seu alcance. Essa versão moderna do antigo conceito de "insanidade moral" pode fazer certo sentido teórico, mas não é relevante para as tomadas de decisão práticas sobre a responsabilidade criminal. Em minha opinião, os psicopatas certamente sabem muito bem o que estão fazendo e podem ser considerados responsáveis pelos próprios atos.

9
Moscas na teia

> As pessoas podem ser induzidas a engolir qualquer coisa, desde que temperada com elogios.
>
> Molière, *O avarento* (1668)

O policial está de pé, esperando a mulher descer do carro. Ela estava dirigindo em alta velocidade em uma estradinha da área rural e foi obrigada a parar. Em geral, no protocolo do trânsito, não se espera que o infrator saia do veículo: quando só o policial fica de pé, isso lhe dá uma vantagem física e contribui para aumentar a aura de autoridade. Ainda assim, ela sai do carro muito confiante, sorridente e vitoriosa. Não é uma mulher bonita, mas olha direto nos olhos e isso cria um poderoso clima de atração. Ele pede a carteira de motorista e resiste às tentativas dela de puxar conversa, por enquanto. No final, entretanto, ele cede ao estilo provocador e lhe dá apenas uma advertência. No mês passado, diz ele, um menino foi morto justamente nesse trecho da estrada. O policial a acompanha com o olhar. Ela entra no carro e acelera. Ele luta para não estender o braço e acenar, enquanto ela olha pelo retrovisor.

A maioria de nós aceita os termos e as regras da interação humana. Mas sempre há aqueles que usam a boa aparência e o charme – natural ou produzido – para convencer os outros a satisfazerem sua vontade. Em cada caso, as necessidades e vulnerabilidades da "vítima" ajudam a determinar o resultado da relação de troca. Na maior parte das vezes, os resultados são relativamente inócuos e fazem parte das interações cotidianas entre as pessoas.

Nos casos em que um psicopata está envolvido, entretanto, o impacto sobre a vítima pode ser catastrófico. Os psicopatas tendem a ver qualquer troca social como uma oportunidade de "se alimentar", de competir, de testar forças de vontade e, para eles, só pode haver um vencedor. Os motivos são manipular as pessoas e arrancar delas tudo que for possível, com crueldade e sem remorso.

HORA DO ESPETÁCULO

Como discutido anteriormente, embora os psicopatas possam falar muito, eles não são necessariamente artesãos da palavra. Em geral, é o espetáculo e não o uso eloquente da linguagem que atrai a nossa atenção e nos engana. Boa aparência, um toque de carisma, uma torrente de palavras, distrações planejadas, a habilidade de saber que botões apertar, isso tudo pode ajudar a obscurecer o fato de que a apresentação do psicopata não passa de uma "linha". O psicopata bonitão e convincente e a vítima com "pontos fracos" são uma combinação devastadora. Quando o "espetáculo" do psicopata não é suficiente, o uso sagaz de "objetos de cena" – credenciais falsificadas, carro chamativo, roupas caras, comportamento simpático, etc. – costuma completar o serviço.

É claro que os psicopatas não são os únicos capazes de montar espetáculos teatrais. Todos nós conhecemos pessoas que estão sempre "no palco", extravagantes, dadas ao uso de apelos e exageros verbais e gestuais. Muitas dessas interações com outras pessoas são, sem dúvida, superficiais e insinceras, destinadas a causar uma boa impressão, a melhorar uma autoimagem ruim ou a alcançar objetivos profissionais e políticos. Entretanto, ao contrário dos psicopatas, sua intenção não é sugar completamente o outro.

A sociedade baseia-se na confiança, e nós costumamos prestar mais atenção ao que os outros dizem do que a seu comportamento não verbal – gestos das mãos, movimentos faciais, sorrisos, contato pelo olhar. Porém, quando o falante é atraente e tem um desempenho não verbal realmente impressionante, o efeito pode ser o contrário, assistimos ao espetáculo e damos pouca atenção ao que é dito.[1]

Para a maioria das pessoas, os "objetos de cena" usados por alguns impostores parecem bizarros ou até mesmo estúpidos, mas no mundo não são poucos os crédulos zelosos. Durante seis anos, Ed Lopes, um senhor de 56 anos, posou de ministro da Igreja Batista, dizendo ter encontrado Deus no corredor da morte. Lopes afirmava ter tido uma carreira de 15 anos como mafioso de sucesso na grande empresa Assassinato Ltda., tendo executado 28 pessoas. Apesar disso, dissera a seu rebanho e a outros grupos da igreja em todo o Estado de Washington que fora assessorado por Billy Graham (pregador batista norte-americano, conselheiro espiritual de alguns presidentes dos Estados Unidos) e petições de 350 funcionários prisionais haviam persuadido a comissão da condicional a deixá-lo

> sair. Recentemente Lopes foi desmascarado. Na verdade, em Illinois, ele violara a liberdade condicional de uma condenação por ter estrangulado sua segunda esposa, espancado outra mulher até a morte e esfaqueado e tentado asfixiar uma namorada. A resposta de sua congregação religiosa? Alguns membros ficaram chateados, mas outros levantaram dinheiro para a fiança do pastor, cujo valor era incrivelmente baixo, 5 mil dólares, e uniram-se para apoiá-lo. O juiz logo mudou de ideia a respeito da baixa fiança e determinou a volta de Lopes para a prisão, enquanto aguardava os procedimentos para o retorno a Illinois (da *Associated Press*, 8 e 10 de janeiro de 1992).

Além disso, os psicopatas costumam usar a linguagem corporal de modo eficaz quando falam e, com frequência, é difícil não seguir os seus movimentos com o olhar. Eles também tendem a invadir o nosso espaço pessoal, por exemplo, por meio de intenso contato pelo olhar, inclinando-se para a frente, chegando mais perto, etc. Em geral, sua exibição pode ser tão dramática ou desconcertante que serve para nos distrair, impressionar, controlar e intimidar, desviando nossa atenção do que realmente está sendo dito. "Eu não consegui acompanhar direito o que ele disse, mas foi tudo tão bonito. Ele tinha um sorriso tão encantador", disse uma mulher ludibriada por um dos psicopatas que estudamos.

Um de meus ex-colegas, envolvido em uma rede de paixão e fraude tecida pela esposa, que ele acreditava ser uma psicopata, disse o seguinte: "Ela transformou a minha vida em um inferno, mas eu me sinto arrasado sem ela. Ela sempre fazia alguma coisa excitante, até ultrajante. Às vezes, desaparecia durante semanas seguidas e nem mesmo explicava aonde tinha ido. Nós gastamos até o último centavo de um monte de dinheiro, todas as minhas economias, a hipoteca da casa. Mas ela realmente me fazia sentir vivo. Minha mente ficava sempre confusa quando ela estava por perto. Eu não conseguia pensar claramente a respeito de mais nada, a não ser nela". O casamento terminou de modo doloroso para ele quando a esposa foi morar com outro homem. "Ela não deixou nem um bilhete", disse ele.

BOTÕES CERTOS

Se você tiver algum ponto fraco em sua constituição psicológica, o psicopata com certeza vai encontrá-lo e explorá-lo e, depois, você vai ficar sozinho, ferido e perplexo. Os exemplos a seguir ilustram a nefasta habilidade dos psicopatas de detectar nossas vulnerabilidades e de apertar os botões certos.

- Em uma entrevista, um dos psicopatas que estudamos, um artista da trapaça, disse candidamente: "Quando estou trabalhando, a primeira coisa que faço é medir a pessoa. Procuro um ângulo, um ponto, descubro o que a pessoa precisa e ofereço isso a ela. Depois é hora de acertar as contas, com juros. Então aperto os parafusos".
- William Bradfield, o professor psicopata que descrevi anteriormente, "nunca atacava mulheres atraentes... [Ele] conseguia farejar insegurança e solidão do mesmo modo como um porco treinado fareja fungos em raízes de árvores".[2]
- No filme *Cabo do medo*, em uma cena deprimente, o personagem psicopata interpretado por Robert De Niro encanta e praticamente seduz uma adolescente de 15 anos de idade, brincando com o despontar da sexualidade dela.

A exploração fria do solitário é marca registrada dos psicopatas. Um dos sujeitos de nossas pesquisas buscava mulheres deprimidas e infelizes em bares para solteiros. Depois de se mudar para a casa de uma delas, ele a convenceu de que ela precisava de um carro e vendou o próprio carro para ela por 4 mil dólares. Em seguida, deu o fora, antes da transferência formal da propriedade do veículo... e levou o carro, é claro. Ela ficou constrangida demais e resolveu não procurar a polícia.

Alguns psicopatas, em particular os presos, no início entram em contato com suas vítimas por meio de anúncios de jornal na seção de encontros amorosos. Depois das cartas, com frequência vêm os encontros e, inevitavelmente, desilusão e dor para as vítimas. Alguns anos atrás, uma de minhas alunas, que adorava gatos siameses, colocou um anúncio em uma dessas colunas e recebeu respostas de vários presos, incluindo um psicopata que havia entrevistado antes, durante sua pesquisa sobre psicopatia. O texto da carta era floreado, cheio de descrições melosas sobre crepúsculos cálidos, longas caminhadas sob a chuva, relações amorosas, a beleza e o mistério dos gatos siameses, etc. Tudo isso contrastava totalmente com a ficha criminal do indivíduo, que tinha registros de violência contra homens e mulheres.

Os psicopatas não hesitam em explorar a necessidade que as pessoas têm de encontrar um propósito em suas vidas; eles não se cansam de rapinar pessoas confusas, frágeis ou impotentes. Um de nossos sujeitos estudava com atenção os obituários de jornais em busca de idosos sozinhos, que tivessem acabado de perder o cônjuge e não pudessem contar com mais nenhum parente. Em um de seus casos, posando de "conselheiro em momentos de dor", ele persuadiu uma viúva de 70 anos de idade a lhe passar uma procuração para gerir seus negócios. O esquema se desmantelou apenas porque um atento ministro da igreja que a mulher frequentava suspeitou, procurou saber quem era aquele homem e descobriu que se tratava de um trapaceiro condenado em liberdade condicional. "Ela estava sozinha e eu estava tentando dar um pouco de alegria à vida dela", disse o sujeito.

Os psicopatas reconhecem e usam em proveito próprio os "tormentos" e dúvidas que a maioria das pessoas tem. Em seu livro *O silêncio dos inocentes* (p. 20-22), Thomas Harris descreve uma cena reveladora, em que o Dr. Hannibal Lecter, um "verdadeiro sociopata", consegue detectar, rápida e habilmente, e usar em proveito próprio o ponto fraco da agente do FBI, Starling: seu medo de ser "comum".

A agente Starling era novata no trato com psicopatas, mas até aqueles familiarizados com o transtorno podem ser afetados. Praticamente todos os psiquiatras, assistentes sociais, enfermeiros e psicólogos que trabalharam por algum tempo em um hospital prisional para doentes mentais ou em uma prisão conhecem pelo menos um funcionário cuja vida foi virada do avesso por um paciente ou preso psicopata. Em um desses casos, uma psicóloga com sólida reputação profissional – e sem nenhuma vida social – fugiu com um dos pacientes psicopatas. Duas semanas depois, após ter limpado a conta bancária e usado todo o limite dos cartões de crédito dela, ele a abandonou. Sua carreira foi arruinada e seus planos de construir uma relação amorosa destruídos. Ela disse ao entrevistador que sua vida estava vazia e que simplesmente sucumbira aos agrados e promessas dele.

Os psicopatas têm uma nefasta habilidade para identificar e explorar mulheres "maternais", ou seja, aquelas com forte necessidade de ajudar ou cuidar dos outros. Muitas mulheres desse tipo trabalham em profissões que ajudam as pessoas, enfermagem, assistência social, aconselhamento, e tendem a ver a bondade nos outros, ao mesmo tempo em que desconsideram ou minimizam seus defeitos: "Ele tem seus problemas, mas eu posso ajudá-lo" ou "Ele teve uma infância tão difícil, tudo o que ele precisa é de alguém para abraçá-lo". Em geral, essas mulheres sofrem muitos abusos por acreditarem que podem ajudar os demais; elas estão prontas a se deixarem esgotar emocional, física e financeiramente.

Uma das histórias reais de que mais gosto envolve um transgressor psicopata, "um míssil programado para atingir mulheres 'maternais'", que tinha a reputação, no local onde vivia, de atrair um fluxo contínuo de visitantes do sexo feminino. Seu registro de violência contra homens e mulheres era longo, embora ele não fosse particularmente bonito nem tivesse uma conversa muito interessante. O que esse homem tinha era uma qualidade de querubim, que algumas mulheres, inclusive aquelas que trabalhavam fora, pareciam achar muito atraente. Uma mulher comentou que "sempre sentia um impulso de acariciá-lo". Outra disse que "ele precisava de uma mãe".

ATRAÇÃO MORTAL

Eu sempre fiquei intrigado com a forte atração que muitas pessoas sentem por criminosos. Acredito que, em muitos casos, nós nos colocamos no lugar deles para experimentar a fantasia de ser alguém que atravessa a fronteira e passa para o outro lado da lei. Essas almas "liberadas" com frequência se transformam em heróis populares ou em modelos para quem é muito inibido em suas fantasias de "maldade". É claro que a maioria das pessoas é bastante seletiva na escolha de seus heróis. Pedófilos, ladrões chinfrins e transgressores insanos têm menos chances de ir parar na lista de heróis do que os rebeldes em fuga, aqueles que são representados em filmes como *Bonnie e Clyde* e *Thelma e Louise*.

Talvez o exemplo mais bizarro de atração mortal seja encontrado durante e após o julgamento de um assassino notório, quando surgem vários grupos de tietes de tribunal, correspondentes e fãs cheios de amor doentio. Para esses "viciados desesperados", a atração mais poderosa de todas são os *serial killers* psicopatas cujos crimes bárbaros estão relacionados a sexo. Ted Bundy, Kenneth Bianchi, John Gacy e Richard Ramirez, para dar apenas alguns exemplos, todos eles tinham filas de fãs entusiasmados. Nesses casos, a notoriedade é confundida com fama e até o criminoso mais frio transforma-se em celebridade. Atualmente existem revistas em quadrinhos, jogos e figurinhas (antes reservadas a heróis do esporte) de *serial killers*.

Em um livro sobre Richard Ramirez, o "caçador noturno" que venerava satã, o autor descreve uma jovem estudante que assistiu às sessões pré-julgamento e enviou a ele cartas de amor e fotografias suas. Há registros de que ela disse: "Eu sinto tanta compaixão por ele. Quando olho para ele, eu vejo um homem bem bonito, que acabou de estragar a própria vida porque nunca teve ninguém que o orientasse".[3] Daniel Gingras, um assassino psicopata que está cumprindo três sentenças de prisão perpétua no Canadá por assassinato e abuso sexual, convenceu a equipe da prisão de que devia ter um dia de liberdade condicional. Ele escapou da custódia e matou duas pessoas antes de ser recapturado. Uma mulher da Califórnia leu sobre o caso, começou a se corresponder com Gingras e declarou que queria se casar com ele: "Assim que vi a foto dele, senti esse desejo", ela disse.

Para a maioria de nós é difícil compreender como algumas pessoas podem desconsiderar os crimes monstruosos cometidos pelos assassinos que tanto admiram. Entretanto, uma coisa fica clara, esses devotados admiradores com frequência são vítima de seus próprios tormentos psicológicos. Alguns se envolvem nisso por causa da necessidade romântica de um amor não correspondido, outros por causa da notoriedade, do perigo compassivo que experimentam e outros, ainda, porque veem uma causa digna de luta, como, por exemplo, a revogação de uma pena de morte, a salvação de uma alma, ou porque acreditam piamente que os crimes foram resultado inevitável de abusos físicos ou emocionais na infância.

E não são só os notórios condenados por crimes violentos que atraem seguidoras tão ávidas; a saga de Lawrencia Bembenek ilustra isso. Apelidada de "Bambi" pela mídia, essa ex-coelhinha da Playboy e ex-policial foi condenada pelo assassinato da ex-esposa de seu marido, em Milwaukee. Enquanto Lawrencia estava na prisão, centenas celebravam os aniversários dela com festas no salão de festas do Grand Hotel. Quando ela escapou da prisão, um rali para comemorar o evento reuniu 300 pessoas, com faixas em que se lia: "Corra, Bambi, corra". Ela fugiu para o Canadá, onde logo foi detida. O pedido de extradição para os Estados Unidos resultou em uma série interminável de audiências, atrasos, apoio e bajulação de um segmento expressivo do público que acatou, e promoveu, a declaração de Lawrencia de que seria a vítima inocente de uma trama do nosso sistema dominado pelos homens. As autoridades canadenses avaliaram e rejeitaram a apelação de que Lawrencia seria uma refugiada política que fugira da injustiça norte-americana; em seguida, ela foi repatriada aos Estados Unidos.

Embora tivesse adquirido certo *status* de objeto de culto e fosse tema de várias artigos em revistas, programas de televisão e livros complacentes (um dos quais ela própria escreveu),[4] as autoridades de Milwaukee insistiram em que, na verdade, Lawrencia não passava de uma assassina fria como gelo, uma *femme fatale* trapaceira. Fosse ela culpada ou inocente, os relatos da mídia apresentavam seu caso como um exemplo significativo do modo como as pessoas "usam o que têm" e como a atenção da sociedade se dirige negligentemente para o *glamour* e a beleza. Ela não se defendeu de uma acusação menor, foi condenada a um tempo de pena que já havia sido cumprido e ganhou a liberdade. Tornou-se então uma popular convidada de programas de entrevista na televisão.

A subida de Lawrencia Bembenek ao estrelato parece incrivelmente lenta quando comparada ao voo meteórico de Amy Fisher. Apelidada de "Lolita de Long Island", ela foi condenada por ter dado um tiro na cabeça da esposa de um suposto namorado e tornou-se rapidamente uma personalidade da mídia, tema de três programas de televisão, dois deles apresentados em uma mesma noite. Uma criminosa "profissional" desiludida, que participou de um dos nossos projetos de pesquisa, comentou: "Ela não é ninguém. De repente, resolve estourar os miolos da esposa do namorado e *estraga* o negócio. Agora é uma grande estrela".

Em muitos casos, a adulação com que tratam esses condenados por crimes notórios é bastante inócua; raramente isso ajuda o criminoso, e os entusiastas não correm nenhum perigo real, pelo menos enquanto o foco de sua paixão permanece na prisão. Eles não são vítimas das habilidades manipuladoras dos psicopatas, mas participantes voluntários de uma dança macabra.

DISTORÇÃO DA REALIDADE

À parte essa experiência, geralmente segura, de se imaginar no lugar do outro para experimentar o lado negro da natureza humana, o fato triste é que a necessidade de autogratificação do psicopata com frequência é facilmente satisfeita porque muitas pessoas mostram-se bastante ansiosas para desempenhar o papel de vítima. Em alguns casos, o indivíduo simplesmente se recusa a acreditar que está sendo explorado de fato. O marido de uma das psicopatas estudadas por nós, por exemplo, negava veementemente a credibilidade dos relatos feitos por amigos, segundo os quais a esposa o estava traindo. Ele tinha plena convicção de que ela era uma mulher virtuosa, mesmo depois que a esposa fugira com outro homem. A negação psicológica é um mecanismo importante, usado para afastar fatos dolorosos da consciência, mas ela também pode nos deixar cegos a verdades óbvias para todos os outros.

Algumas pessoas são imunes à verdade porque conseguem distorcer a realidade, fazendo com que ela corresponda à *ideia que formaram* dela. A ex-namorada de um dos psicopatas que estudamos via o comportamento criminoso dele como uma expressão de masculinidade e virilidade. Ela olhava para ele e via a própria fantasia de um homem quase perfeito, "profundamente sensível [...] alguém que segue adiante, que agita a sociedade, que não tem medo de nada", como ela própria dizia. E, é claro, as projeções que fazia encaixavam-se perfeitamente na autoimagem dele.

Mulheres que adotam rigidamente o papel feminino tradicional em suas relações com os homens terão uma vida difícil se caírem nas mãos de um psicopata. Por sua vez, os psicopatas casados com mulheres com arraigado senso do dever de ser uma "boa esposa" podem ter uma vida muito confortável. O lar fornece ao psicopata uma fonte confiável de socorro, uma base segura, a partir da qual ele pode pôr em prática seus esquemas e desenvolver uma série interminável de relações breves com outras mulheres. A esposa, eterna sofredora, geralmente sabe o que está acontecendo, mas acha que é obrigada a manter, de algum modo, a integridade da casa, principalmente quando o casal tem filhos. Às vezes ela acredita que, se fizer um esforço maior ou simplesmente se esperar um pouco mais, o marido vai se regenerar. Ao mesmo tempo, o papel que estabeleceu para si mesma reforça a sensação de culpa e de responsabilidade pela infelicidade da relação. Quando ele a ignora, a trai ou abusa dela, pode ser que diga a si mesma: "Eu vou me esforçar, vou dar meu sangue pela relação, vou cuidar dele melhor do que qualquer outra mulher poderia fazer. E então ele vai perceber como sou importante para ele. Vai me tratar como uma rainha".

Em um artigo publicado em outubro de 1991 na revista *New Woman*, intitulado "A nova vítima do trapaceiro", Kiki Olson explorou um efeito colateral inesperado do aumento crescente da participação da mulher solteira no mercado de trabalho. "A mulher solteira que trabalha e tem em algum lu-

> gar, ou pode tomar emprestado, de 2 a 20 mil dólares e está em busca de amor e dinheiro é um alvo natural dos golpistas." De acordo com Joseph D. Casey, chefe da seção de crimes econômicos da promotoria do Estado da Filadélfia, Olson registrou que "o artista da fraude que caça trabalhadoras solteiras com renda consumível fica à espreita de sua vítima nos lugares que *ela* frequenta – bares para solteiros, clubes esportivos e sociais –, lugares onde mulheres solteiras se encontram em busca de algo mais do que um coquetel, um exercício físico ou uma dança. [...] O golpista sabe quem ela é. Ele consegue enxergar nela certa vulnerabilidade. Esse é o trabalho dele".
> Enquanto a mulher que ele tocaia em busca de dinheiro, roupas, cama e mesa, carros e empréstimos bancários destaca-se diante de seus olhos no meio da multidão, o trapaceiro não se distingue dos legítimos pretendentes. Apesar disso, afirma Casey, "podemos dizer com segurança que ele tem boa aparência, é atraente, lisonjeiro, autoconfiante, manipulador e, sem dúvida, bastante adorável".

Em um caso que o psicólogo forense J. Reid Meloy[5] me descreveu, um psicopata de colarinho branco agrediu a esposa, causando-lhe ferimentos graves. Mais tarde, ela escreveu no diário que depois entregou ao psicólogo: "Ele precisa desse cuidado especial. Eu não tenho sido a esposa que devia ser. Mas eu serei, eu serei, vou transformar a raiva dele em algo bom e forte". O compromisso ferrenho dessa mulher com aquele homem e a sua disposição em ser uma esposa fiel e "adequada" distorceram seu senso de realidade e drenaram sua autoconfiança. Nem preciso dizer que, na realidade, ela foi condenada a uma vida de decepções e abusos.

Infelizmente, podemos dizer que o mesmo ocorre com qualquer mulher, ou homem, com baixa autoestima, fortes sentimentos de dependência e falta de identidade pessoal, que se envolve intimamente com um psicopata. Para os psicopatas, é bem fácil explorar pessoas que se sentem física ou psicologicamente inadequadas ou que se sentem compelidas a manter uma relação por mais que isso seja doloroso.[6]

QUAIS SÃO AS NOSSAS CHANCES?

Neste ponto, muitos leitores devem estar com a estranha sensação de que não podem fazer quase nada para se proteger dos psicopatas que cruzam seu caminho. Entretanto, embora o psicopata leve vantagem, há várias coisas que podemos fazer para minimizar a dor e os danos que são capazes de nos causar. (No final do livro, discutirei uma série de técnicas de sobrevivência.)

10
As raízes do problema

> "Eu já sei de tudo, não faz sentido continuar mentindo", disse o Sr. Penmark à filha Rhoda. "Você bateu nele com o sapato: por isso, essas marcas em forma de meia-lua na testa e nas mãos dele."
>
> Rhoda afastou-se lentamente, com uma expressão paciente de derrota nos olhos; depois, jogada no sofá, enterrou o rosto em um travesseiro e chorou copiosamente, espiando a mãe através dos dedos entrelaçados. Mas o teatro não estava nem um pouco convincente, e Christine retribuiu o olhar da filha com um interesse novo e desapaixonado e pensou: "Por enquanto, é uma amadora; mas tem melhorado dia após dia. Está aperfeiçoando a atuação. Daqui a uns anos, não vai parecer mais uma sentimentaloide. Então será muito mais convincente, tenho certeza".
>
> William March, *The Bad Seed*

A cena descrita aqui é um trecho do *best-seller* que fez fortuna com base na ideia impensável e "monstruosa" da existência de crianças que, simplesmente, "nascem más". O romance conta a história de uma garotinha chamada Rhoda Penmark, cuja verdadeira natureza é revelada no livro quando ela mata uma colega de sala:

> Aquela menina sempre tivera alguma coisa estranha, mas [seus pais] ignoraram as esquisitices na esperança de que, com o tempo, ela ficasse mais parecida com as outras crianças; só que isso não aconteceu. Quando ela tinha 6 anos de idade e a família morava em Baltimore, os pais colocaram-na em uma escola progressista, altamente recomendada; passado um ano, a diretora da escola pediu a transferência da menina. A Sra. Penmark exigiu uma explicação, e a diretora, com os olhos fixos na figura do cavalo marinho de ouro e prata na lapela do casaco cinza claro da visitante, disse abruptamente, como se seu tato e paciência tivessem se esgotado há muito tempo, que Rhoda era

uma criança fria, autossuficiente e difícil, que vivia de acordo com as próprias regras e não se submetia às dos outros. Era uma mentirosa eloquente e muito convincente, fato que fora descoberto logo. Em certo sentido, era muito mais madura do que a média; em outro, parecia não ter se desenvolvido absolutamente nada. Mas tudo isso tivera pouco peso na decisão da escola: o verdadeiro motivo da expulsão da criança era o fato de que ela tinha se mostrado uma pequena ladra, ordinária, mas bastante talentosa, sem nenhuma das culpas e ansiedades da infância; e, obviamente, não era capaz de sentir afeição e preocupava-se só consigo mesma. (p. 40-41)

O que se conta em *The Bad Seed*, na verdade, é a história da mãe de Rhoda, Christine Penmark: uma história de culpa. Depois de ser obrigada a ver na filha o que esta realmente era, ou seja, uma psicopata em formação, Christine se perguntava como a vida familiar relativamente calma, ordeira, amorosa e próspera que ela e seu dedicado marido tinham proporcionado podia ter resultado em nada menos do que uma filha assassina. Como isso era possível?

Por mais estranho que pareça, o romance é bem fiel à realidade. Os pais de psicopatas não podem fazer praticamente nada, a não ser observar, impotentes, a evolução de seus filhos na tortuosa estrada da gratificação autodirecionada, complementada pela sensação de ser onipotente e de ter direito a tudo, sem restrições. Os pais buscam ajuda feito loucos, em uma via-sacra por consultórios de conselheiros e terapeutas, mas nada parece resolver. Aos poucos, espanto e dor vão substituindo os esperados prazeres da maternidade e da paternidade, e eles se perguntam repetidas vezes: "Em que erramos?".

PEQUENOS PSICOPATAS

Para muitas pessoas, a simples ideia da psicopatia infantil é inconcebível. Apesar disso, verificamos que os elementos desse transtorno da personalidade tornam-se evidentes bem cedo. Uma mãe que leu sobre meu trabalho em um artigo de jornal, escreveu-me esta nota, claramente desesperada: "Meu filho sempre foi genioso, é difícil conseguir se aproximar dele. Aos 5 anos de idade, já calculava a diferença entre certo e errado: se conseguia se safar, então aquilo era certo; se era pego, então era errado. A partir daí, só agia com base nesse princípio. Castigo, explosões de raiva na família, ameaças, argumentos, conselhos ou uma passagem pelo 'campo da psicologia', como costumamos dizer, não fizeram a menor diferença. Agora ele tem 15 anos de idade, já foi detido sete vezes".

Outra mãe escreveu que sua família ficara refém de um menino que haviam adotado alguns anos antes. À medida que descobria seu caminho no mundo e tomava consciência de seus poderes de manipulação e intimidação, ele foi se tornando o ator principal de um drama familiar caótico e angustiante. Quando me escreveu a carta, a mãe havia acabado de dar à luz, e ela e o marido temiam pelo bem-estar do bebê na presença daquele filho adotivo incompreensível.[1]

Muitas pessoas não se sentem confortáveis ao aplicar o termo *psicopata* a crianças. Elas citam questões éticas e práticas envolvidas na atribuição desse rótulo, tão pejorativo, a alguém muito jovem. Entretanto, a experiência clínica e pesquisas empíricas indicam claramente que a matéria bruta do transtorno pode e realmente aparece em crianças. A psicopatia não surge de repente, sem aviso, na personalidade da pessoa adulta. Os precursores do perfil descrito nos capítulos precedentes revelam-se primeiro no começo da vida.[2]

Dados clínicos e relatos pessoais indicam que a maioria dos pais de crianças posteriormente diagnosticadas como psicopatas tinham a dolorosa consciência de que algo estava gravemente errado ainda antes de o filho entrar para a escola. Embora todas as crianças, no início, tenham um desenvolvimento sem as restrições dos limites sociais, algumas teimam em permanecer imunes às pressões socializantes. Elas são inexplicavelmente diferentes das crianças normais – mais difíceis, geniosas, agressivas e enganadoras; é mais difícil se relacionar com elas ou estabelecer proximidade; elas são menos susceptíveis à influência de outros e à instrução; e estão sempre testando os limites da tolerância social. Nos primeiros anos da escola, certos indicadores enfatizam as discrepâncias em relação ao desenvolvimento normal:

- mentiras repetitivas, casuais e aparentemente sem sentido
- aparente indiferença a sentimentos, expectativas ou dores dos outros ou então incapacidade de compreendê-los
- contestação dos pais, de professores e de regras
- problemas contínuos e falta de resposta a repreendas e ameaças de castigo
- pequenos roubos de objetos de outras crianças e dos pais
- agressão, *bullying* e brigas persistentes
- registro de faltas contínuas à escola, desrespeito ao horário de voltar para casa, saídas de casa sem avisar
- padrão de machucar ou matar animais

- experiências sexuais precoces
- vandalismo e incêndios

Os pais de crianças desse tipo sempre se perguntam: "O que ela vai aprontar agora?". Uma mãe com graduação em Sociologia me disse que, aos 5 anos de idade, sua filha, que chamarei aqui de Susan, "jogou o próprio gato no vaso sanitário e deu descarga. Eu cheguei na hora em que ela ia apertar a descarga pela segunda vez. Depois contei o ocorrido ao meu marido e, quando ele pediu explicações [a Susan], ela negou calmamente que aquilo tivesse acontecido. [...] Nós não conseguíamos nos aproximar realmente dela, nem quando era bebê; estava sempre tentando fazer tudo do seu jeito, às vezes com doçura seguida de um acesso de raiva. Ela mentia até quando tinha consciência de que nós sabíamos a verdade. Nós temos também um menino. Com 7 anos de idade, Susan o provocava sem parar, de maneiras cruéis. Por exemplo, às vezes pegava a mamadeira e esfregava nos lábios do irmão e, quando ele começava a sugar, a puxava de volta e deixava o menino louco de vontade de mamar. Agora ela está com 13 anos de idade e, embora às vezes ensaie algum número doce e contrito, na maior parte do tempo somos atormentados por seu comportamento. Mata aulas, é sexualmente ativa e sempre tenta roubar dinheiro da minha bolsa".

TRANSTORNOS DE COMPORTAMENTO DA ADOLESCÊNCIA E PSICOPATIA

O *Manual diagnóstico e estatístico de transtornos mentais* (DSM-IV), "bíblia" do diagnóstico da American Psychiatric Association, não apresenta nenhuma categoria que capture toda a essência da personalidade psicopática em crianças e adolescentes. Em vez disso, descreve uma classe de transtornos disruptivos do comportamento, caracterizada por um comportamento socialmente inadequado que, com frequência, causa mais sofrimento aos outros do que à própria pessoa que o apresenta. São listadas três categorias que se sobrepõem:

- *Transtorno de déficit de atenção/hiperatividade.* Caracterizado por graus de desatenção, impulsividade e hiperatividade inconsistentes com o nível de desenvolvimento.

- *Transtorno da conduta.* Padrão de conduta persistente, em que são violados os direitos individuais dos outros, normas ou regras sociais importantes próprias da idade.
- *Transtorno desafiador de oposição.* Padrão de comportamento negativista, hostil e desafiador, somado a graves violações dos direitos individuais básicos dos outros observadas no transtorno da conduta.

Nenhuma dessas categorias de diagnóstico acerta o alvo dos jovens psicopatas. O transtorno da conduta chega perto, mas não captura os traços emocionais, cognitivos e interpessoais da personalidade – egocentrismo, falta de empatia, de culpa e de remorso, etc. – tão importantes no diagnóstico da psicopatia. A maioria dos psicopatas adultos provavelmente atende aos critérios do diagnóstico do transtorno da conduta quando mais novo, mas o inverso não é verdadeiro – ou seja, a maioria das crianças com transtorno da conduta não *serão* adultos psicopatas. Entretanto, há uma subcategoria do transtorno da conduta com "relações sociais fracas, pouca ansiedade, níveis elevados de agressão" e outras características psicopáticas – ou seja, praticamente igual ao transtorno definido e diagnosticado pela nossa *Psychopathy Checklist* (Avaliação de Psicopatia) em adultos.[3]

Dados mais diretos de psicopatia em crianças foram apresentados em um estudo recente, realizado por duas clínicas de atendimento infantil, uma no Alabama e outra na Califórnia.[4] As crianças, a maioria do sexo masculino com idades de 6 a 13 anos, tinham sido encaminhadas à clínica por causa de uma série de problemas emocionais, comportamentais e de aprendizado. Os pesquisadores, chefiados por Paul Frick, da Universidade do Alabama, basearam o trabalho na *Psychopathy Checklist* e examinaram cada criança em busca da presença dos traços de personalidade e comportamentos descritos nos Capítulos 3 e 4 deste livro. As equipes de pesquisa identificaram um subgrupo de crianças com um padrão quase igual ao dos aspectos emocionais/interpessoais e dos comportamentos socialmente desviados que caracterizam os psicopatas adultos. Para esses pesquisadores, e para incontáveis pais assombrados e desesperados, a psicopatia infantil tornou-se pura realidade.

UM GRANDE DESAFIO: COMO REAGIR

A maioria das crianças que chega à idade adulta como psicopata desperta a atenção de professores e conselheiros bem cedo, e é essencial que esses profissionais compreendam a natureza do problema que estão enfrentando. Para ter alguma chance de êxito, a intervenção tem de ocorrer no início da infância. Na adolescência, as chances de mudança dos padrões comportamentais do psicopata em formação são tênues.

Infelizmente, muitos dos profissionais que lidam com essas crianças não enfrentam o problema de frente, por uma série de razões. Alguns adotam uma abordagem puramente comportamental, preferindo tratar comportamentos específicos – agressão, roubo, etc. – em vez do transtorno da personalidade como um todo, com a complexa combinação de traços e sintomas que o caracteriza. Outros se sentem desconfortáveis com consequências de longo prazo que a criança pode ter se receber o diagnóstico de um transtorno que se acredita incurável. Outros ainda acham difícil conceber que os comportamentos e os sintomas observados nesses jovens clientes sejam algo mais do que formas exageradas do comportamento normal, resultado de uma criação inadequada ou de uma condição social baixa, e, portanto, tratáveis. Todas as crianças são um tanto egocêntricas, falsas e manipuladoras; é uma simples questão de imaturidade, argumentam eles para desalento de pais arrasados, que precisam lidar diariamente com uma situação que se recusa a ceder e que, às vezes, até piora.

Eu concordo que a tarefa de aplicar rótulos psicológicos a crianças não é fácil, e nem mesmo a adultos. Provavelmente, para crianças, a questão que suscita consequências mais prementes é o "cumprimento da profecia", ou seja, a criança rotulada de problemática realmente cresce assim para se adequar ao modelo, enquanto as pessoas ao seu redor – professores, pais, amigos – reforçam o processo, transmitindo sutilmente suas expectativas negativas.

Mesmo quando os procedimentos correspondem a padrões científicos aceitos, nenhum diagnóstico está livre do risco de erro ou de aplicação errônea por médicos negligentes ou incompetentes. Eu li um caso, por exemplo, de um psiquiatra que diagnosticou uma garotinha como esquizofrênica. Mais tarde, foi descoberto que, na verdade, os pais a deixavam passar fome; assim que ela recebeu os cuidados necessários, sua condição melhorou drasticamente. Em centenas de outros casos famosos, e com certeza em incontáveis casos desconhecidos, diagnósticos psiquiátricos incorretos têm profundo impacto sobre a vida do paciente. E não é difícil imaginar as consequências adicionais quando um erro de diagnóstico significa que outros problemas, tratáveis, são desconsiderados.

No entanto, *não* reconhecer que a criança tem muitos ou a maioria dos traços de personalidade que definem a psicopatia pode sentenciar os pais a intermináveis consultas a diretores de escolas, psiquiatras, psicólogos e conselheiros, em uma tentativa vã de descobrir o que há de errado com seu filho *e com eles próprios*. Isso pode levar também a uma sucessão de tratamentos e intervenções inapropriados – tudo com grande custo financeiro e emocional.

Se o profissional não se sente confortável em rotular indivíduos mais jovens com um diagnóstico formal, então deve evitar essa situação. Entretanto, não deve perder o problema de vista: a presença de uma síndrome com traços de personalidade e comportamentos específicos que se traduz em problemas de longo prazo, não importa como seja chamada.

JASON

Recentemente aplicamos uma versão da *Psychopathy Checklist* a transgressores jovens, cuja idade variava de 13 a 18 anos. A pontuação média foi *mais alta* do que a de populações criminosas adultas e mais de 25% dos jovens atenderam aos critérios da psicopatia. Em especial, foi perturbadora a descoberta de que o infrator com uma das pontuações mais altas na avaliação tinha apenas 13 anos de idade. Jason envolvera-se em crimes graves – incluindo arrombamento, roubos e agressões a crianças mais novas – por volta dos *6 anos*. Como uma exceção interessante, ele não se distinguia, nos aspectos clínico e comportamental, dos psicopatas adultos violentos que já estudáramos. A exceção consistia em que era mais aberto e franco, menos reservado e menos malicioso em suas crenças e atitudes do que os psicopatas mais velhos típicos. Ouvir a conversa daquele garoto era algo assustador.

Quando lhe perguntaram por que cometia crimes, esse produto de uma família estável e trabalhadora, replicou: "Porque eu gosto. Esses meus pais de merda piravam quando eu aprontava alguma, mas não dou a mínima, o que eu quero é me divertir. É isso, eu sempre fui um bárbaro". Sobre as demais pessoas, inclusive as próprias vítimas, tinha o seguinte a dizer: "Você quer saber a verdade? Alguma hora eles iam me ferrar, só que eu atirei primeiro". Jason gostava de roubar moradores de rua, especialmente "bichas", "a turma da bolsinha" e crianças de rua, porque "Eles estão acostumados com isso. Eles não choram as mágoas para a polícia... Teve um cara... a gente começou a brigar e ele puxou uma faca, eu tomei a faca dele e enterrei [a faca] no olho do cara. Ele ficou rodando e berrando que nem criança. Imbecil!".

Quando entrou na escola, ele já roubava os pais e lojas do bairro e obrigava outras crianças a lhe darem balas e brinquedos. Com frequência, conseguia dar um jeito de evitar complicações. "É só olhar bem nos olhos deles e dizer qualquer merda. Era incrível. Eu ainda faço isso. Minha mãe acreditou em tudo um tempão."

Não há dúvidas de que Jason coloca a sociedade em uma situação muito difícil. Ele não é um jovem cujas motivações e comportamento podem ser prontamente compreendidos, mas também não é emocionalmente perturbado, não tem danos neurológicos, não é produto de um ambiente físico ou social ruim. Infelizmente, todas as pessoas que trabalham em clínicas de orientação infantil, serviços para a juventude, órgãos de assistência social, centros de detenção de menores e no sistema de justiça criminal conhece alguém como ele. As seguintes questões permanecem sem resposta há centenas de anos:

- Como devemos entender essas crianças?
- Como a sociedade deve reagir e se proteger, ao mesmo tempo em que protege os direitos civis dessas crianças?

À medida que os sinais de ruptura social vão ficando mais insistentes, nós já não podemos nos dar ao luxo de ignorar a presença da psicopatia em certas crianças. Meio século atrás, Hervey Cleckley e Robert Lindner alertavam que a dificuldade de identificar os psicopatas que vivem entre nós já havia gerado uma crise social. Atualmente, nossas instituições sociais – escolas, tribunais, clínicas de saúde mental – enfrentam essa crise todos os dias de uma série de formas, e a atitude de fechar os olhos para a realidade da psicopatia ainda tem lugar. Nossa única esperança é colocar em prática os conhecimentos adquiridos sobre o transtorno o mais cedo possível. Se não, continuaremos inventando paliativos para uma doença capaz de matar, e a crise social só vai piorar. (Direi mais sobre isso em outro capítulo.)

CRIME E VIOLÊNCIA

A última década observou a emergência de uma realidade inescapável e aterrorizante: o drástico surgimento do crime juvenil que ameaça esmagar as nossas instituições sociais. Especialmente assustadores são o surpreendente aumento do uso de drogas e dos crimes violentos – homicídio, estupro, assalto, agressão com agravante – e a idade cada vez menor dos transgressores. Ficamos continuamente chateados e entristecidos – mas não mais surpresos – com relatos de crianças com menos de 10 anos de idade capazes de cometer violências sem sentido que antes eram reservadas a criminosos adultos e experientes.

O psicólogo Rolf Loeber[5] chama nossa atenção para um fato bem conhecido: os médicos não têm obtido muito sucesso na reabilitação de jovens a partir do momento em que o comportamento antissocial é descoberto, e a maioria dos programas de tratamento resulta em pouco mais do que ganhos de curto prazo. Loeber destaca um tema com frequência obscurecido pelo peso absoluto dos dados atuais sobre o comportamento delinquente em nossa sociedade: "O nível dos prejuízos funcionais que apresentam os jovens das décadas de 1960 e 1970 causam preocupação a respeito da capacidade de uma parcela dessa geração de educar a próxima. Práticas danosas na criação dos filhos são um dos fatores que determinam o grau de comportamento antissocial da geração seguinte" (p. 3). Em outras palavras, apertem os cintos, pois ainda não vimos nada.

Loeber observa que há várias e bem conhecidas rotas para a criminalidade e seria ilógico e estúpido não fazermos tudo ao nosso alcance para barrarmos esse avanço o mais cedo possível. As mesmas razões se aplicam, ainda com maior força, à psicopatia.

Ken Magid e Carole McKelvey acreditam que a psicopatia é responsável por parte das estatísticas do florescimento do crime entre os jovens.[6] Para ilustrar esse ponto, é apresentada uma lista perturbadora de manchetes recentes de jornais de todo o país:

- No Colorado, adolescente espera pacientemente enquanto dois jovens amigos matam sua mãe a facadas e marteladas.
- Na Flórida, polícia tenta determinar se um menino de 5 anos sabia as consequências de seu ato quando, do quinto andar, jogou uma criança de 3 anos no poço da escada.
- Polícia de Kansas City está perplexa com criança ciumenta de 12 anos que matou a irmã mais nova por causa de planos para a festa de aniversário.
- Criança de 11 anos, do opulento bairro St. Louis, manda coleguinha de 10 anos sair do seu jardim e, como não é obedecida, atira no outro com a arma dos pais. A criança atingida morre após cirurgia.

- Menina de 4 anos joga bebês gêmeos, de três semanas, no chão e mata os dois. Tudo porque havia sido arranhada acidentalmente por um deles.

Eu poderia acrescentar dezenas de outros casos a essa lista. Enquanto escrevia este livro, por exemplo, uma cidadezinha do oeste do país estava tentando lidar com uma criança de 9 anos que teria estuprado e molestado outras, ameaçando-as com uma faca. O menino é muito novo para ser condenado e não pode ficar em custódia porque "essa ação deve ser tomada quando a criança, e não suas vítimas, está em perigo", observou um oficial responsável pela proteção de crianças.[7]

Esses eventos horríveis não são acidentes ordinários nem meras extrapolações do comportamento infantil normal que possam ser corrigidas com o passar do tempo. Acontecimentos desse tipo começam a fazer sentido quando aceitamos o fato de que os traços de personalidade da psicopatia estão presentes desde o início da vida. Por mais que seja perturbador, isso abre caminho para o estudo do transtorno ao longo de toda a vida, tarefa crucial se quisermos desenvolver procedimentos de intervenção efetiva e descobrir o que leva um desses jovens a se tornar um artista da fraude ou um trapaceiro, outro a virar um criminoso violento, um terceiro a se transformar em um empresário, político ou profissional de conduta duvidosa ou antiética e um quarto, talvez com uma mistura menos potente das características descritas nos Capítulos 3 e 4, a ser um membro razoavelmente produtivo da sociedade.

ORIGENS

Quando pensamos sobre a psicopatia em crianças, chegamos muito rapidamente a uma questão fundamental: Por quê? Como escrevemos antes, muitos adolescentes saem dos trilhos por causa de um ambiente social ruim – abuso dos pais, pobreza, falta de oportunidades de trabalho, más companhias –, mas o psicopata parece que já vem fora dos trilhos. Mais uma vez: Por quê?

Infelizmente, as forças que produzem o psicopata ainda são obscuras para os pesquisadores. No entanto, várias teorias rudimentares sobre as suas causas merecem consideração. Em um extremo, estão as teorias que consideram a psicopatia, em grande parte, como produto de fatores genéticos ou biológicos (da natureza); no outro, estão as teorias que afirmam que a psicopatia resulta, inteiramente, de um ambiente social inicial problemático (da criação). Assim como acontece em casos controversos, a "verdade" sem dúvida está em algum lugar entre os dois extremos. Ou seja, as atitudes e os comportamentos do psicopata são, muito provavelmente, resultado de uma *combinação* de fatores biológicos e forças ambientais.

NATUREZA

Dados sobre bases genéticas e biológicas do temperamento, o fato de algumas formas de dano cerebral produzirem sintomas semelhantes à psicopatia e o aparecimento precoce de comportamentos psicopáticos em crianças fornecem o arcabouço de várias teorias biológicas sobre as origens do transtorno.

- A sociobiologia, disciplina relativamente recente, argumenta que a psicopatia não é tanto um transtorno psiquiátrico, mas a expressão de uma estratégia reprodutiva específica, de base genética.[8] Os sociobiólogos declaram, simplesmente, que um de nossos principais papéis na vida é a reprodução, para passarmos nossos genes à geração seguinte. Podemos fazer isso de várias maneiras. Uma "estratégia reprodutiva" consiste em ter poucos filhos e alimentá-los com cuidado, garantindo, assim, que tenham uma boa chance de sobrevivência. Outra estratégia é ter muitas crianças para que algumas sobrevivam, ainda que negligenciadas e abandonadas. Os psicopatas adotariam supostamente uma versão extrema desta última estratégia: reproduzir o maior número de vezes possível e gastar pouca energia em preocupações com o bem-estar da prole. Desse modo, conseguiriam propagar os próprios genes com pouco ou nenhum investimento pessoal.

Para alguns psicopatas, o modo mais efetivo de ter muitos filhos é unir-se a um grande número de mulheres e logo abandoná-las. À parte os casos em que eles são tão atraentes e encantadores que as mulheres não largam de seus pés, o melhor modo de alcançar esse objetivo é usar a fraude, a manipulação e a traição e inventar um perfil pessoal. Um dos sujeitos psicopatas de nossos estudos, um artista da fraude de 30 anos, tinha passado por vários casamentos civis, o primeiro quando era apenas um adolescente de 16 anos. Houve época em que ele se associou com várias estrelas do *rock* e, com frequência, se fazia passar por agente e confidente. Para ele, não era difícil convencer aspirantes ao estrelato de que poderia promover um salto em suas carreiras. Nos oito casos que ficamos conhecendo, ele se mudou para a casa das mulheres, mas as abandonou assim que ficaram grávidas. Quando perguntamos sobre os filhos, disse: "O que eu posso dizer? São crianças, isso é tudo".

> Terry tem 21 anos de idade, é o segundo de três filhos nascidos em uma família próspera e muito respeitada. O irmão mais velho é médico; o mais novo está no segundo ano da faculdade e recebe uma bolsa de estudos. Terry é réu primário e está cumprindo sua pena de dois anos de prisão por uma série de roubos cometidos um ano antes. Além disso, é psicopata.
> Em todos os sentidos, sua vida familiar era estável; seus pais lhe davam afeto e amor e as possibilidades de sucesso do filho eram enormes. Os irmãos cresceram honestos e trabalhadores, enquanto ele simplesmente "passava pela vida, pegando tudo o que lhe ofereciam". As esperanças e expectativas dos pais eram menos importantes para ele do que a diversão. Ainda assim, eles o apoiaram nos aspectos emocional e financeiro durante uma adolescência marcada por vandalismos, tentativas de testar os limites e repetidos choques com a lei – alta velocidade, desatenção na direção, embriaguez –, porém, sem condenações formais. Aos 20 anos, ele já tinha gerado dois filhos e estava profundamente envolvido em jogatinas e drogas. Quando não conseguiu mais dinheiro com a família, passou a roubar bancos e logo foi preso e condenado à prisão. "Eu não estaria aqui se meus pais tivessem me apoiado quando precisei deles", dizia. "Que pais são esses que deixam o filho apodrecer em uma prisão?" Quando lhe perguntaram sobre seus filhos, ele replicou: "Nunca vi nenhum deles. Acho que foram adotados. Diabos! Como é que vou saber?".

Os sociobiólogos argumentam que o comportamento sexual das pessoas é direcionado *conscientemente* para a transmissão do conjunto de genes e, por isso, a natureza nos dotou de várias estratégias para fazê-lo, uma das quais é a estratégia de "iludir" usada pelos psicopatas. Quando perguntamos a um dos sujeitos psicopatas de nossas pesquisas se ele era promíscuo porque queria ter muitos filhos para então alcançar uma espécie de "imortalidade genética", ele riu e disse: "Eu simplesmente gosto de foder".

O comportamento das psicopatas também reflete a estratégia da enganação em que a ênfase está nas relações sexuais com um grande número de homens, mas o bem-estar da prole é ignorado. "Eu sempre posso ter outra", respondeu friamente uma psicopata quando eu perguntei sobre o fato de sua filha de 2 anos ter sido espancada até a morte por um de seus muitos amantes. (Anteriormente, dois outros filhos seus tinham sido entregues à custódia do Estado.) Quando lhe perguntamos por que ela queria ter outro filho, dada a sua óbvia falta de preocupação com o destino dos três primeiros, ela disse: "Eu adoro crianças". Assim como a maior parte das psicopatas que estudamos, a afeição que ela expressava em relação aos filhos entrava em direta contradição com seu comportamento. As psicopatas costumam negligenciar seus filhos nos aspectos físico ou emocional e, às vezes, simplesmente os abandonam quando mudam de parceiro sexual. Uma ilustração deprimente é dada por Diane Downs, que cometeu abusos contra a filha, tratou-a com negligência e, no final, atirou nela, tudo isso enquanto se divertia em uma prolongada série de encontros sexuais. Ela também se tornou mãe de aluguel profissional, ansiosa por engravidar em troca de pagamento.[9]

É claro que as pessoas que praticam a mentira e a enganação constantemente acabam sendo descobertas. Uma vez que sua efetividade é bem reduzida, elas mudam rapidamente de parceiros, grupos, bairros ou cidades. Seu estilo de vida móvel e nômade e a facilidade com que se adaptam a novos ambientes sociais podem ser vistos como parte da necessidade constante de novos solos de onde extrair seus alimentos.

Há também outro aspecto. As habilidades de enganar podem favorecer a adaptação a alguns segmentos de nossa sociedade competitiva. Em outras palavras, em vez de despencar na lama, os psicopatas podem se dar bem na escada do sucesso justamente por causa de seus distintivos traços de personalidade.

A teoria sociobiológica tem forte apelo intuitivo para algumas pessoas, mas é difícil de ser testada cientificamente; a maioria dos dados de sustentação são circunstanciais e originários de relatos não científicos.

- A teoria biológica que tem se mantido por longo tempo consiste afirma que, por razões desconhecidas, algumas das estruturas cerebrais dos psicopatas amadurecem em um ritmo anormal muito lento.[10]
A base dessa teoria é dupla. Em primeiro lugar, há similaridades entre os eletrencefalogramas (EEGs; registro das ondas cerebrais) de psicopatas adultos e de adolescentes normais. Em segundo lugar, há similaridades entre as características dos psicopatas, incluindo o egocentrismo, a impulsividade, o egoísmo e o impulso de obter

gratificação imediata, e traços infantis. Para alguns pesquisadores, isso sugere que a psicopatia é reflexo, basicamente, de um atraso no desenvolvimento. Por exemplo, Robert Kegan, psicólogo de Harvard, argumenta que, atrás da "máscara de sanidade" proposta por Cleckley, não há insanidade, mas sim uma criança de 9 ou 10 anos de idade.[11]

Essas especulações são interessantes, mas as características das ondas cerebrais em questão também estão associadas com inércia ou tédio em adultos normais e podem resultar não de um atraso no desenvolvimento cerebral, mas do entorpecido desinteresse do psicopata pelos procedimentos realizados para examiná-lo. Além disso, eu questiono se o egocentrismo ou a impulsividade em crianças é igual àquela observada em psicopatas. Tenho certeza de que poucas pessoas encontram dificuldade em distinguir a personalidade, as motivações e o comportamento de uma criança normal de 10 anos de idade e de um psicopata adulto, mesmo desconsiderando a diferença de idade. E, mais importante, poucos pais de psicopatas de 10 anos de idade os confundiriam com crianças normais da mesma idade.

- Um modelo biológico interessante argumenta que a psicopatia resulta de danos ou disfunções cerebrais no início da vida, especialmente na parte frontal do cérebro, que desempenha papel fundamental nas atividades mentais superiores. Esse modelo baseia-se em algumas similaridades comportamentais aparentes entre psicopatas e pacientes com dano no lobo frontal do cérebro. Essas similaridades incluem problemas no planejamento de longo prazo, baixa tolerância à frustração, afeto "raso", irritabilidade e agressividade, comportamental social inapropriado e impulsividade.

Entretanto, pesquisas recentes não conseguiram descobrir indícios da existência de danos no lobo frontal de psicopatas.[12] Além disso, as similaridades entre eles e pessoas com problemas no lobo frontal talvez sejam apenas superficiais ou, pelo menos, não mais importantes do que as diferenças. Ainda assim, vários pesquisadores têm afirmado, de modo persuasivo, que algum tipo de disfunção no lobo frontal, não necessariamente um dano real, pode estar por trás da impulsividade e do frequente fracasso dos psicopatas em inibir comportamentos inapropriados.[13] Está bem estabelecido que o lobo frontal desempenha papel crucial na regulação do comportamento. Portanto, parece razoável levantar a hipótese de que, por alguma razão, uma "instalação errada" ou um dano precoce, o lobo frontal de psicopatas não consegue regular o comportamento.

CRIAÇÃO

Minhas tirinhas preferidas são as de Calvin e Haroldo. Em uma sequência, Calvin grita, irritado: "Por que eu tenho de ir para a cama agora? Eu nunca posso fazer o que quero! Se eu crescer e virar um psicopata por causa disso vocês vão se arrepender!". "Ninguém vira psicopata porque tem de ir para a cama em um horário razoável", responde o pai. "É", replica Calvin, "mas não é só isso – você também não vai me deixar mascar tabaco! Nunca se sabe onde é que está o meu limite!".

Calvin reflete sobre uma das generalizações mais populares a respeito da psicopatia, ou seja, a noção de que ela resulta de algum trauma psicológico ou de experiências adversas do passado: pobreza, privação, abuso emocional ou físico, rejeição dos pais, técnicas disciplinares inconsistentes, etc. Infelizmente, o quadro que emerge da experiência clínica e da pesquisa está longe de esclarecer a questão. Entretanto, eu não consigo encontrar nenhum indício convincente de que a psicopatia seja resultado direto de fatores sociais ou ambientais presentes no início da vida. (Porém reconheço que minha opinião parece inaceitável para aqueles que creditam praticamente todos os comportamentos adultos antissociais – de um pequeno furto ao assassinato em massa – a algum mau-trato ou privação no passado.)

A negligência e o abuso de crianças *podem* causar terríveis danos psicológicos.[14] Crianças que passam por essas experiências com frequência têm QIs mais baixos e maior risco de depressão, suicídio, ações impulsivas e problemas com drogas. Elas têm maior propensão do que as outras a agir de modo violento e a ser detidas ainda na juventude. Entre crianças em idade pré-escolar, aquelas que sofrem abuso e negligência são mais propensas a ataques de raiva; além disso, recusam-se a seguir orientações e demonstram falta de entusiasmo com mais frequência. Quando entram para a escola, tendem a ser hiperativas, a se distrair com facilidade e a perder o autocontrole; os colegas costumam não gostar delas. Mas esses fatores não as transformam em psicopatas.

Há poucas dúvidas de que a correção desses problemas iniciais levaria, no final, a uma redução dramática no número de crimes e de outras formas de disfunção social. Mas é improvável que houvesse uma redução comparável no número de psicopatas e na gravidade de seu comportamento antissocial.

A ADORÁVEL E HORRIPILANTE TESS

Em um filme produzido para a televisão, o psicólogo Ken Magid aparece em uma sessão com Tess, uma garotinha de 6 anos e meio de idade, um anjinho na aparência, com grandes e doces olhos azuis e uma falha no lugar do dente da frente, que havia caído. A parte principal do filme consiste nos vídeos das sessões de terapia de Tess. Nos depoimentos da criança, ouvimos como à noite ela maltratava o irmão mais novo, Benjamin, a ponto de obrigar os pais a trancarem-na no quarto para que o irmão-alvo pudesse dormir sem ser machucado. Essa declaração não é apenas deprimente, ela entra em conflito direto com as noções que temos do comportamento infantil (aqui o nome das crianças é fictício).

"O modo como Tess abusava de Benjamin tornou nossa vida insuportável", diz o pai adotivo à entrevistadora. "No início, pensamos que Benjamin tivesse algum problema abdominal, mas depois descobrimos que Tess esmurrava a barriga dele à noite. Fomos obrigados a trancar a porta do quarto dela."

Tess roubava facas, "daquelas grandes e afiadas", admitiu ela. "O que você queria fazer com elas, Tess?", perguntou Magid à sua pequena paciente. Calmamente, a menininha respondeu: "Matar mamãe e Benjamin...".

Em certo momento do filme, o narrador reconta como, em um dos muitos dos episódios de acesso de raiva, Tess bateu a cabeça de Benjamin diversas vezes no chão de cimento. A mãe teve de tirar as mãos de Tess da cabeça do bebê à força.

"Eu não parava", disse Tess. "Eu continuava machucando ele."
"Pensando em...?", induziu o terapeuta.
"Pensando em matar ele."

Em outro momento do vídeo, Magid pede a Tess que lhe diga como ela tratava pequenos animaizinhos.

"Eu espeto alfinetes neles." "Muitos", disse a menina. "Para matar."

Tess e o irmão Benjamin haviam sido adotados por um casal adorável, que ficou chocado e assustado com o comportamento da menina. Tentando compreendê-la, eles investigaram o passado da filha adotiva e descobriram que, em sua família biológica, os dois, e

Tess em especial, tinham sofrido inimagináveis abusos sexuais e psicológicos, além de negligência física. Magid apresentou Tess como um exemplo vívido – na verdade, inesquecível – do que pode acontecer com crianças que não desenvolvem "conexões" ou "laços" com os pais ou com os cuidadores primários no início da vida. Seu livro *High Risk*, publicado pela primeira vez em 1987, esboçava a posição de que a inexistência de ligações psicológicas entre os pais e o filho no estágio apropriado do desenvolvimento, desde o nascimento até os 4 anos de idade, era um fator preponderante no surgimento de problemas psicológicos e comportamentais, incluindo a psicopatia.[15]

Em grande parte, as teorias com ênfase nos laços afetivos continuam populares porque parecem "explicar" tudo, desde a ansiedade e depressão até o transtorno da personalidade múltipla, esquizofrenia, transtornos da alimentação, alcoolismo e crime. Entretanto, a maior parte da sustentação empírica dessas teorias vem de relatos retrospectivos de experiências do passado, que, com certeza, não são fontes muito confiáveis para trabalhos científicos.[16] Além disso, há poucos indícios de que dificuldades no estabelecimento de laços na infância possam ter alguma coisa a ver com o desenvolvimento da psicopatia.

A maioria dos fatores externos associados com a "ausência de laços" – rejeição, privação, negligência, abuso, etc. – realmente pode produzir efeitos terríveis, e *alguns* desses efeitos podem lembrar alguns dos traços e comportamentos que definem o transtorno da psicopatia.

Com certeza, a pequena Tess do programa de televisão parece um exemplo pungente. Mas não há nenhum indício de que a ausência de laços possa resultar em algo parecido com a gama completa de sintomas que caracterizam a psicopatia, incluindo o característico charme manipulador e a distintiva *falta* dos sintomas psicológicos graves e debilitantes observados em pessoas com danos emocionais causados pelo ambiente social e físico em que cresceram.

Enquanto alguns afirmam que a psicopatia resulta de dificuldades no estabelecimento de laços na infância, eu inverto o argumento: em algumas crianças, a própria impossibilidade de estabelecer laços é um *sintoma* da psicopatia. Provavelmente, essas crianças não têm capacidade de criar laços imediatos e essa falta de ligações é muito mais um resultado, e não a causa, da psicopatia.

Essa possibilidade tem sido desconsiderada por aqueles que defendem que o ambiente ruim ou a criação inadequada é tudo. Para os pais de um jovem psicopata que colocou a vida da família de cabeça para baixo, apesar das frenéticas tentativas de compreendê-lo e acolhê-lo, é duplamente difícil suportar a acusação social injusta de que *eles* foram os culpados pelo problema. A viagem psicológica em busca daquilo que *eles* fizeram de errado não promete ser muito frutífera.

UM MODELO INTERATIVO: NATUREZA E CRIAÇÃO

Eu defendo a posição de que a psicopatia emerge a partir de uma interação complexa – e mal compreendida – entre fatores biológicos e forças sociais. Minha opinião baseia-se em indícios de que fatores genéticos contribuem para as bases biológicas do funcionamento do cérebro e para a estrutura básica da personalidade, que, por sua vez, influenciam o modo como o indivíduo responde às experiências da vida e ao ambiente social e o modo como interage com ambos.[17] De fato, os elementos necessários ao desenvolvimento da psicopatia, incluindo a profunda incapacidade de experimentar a empatia e uma gama completa de emoções, inclusive o medo, são fornecidos em parte pela natureza e, possivelmente, por algumas influências biológicas desconhecidas sobre o desenvolvimento do feto e do neonato. Em resultado disso, fica muito reduzida a capacidade de desenvolver os controles internos e a consciência e de estabelecer "conexões" emocionais com outras pessoas.

No entanto, isso não significa que os psicopatas estão destinados a seguir por um caminho predeterminado, que eles nascem para desempenhar um papel socialmente desviado na vida. Mas, sim, que o seu dote biológico – o material bruto que as experiências ambientais, sociais e de aprendizado combinam em um indivíduo único – fornece uma base fraca para a socialização e a formação da consciência. Para usar uma analogia simples, o oleiro é o instrumento que molda a cerâmica a partir da argila (criação), mas as características da cerâmica produzida dependem não só dele, mas também do tipo de argila disponível (natureza).[18]

Embora a psicopatia não seja, primariamente, o resultado de uma criação problemática ou de experiências infantis adversas, eu acho que esses fatores desempenham papel importante na modelagem daquilo que a natureza forneceu. Os fatores sociais e a criação afetam o modo como o transtorno evolui e o modo como se manifesta no comportamento.

Portanto, o indivíduo que tem uma mistura de traços de personalidade psicopata, mas cresce em uma família estável e tem acesso a recursos sociais e educacionais positivos pode vir a ser um artista da fraude ou um criminoso de colarinho branco ou ainda um empresário, político ou profissional um tanto questionável. Já outro indivíduo, com os mesmos traços de personalidade, mas com história de privação e conturbação, pode se tornar um vagabundo, um mercenário ou um criminoso violento.

Em qualquer dos casos, os fatores sociais e a criação ajudam a modelar a *expressão* do transtorno, mas têm menos efeito sobre a incapacidade do indivíduo de sentir empatia ou de desenvolver consciência. Nenhum grau de condicionamento social é capaz de gerar, *por si só*, a capacidade de se preocupar com os outros ou um forte senso de certo e errado. Ampliando minha analogia anterior, a "argila" da psicopatia é muito menos maleável do que a argila que os oleiros da sociedade geralmente usam em seu trabalho.

Uma implicação desse ponto de vista para o sistema de justiça criminal é que a qualidade da vida familiar tem muito menos influência sobre os comportamentos antissociais dos psicopatas do que sobre o comportamento da maioria das pessoas. Em vários estudos recentes, avaliamos os efeitos da formação familiar sobre a posterior criminalidade em infratores psicopatas e não psicopatas.[19]

- Não descobrimos nenhum indício de que a formação familiar dos psicopatas difere daquela dos outros criminosos. Como era de se esperar, a maioria dos criminosos vem de famílias marcadas por algum tipo de problema.
- Entre os criminosos que *não* eram psicopatas, a qualidade da formação familiar estava fortemente relacionada com a idade de surgimento e com a gravidade das primeiras atividades criminosas. Portanto, aqueles que vinham de uma família problemática ou desamparada, faziam sua primeira aparição em tribunais aos 15 anos, enquanto aqueles com uma formação familiar relativamente estável iam parar nos tribunais muito mais tarde, por volta dos 24 anos.
- Em agudo contraste, a qualidade da vida familiar não tinha absolutamente nenhum efeito sobre a emergência da criminalidade entre os psicopatas. Independentemente da estabilidade ou instabilidade de suas famílias, os psicopatas se faziam presentes em tribunais por volta dos 14 anos.
- As descobertas a respeito dos criminosos que não eram psicopatas estavam de acordo com a literatura geral sobre a criminalidade, ou seja, influências familiares nocivas promovem o desenvolvimento

precoce da atividade criminosa. Entretanto, no caso dos psicopatas, nem uma boa vida familiar, capaz de promover o desenvolvimento sadio dos irmãos, conseguira impedir que tivessem uma vida de fria autogratificação.

- Há uma exceção importante nessas conclusões gerais: nossa pesquisa indicou que os psicopatas originários de famílias instáveis cometiam muito mais transgressões *violentas* do que aqueles que vinham de famílias estáveis. Já sobre os demais criminosos, a criação tinha pouco efeito sobre o grau de violência. Isso é consistente com minha sugestão inicial de que as experiências sociais afetam a expressão comportamental da psicopatia. Uma história familiar de privação e conturbações, em que o comportamento violento é comum, encontra no psicopata um pupilo entusiasmado, para o qual a violência não é emocionalmente diferente de outras formas de comportamento. É claro que outras pessoas também aprendem comportamentos violentos, mas, por causa de sua maior capacidade de sentir empatia e de inibir os próprios impulsos, elas não se comportam dessa forma tão facilmente como os psicopatas.

OUTRO OLHAR PARA A SOCIEDADE DA CAMUFLAGEM

Em nossa sociedade, em virtude do sofrimento social cada vez mais intenso e amplo, o tema da origem da psicopatia ganha uma importância funesta. Um caso recente na cidade em que moro trouxe para dentro de casa não apenas a gravidade do aumento dos índices da criminalidade juvenis, mas também questionamentos sobre o que estaria por trás dessas estatísticas. Um assassino de 13 anos de idade recebeu a sentença máxima – três anos –, de acordo com a legislação canadense para menores infratores, pelo assassinato de um jovem de 20 anos. O motivo? O jovem não tinha fornecido os 250 dólares de maconha pelos quais o assassino pagara, ou seja, na verdade, um crime bem adulto.[20]

O assassino, cujo nome não era mencionado, foi descrito como manipulador, um "rato" de rua, "desde o início um caso perdido". O significado dos detalhes que *cercaram* o assassinato é essencial. Por exemplo, os amigos de bairro do assassino o descreveram como "apenas um 'garoto normal', que matava aulas, fumava maconha e jogava *video game*. Quando lhes perguntaram se o jovem tinha algum interesse especial, os amigos responderam: furtos em lojas. O advogado de defesa disse na audiência de fiança que o assassino confesso havia começado a carreira arrombando apartamentos aos 8 anos. O garoto tinha condenações por arrombamento, roubo e posse de narcóticos. Na escola, recebera suspensão várias vezes por comportamento disruptivo e vadiagem. No final do ensino fundamental, fora expulso por roubar do programa de leite. Fumava maconha diariamente desde os 11 anos e, mais tarde, tornou-se usuário regular de haxixe e ocasional de cocaína. Na sentença, o juiz citou os perfis traçados por médicos que disseram que o jovem apresentava um comportamento 'antissocial' clássico. Essas pessoas não experimentam culpa do mesmo modo como as outras, não conseguem sentir empatia e, na maioria dos casos, não mudam com o passar do tempo."

Parece familiar? Talvez, embora eu não possa fazer um diagnóstico a distância com base apenas em alguns detalhes relatados ao acaso. O ponto importante desse retrato não é o diagnóstico de um jovem assaltante, mas sim este comentário sobre as circunstâncias do ato criminoso: "Histórias que circulavam [no lugar onde ele morava] sugerem que um grande número de jovens – 20 – sabia que o acusado era responsável pelo assassinato, mas não disse nada".

As gangues têm propiciado grandes oportunidades a psicopatas jovens. A tendência impulsiva, egoísta, fria, egocêntrica e agressiva dos psicopatas combina-se facilmente com muitas das atividades de uma gangue e pode até lhes dar o tom. Na verdade, provavelmente não há muitas outras atividades que produzam tantas recompensas para psicopatas violentos e ainda com alto grau de impunidade. As gangues de bairro envolvem-se muito com tráfico de drogas, roubos, intimidação e extorsão. Elas recrutam muitos de seus novos membros nas escolas, e sua presença dentro da escola e em seus arredores é uma constante lembrança a estudantes e professores da influência e do poder bruto de que dispõem.

Embora a sociedade demonstre crescente preocupação com a presença de gangues em nossas comunidades, as penalidades para atos ilegais cometidos por elas são ainda muito leves. Em um caso recente, dois jovens de 15 e 16 anos foram condenados por atividades de gangue, incluindo agressão, roubo de carro, posse de arma, agressão com arma e ataque com danos corporais. A maioria das acusações foi desconsiderada porque, temendo represálias, os pais dos adolescentes que serviriam de testemunha não permitiram que os filhos comparecessem ao tribunal. Um porta-voz da polícia disse ser "muito perturbador ver que, por meio de ameaças e intimidações, um criminoso consegue fazer que retirem queixas contra ele" e observou também que há sempre corrupção de testemunhas em acusações contra gangues. Esses grupos criminosos têm um senso coletivo de poder e invencibilidade bem similar ao de alguns de seus membros psicopatas.

Se, como acredito, o caminho trilhado atualmente por nossa sociedade tende a permitir, reforçar e, em alguns casos, até valorizar alguns dos traços listados na *Psychopathy Checklist*, como impulsividade, irresponsabilidade, ausência de remorso, etc., então nossas escolas podem estar se transformando em microcosmos da "sociedade da camuflagem", onde os verdadeiros psicopatas podem se esconder, praticando seus atos destrutivos de autogratificação e colocando em risco a população estudantil como um todo. São realmente preocupantes as implicações do silêncio daqueles 20 jovens canadenses que sabiam quem era o assassino, conheciam a sua identidade, mas, por alguma razão, não disseram nada a ninguém. Isso sugere que nossa sociedade, além de ficar fascinada com a personalidade psicopática, também é cada vez mais tolerante com ela. Mais assustador ainda é a possibilidade de que esses psicopatas "legais" e depravados transformem-se em modelos distorcidos para as crianças criadas em famílias disfuncionais ou em comunidades desintegradas, onde pouco valor é dado à honestidade, ao jogo limpo e à preocupação com o bem-estar dos outros.

"O QUE FIZ DE ERRADO?"

É difícil imaginar o pai de um psicopata que não tenha feito esta pergunta a si próprio, talvez em desespero: "O que fiz de errado como pai para despertar esse tipo de coisa em meu filho?".

Provavelmente a resposta é: "nada". Para resumir o que descobrimos em dados esparsos, não sabemos como as pessoas se tornam psicopatas, mas indícios atuais nos levam além da ideia comumente partilhada de que o comportamento dos pais responde sozinho ou é o principal responsável pelo transtorno. Isso não significa que os pais e o ambiente estejam completamente isentos de culpa. O comportamento dos pais pode não ser responsável pelos ingredientes essenciais do transtorno, mas tem muito a ver com o modo como a síndrome se desenvolve e manifesta. Há poucas dúvidas de que más atitudes dos pais na criação dos filhos e ambientes sociais e físicos desfavoráveis podem exacerbar acentuadamente problemas potenciais; também há poucas dúvidas de que esses fatores desempenham papel importantíssimo na moldagem dos padrões de comportamento dos filhos. A complexa interação dessas forças ajuda a determinar por que apenas alguns poucos psicopatas tornam-se *serial killers*, enquanto a vasta maioria passa pela vida como criminosos "comuns", empresários desonestos ou predadores que não burlam a lei.

Embora as origens da psicopatia permaneçam obscuras, o avanço na precisão do diagnóstico e o crescente corpo de pesquisas nos permitem começar a formular melhor as maneiras de lidar com os psicopatas em nossas comunidades. Esse é o tema dos capítulos finais deste livro.

> Em 1981, em Milpitas, na Califórnia, 13 adolescentes mantiveram segredo por três dias a respeito do assassinato de uma menina de 14 anos por um garoto de sua turma. Durante esse período, o grupo subia as montanhas para ver o corpo. *Juventude assassina*, um filme de 1987, baseado nos fatos desse caso, descreve essas crianças como membros da geração "em branco". Para qualquer um familiarizado com os estilos de comunicação atuais de alguns adolescentes, o retrato vai parecer familiar e alarmante. Esse filme, habilmente construído, permite uma visão incomum dos modos como uma subcultura de jovens sem lei pode se camuflar.
>
> O mundo em que moram essas crianças é um bairro de brancos de classe trabalhadora, local que raramente é descrito de modo realista em filmes. Lá, encharcadas da violência da televisão, as crianças formam um submundo secreto, enquanto os pais lutam para pagar as contas e a vida da família entra em uma roda viva descontrolada. No filme, distraídos e esgotados pela máquina trituradora do cotidiano, os pais, na melhor das hipóteses, conseguem gritar para os filhos: "É você?", ao ouvir seus passos quando saem ou entram em casa, seguindo seus caminhos separados da família.
>
> Uma das cenas mais fortes do filme mostra um professor, que ainda é capaz de se importar com os alunos, tentando lidar com o estilo "descolado" e irônico que mascara aquelas crianças. Ele pede, depois praticamente implora, que a classe diga algo sobre o modo como a perda da colega assassinada os afeta. Apenas o *"nerd"* da classe está disposto a admitir que dá importância ao caso; o resto parece confuso diante da questão. Desesperado, buscando algum indício de que está conseguindo tocar os estudantes de algum modo, o professor dirige-se a um deles, uma menina chamada Clarissa, uma das que, no final, acabou contando às autoridades sobre o assassinato: "Diga o que a Jamie *significava* para você...". A resposta, inclusive dessa menina, é apenas um olhar superficial e vazio. O diretor deixa que o espectador decida se ela não sentia nada ou se não queria expor os seus sentimentos à figura de autoridade do professor.
>
> A ausência de empatia, compaixão ou até compreensão em relação à perda leva o professor a um acesso de fúria: "Ninguém nesta sala dá a mínima para a morte dela... A gente tem a chance de ser moralmente superior, mas ninguém nesta sala tá nem aí se ela morreu. Se a gente ligasse,

a gente não estaria aqui, estaria lá fora, na rua, passando a noite acordada no rastro do cara que a matou".
A deprimente resposta à explosão do professor? Silêncio.
Isso é apenas um filme, é claro. Mas o retrato da sociedade apresentado em *Juventude assassina* soa assustadoramente verdadeiro: uma sociedade em que a pobreza emocional, a impulsividade, a irresponsabilidade, a autoglorificação e a autogratificação são a norma. Se, como disse Robert Lindner em 1944, houve época em que as fronteiras e os limites deram ao psicopata o "brilho e o resplendor da liberdade pessoal", hoje nossas ruas, nossas escolas e até nossas casas podem estar encorajando sua atividade, oferecendo a ele a chance de passar despercebido e de não ser diagnosticado. Eu espero que este livro, ao dar destaque à psicopatia infantil, desperte a atenção de todos para essa assustadora possibilidade.

11
A ética da rotulação

> Me chutaram para fora da escola no final do fundamental por atacar o professor. A assistente social disse: "Não vale a pena mandá-lo para o acampamento de verão". Quando eu tinha 17 anos, me acusaram de estupro. O psiquiatra disse: "Ele é um psicopata. Deve ir para a prisão". Isso acabou com a minha vida. Eles achavam que eu não prestava para nada, então resolvi mostrar que eles tinham razão.
>
> Um estuprador em série condenado. A sua primeira transgressão sexual violenta foi cometida quando tinha 11 anos de idade.

Ao longo deste livro, tenho argumentado que avaliações precisas de casos de psicopatia são essenciais para compreendermos melhor esse transtorno socialmente devastador. Mas há outro motivo, mais premente, para a emissão de diagnósticos precisos imediatamente: antes de desenvolvermos programas efetivos de controle e tratamento de psicopatas, precisamos identificá-los de modo correto.

Com as estatísticas de crimes e de populações encarceradas em uma espiral ascendente fora de controle, com instituições de saúde mental superlotadas, com a inaudita tendência para crimes violentos, abuso de substâncias, gravidez indesejada e suicídio observada entre nossos jovens, eu acredito piamente que os profissionais da área da saúde mental e do serviço social precisam muito do conceito de psicopatia para orientar as suas decisões. Usado de modo adequado, o diagnóstico de psicopatia tem potencial para desanuviar a confusão que cerca a seguinte questão: como e por que a nossa ordem social encontra-se em situação tão difícil? Entretanto, o uso inadequado desse rótulo carrega alto potencial de destruição para o indivíduo diagnosticado erroneamente. Por esses motivos, a *Psychopathy Checklist* (Avaliação de Psicopatia) é uma ferramenta tão valiosa. Além de fornecer um procedimento diagnóstico confiável e válido a médicos e a profissionais envolvidos com decisões nesse campo, ela dá a toda sociedade – inclusive aos integrantes do sistema de justiça criminal – uma descrição detalhada daquilo que é levado em conta no diagnóstico de psicopatia. Em vez de ouvirmos um médico dizer simplesmente: "Em minha opinião profissional, este indivíduo é um psicopata", teremos explicações claras sobre as razões do diagnóstico.

> Em um encontro profissional recente, um psicólogo prisional disse-me que as instituições do estado onde ele trabalha usam a *Psychopathy Checklist* para evitar que a "culpa" por erros na concessão de liberdade condicional recaia sobre eles. "A avaliação nos ajuda a emitir o parecer para a comissão que vota a condicional", disse ele. "Nós repassamos à comissão o resultado, quer dizer, se o transgressor é ou não um psicopata, e explicamos as implicações desse diagnóstico. A partir daí, é responsabilidade deles decidir como usar essas informações. Se um psicopata for liberado e matar alguém, nós não seremos acusados e a própria comissão terá de dar explicações ao público e à família da vítima. Se ele não for um psicopata, mas todos os outros indícios apontarem que ele oferece grande risco à sociedade e pode matar alguém, continuaremos em uma boa posição. Assim funciona a comissão de liberdade condicional. Todos nós fazemos o melhor possível, mas nenhuma condicional está isenta de risco."
>
> O psicólogo disse também que era só uma questão de tempo até a família de alguma pessoa assassinada por um indivíduo em liberdade condicional processar o Estado com base no argumento de que foi autorizada a liberação de "um assassino psicopata sem um diagnóstico adequado". A *Psychopathy Checklist*, disse ele, é uma apólice de seguro contra esse tipo de acusação.

SÓ SURPREENDEU QUEM VOTOU A FAVOR DA CONDICIONAL

Com frequência, o público fica perplexo quando um criminoso com longa ficha de transgressões é agraciado com a liberdade após passar pouco tempo na prisão. As razões variam, mas, na maioria dos casos, a comissão que vota a liberdade condicional acredita que o preso já não representa mais uma ameaça significativa à sociedade. Na maioria dos casos, a decisão da comissão parece razoável, porém, algumas vezes, ela comete erros inexplicáveis e trágicos. Consideremos, por exemplo, o caso de Carl Wayne Buntion, descrito no programa de televisão *A Current Affair*, no dia 7 de maio de 1991. Ele foi liberado de uma prisão do Texas em 1990, 15 meses depois de receber uma sentença de 15 anos de prisão por agressão sexual. Seis semanas depois da liberação, ele matou a tiros um policial durante uma *blitz* de trânsito de rotina.

Por que esse homem obteve a condicional tão depressa, pouco depois de ter começado a cumprir uma pena longa por um crime violento? E, para completar, esse não era seu único crime. Sua ficha criminal remontava, pelo menos, a 1961, e violações de liberdade condicional, obtida por ele com bastante facilidade e rapidez, eram uma constante em seu histórico. De fato, em 1984, ele havia sido condenado a duas sentenças de 10 anos, mas conseguiu a sua sétima condicional por volta de 1986. Questionaram então o presidente da comissão de liberdade condicional, dizendo-lhe: "Como vocês puderam afirmar que um homem com aquela ficha criminal não era uma ameaça para a sociedade? É óbvio que esse é um infrator reincidente". E ele replicou: "Isso é questão de interpretação". Ele disse ainda que a comissão de condicional não se considerava culpada pela morte do policial: "Não mais do que a mãe dele [de Buntion] pode ser considerada culpada por ter dado à luz um filho assim".

A namorada de Buntion descreveu-o desta maneira: "Ele é inteligente, tem um senso de humor maravilhoso, é muito tranquilo, relaxado; é um cavalheiro". Com certeza, nem a vítima da agressão sexual nem a família do policial morto concordariam com essa descrição, bastante bizarra, de um homem totalmente antissocial. Como disse o repórter de televisão David Lee Miller: "O amor pode ser cego, mas qual é a desculpa da Comissão de Liberdade Condicional do Texas para o fato de não ter enxergado a verdade no caso de Carl Wayne Buntion?".

Buntion era um psicopata? Provavelmente. Se as autoridades tivessem insistido na realização de uma avaliação adequada como parte do pedido de liberdade condicional e se a comissão tivesse sido hábil o bastante para incluir o diagnóstico na ficha dele, o mais certo é que Buntion não fosse libertado da prisão. Afinal, não era preciso ser um gênio para prever que um Carl Buntion não iria se tornar um cidadão modelo de repente.

Entretanto, o triste nessa história é que os membros das comissões de condicional costumam ser pessoas com poucas qualificações relevantes, que recebem essa posição por indicação política, e não profissionais que compreendem o comportamento criminal e sabem avaliar o potencial papel da psicopatia na predição de reincidências e violência. Além disso, os membros das comissões com frequência têm pouco tempo disponível para uma avaliação abrangente. Em muitos casos, eles relutam em usar os relatos clínicos fornecidos por psiquiatras e psicólogos; outras vezes, não conseguem entendê-los. Já tendo visto alguns desses relatórios, entendo por que muitas comissões não os consideram úteis no processo de tomadas de decisão difíceis sobre a liberdade condicional. Muitos relatórios clínicos são vagos ou cheios de jargão profissional; outros fornecem diagnósticos, mas não indicam em que medida eles podem ajudar a predizer a reincidência e a violência.

O PODER DA ROTULAÇÃO

Diagnósticos precisos e com comprovada validade preditiva podem ser extremamente úteis para o sistema de justiça criminal. O sucesso da *Psychopathy Checklist* na predição da taxa de reincidência e de violência comprova isso. Entretanto, também é importante compreender os riscos da emissão de diagnósticos imprecisos e de rotulações errôneas. No sistema correcional canadense, por exemplo, uma única anotação na ficha criminal, feita pelo oficial de justiça responsável ou por um psicólogo prisional, pode rotular um preso como uma espécie de Caim. Suponhamos, por exemplo, que um jovem preso por uma série de arrombamentos e roubo entre com um pedido de liberdade condicional. O psicólogo prisional, sobrecarregado de trabalho e mal pago, faz então uma breve entrevista e examina superficialmente a ficha criminal. Ele vê que alguns anos atrás um psiquiatra disse que o rapaz tinha "personalidade antissocial". Ao escrever seu relatório, o psicólogo declara que, em sua opinião clínica, o preso é um *psicopata* e, portanto, sua liberdade provisória seria um risco. A comissão nega o pedido de condicional, influenciada pela interpretação que ela própria faz do rótulo de psicopata e também preocupada com o aumento crescente da taxa de criminalidade. Na sequência, o preso fica deprimido e comete suicídio. Depois, durante a sindicância, o infeliz psicólogo testemunha que emitiu o diagnóstico com base nas informações da ficha criminal e em uma entrevista de 15 minutos.

Apesar disso, avaliações *precisas* podem ser muito úteis na classificação de transgressores, na determinação de atribuições de trabalho, na tomada de decisão sobre tratamentos e intervenções apropriados, no planejamento para liberação e na preparação da equipe prisional para lidar diariamente com transgressores. O diagnóstico da psicopatia também pode evitar que um transgressor seja transferido da prisão para um hospital psiquiátrico prisional (destinado a criminosos mentalmente perturbados), onde poderia exercer uma influência disruptiva sobre os demais pacientes. Quando o transgressor já se encontra em um desses hospitais, o diagnóstico pode ajudar a determinar o nível de sua segurança. Em um exemplo recente, um paciente matou um funcionário do maior hospital para transgressores mentalmente perturbados da América do Norte.[1] A administração e os funcionários fizeram uma reunião e resolveram estabelecer uma nova política: os pacientes com alta pontuação na *Psychopathy Checklist* e com histórico de violência teriam de passar por uma revisão administrativa especial antes de serem examinados como candidatos a um menor nível de segurança no hospital. A revisão ajuda os funcionários na difícil e enervante tarefa de tentar atingir um equilíbrio razoável entre a premência de reduzir a violência e as necessidades e os direitos de cada paciente a receber um tratamento adequado.

> A maior parte das jurisdições do mundo considera os psicopatas como pessoas imputáveis e sem doença mental. Entretanto, em um caso australiano recente, as autoridades decidiram que a única maneira de impedir que Garry David, "um psicopata agressivo", fosse liberado da prisão era criar uma legislação que declarasse esse criminoso, e outros iguais a ele, como mentalmente doente. Depois de conhecer o longo histórico de infrações e violência de David, um juiz da Suprema Corte que examinou o caso teria dito o seguinte: "Alguém com um histórico desses com certeza sofre de uma doença mental e, se os psiquiatras não conseguem ver isso, então eles próprios devem estar 'loucos'". Apesar da expressa oposição da comunidade psiquiátrica, David foi considerado mentalmente doente e enviado a um hospital psiquiátrico com alto nível de segurança (Neville Parker. "The Garry David case". *Australian and New Zealand Journal of Psychiatry*, n. 25, 1991, p. 371-74).

DIAGNÓSTICO A DISTÂNCIA

Em uma das coincidências mais gratificantes da minha vida, recebi um telefonema da rede CBS, pedindo que comentasse uma possível ligação entre a psicopatia e a personalidade do presidente do Iraque, Saddam Hussein. A Guerra do Golfo Pérsico estava no auge, e a população em geral era inundada, dia e noite, de imagens e comentários sobre todos os aspectos das hostilidades e da política envolvida. Prever o próximo passo de Hussein tinha virado uma obsessão global, e, pelo visto, a CBS resolvera temperar o fervor com "a opinião de um especialista".

Recusei o convite. Como mostra o diagnóstico apressado fornecido pelo "Dr. Morte" (descrito na próxima seção), o exame de figuras públicas, feito a distância, ainda que por especialistas no campo, pode se tornar facilmente uma paródia do procedimento profissional. O resultado pode ser uma forma gloriosa de fofoca, que merece crédito não pelos fatos, mas simplesmente pelas credenciais do especialista.

No caso de Saddam Hussein, os perigos eram especialmente evidentes, pois, como costumávamos ouvir repetidas vezes naquele início do conflito armado: "A primeira vítima da guerra é a verdade". Em primeiro lugar, os materiais sobre Hussein eram limitados. Além disso, as variantes da cultura e da religião, potencialmente influentes, e outros componentes de um sistema de crenças muito diferente do nosso exigiam um estudo criterioso e atenta compreensão da parte de qualquer um que tentasse emitir um diagnóstico psicológico.

Durante esse mesmo período, Daniel Goleman informou a respeito das observações do Dr. Jerrold Post, professor de Psiquiatria e Política da Universidade George Washington ("Experts Differ on Dissecting Leaders' Psyches from Afar", *The New York Times,* 19 de janeiro de 1991, p. C1). Em testemunho ao Senado dos Estados Unidos, o Dr. Post descreveu o presidente do Iraque como alguém que sofria de "narcisismo maligno, um transtorno grave da personalidade, que o levava a mania de grandeza, paranoia e crueldade". Até os leigos entenderam o recado. Em declaração à rede CNN em 13 de fevereiro de 1991, o deputado Robert Dornan descreveu Hussein como um "sociopsicopata".

Em seu artigo no jornal *New York Times,* Goleman continuou tentando mostrar que os perfis psicológicos de figuras públicas têm suas raízes nas teorias de Freud e são considerados valiosos pelo governo dos Estados Unidos, mas os especialistas divergem quanto à validade dessas opiniões. Em particular no caso de Hussein, "os críticos observam que outras interpretações são igualmente plausíveis e que o diagnóstico [de Post] baseia-se em um corpo muito restrito de dados".

Apesar disso, Post usou o diagnóstico para descrever a psique de Hussein e para fazer predições sobre suas ações futuras. Ele declarou que, antes de 15 de janeiro, prazo final dado pelo então presidente Bush a Hussein para a retirada das tropas iraquianas do Kuwait, "o Sr. Hussein provavelmente voltará atrás, evitando um confronto no último minuto".

Os fatos mostraram um cenário diferente: Hussein insistiu na posição inicial. Post reconheceu que o poder de predição dos diagnósticos clínicos é limitado: "Há padrões e tendências. Você pode dizer como alguém reagiu em crises no passado, mas não pode fazer predições exatas com base apenas na personalidade".

Em uma interessante inversão da história, um iraquiano entrevistado em 7 de fevereiro de 1991, em um noticiário da Canadian Broadcasting Corporation, disse o seguinte: "Bush quer matar todos os árabes. Ele é um psicopata".

> Uma mãe que lera um artigo sobre o meu trabalho no jornal, certo dia me telefonou e disse: "Pelo seu artigo, parece que o meu filho é psicopata". Ela me perguntou em seguida se eu poderia examiná-lo através da *Psychopathy Checklist*. O filho, naquela época, estava cumprindo uma pena de três anos por roubo. Eu expliquei que não poderia fazer a avaliação e que, de qualquer modo, a determinação de um diagnóstico de psicopatia poderia dificultar uma futura liberdade condicional. "Mas é justamente esse o problema", exclamou a mãe. "Eu não *quero* que ele saia de lá! Ele só nos causa problemas. Aos 7 anos de idade, ele molestou a irmã mais nova. Quando fez 9, a polícia passava tanto tempo na nossa casa que eu podia até ter cobrado aluguel. Agora ele está na prisão porque roubou da empresa do pai."

ENTRA O "DR. MORTE"

O potencial destrutivo dos rótulos de diagnósticos nos tribunais assume uma realidade aterradora na figura do Dr. James Grigson, um psiquiatra texano conhecido na literatura, tanto leiga quanto psicológica, como o "Dr. Morte". No Texas, só há duas sentenças possíveis para o mais grave dos crimes: a prisão perpétua ou a morte. O réu é julgado e, se receber o veredito de culpado, passará ainda por outro tribunal, em que um júri determinará a sentença. Nessa audiência, para uma decisão *favorável* à pena de morte, os jurados têm de chegar a um consenso sobre três "questões especiais":

1. Que o assassino "deliberou" matar a sua vítima
2. Que há "a possibilidade de que o réu cometa outros crimes violentos" no futuro
3. Que não houve nenhum fator "provocativo" razoável na conduta assassina do réu

A questão especial número 2 – sobre a periculosidade – geralmente é a mais problemática. Em um artigo sobre Grigson,[2] Ron Rosenbaum escreveu:

> É aqui que entra o Doutor. Ele se prepara para depor, ouve uma lista de fatos sobre o assassinato e o assassino e depois, geralmente sem examinar o réu, sem nem mesmo dar uma olhada nele antes do dia do julgamento, diz ao júri que, *nos termos da ciência médica*, ele pode garantir que o condenado será uma contínua ameaça à sociedade, como definido na questão especial número 2. E isso é tudo (p. 143).

O autor do artigo prossegue, recontando suas viagens angustiantes com Grigson, que, em dois dias, testemunhou em três julgamentos de pena capital diferentes e cujo depoimento resultou, todas as três vezes, na decisão de execução do condenado. A descrição que Ron Rosenbaum faz do médico no banco das testemunhas é, sem dúvida, muito inquietante para qualquer pesquisador ou médico consciencioso. No jargão jurídico, aquilo que substitui o exame minucioso do réu é chamado de "hipotético". O promotor esboça verbalmente um quadro hipotético detalhado do transgressor, de acordo com os dados da ficha criminal e de outros arquivos. Depois pergunta ao médico, com base na descrição feita: "O senhor pode dar uma opinião, com razoável probabilidade médica, sobre a possibilidade de o réu X cometer atos criminosos violentos no futuro que possam configurar uma ameaça permanente para a sociedade?".

No caso de Aaron Lee Fuller, condenado por ter matado uma idosa a pancadas e violentado o corpo dela durante um assalto à sua casa, Rosenbaum cita a resposta de Grigson à questão se um assassino hipotético, similar ao réu Fuller, mataria de novo:

> "Qual é a sua opinião, doutor?"
>
> "Não há nem sombra de dúvida de que o indivíduo que o senhor descreveu, envolvido em um comportamento repetido e crescente de violência, vai cometer atos violentos no futuro e representa uma ameaça muito séria a qualquer sociedade em que se encontre."
>
> "O senhor quer dizer que ele será uma ameaça para qualquer sociedade, inclusive para a sociedade prisional?"
>
> "Com certeza, sim. Ele fará lá dentro a mesma coisa que fez aqui fora" (p. 166).

E esse foi todo o testemunho, observou Rosenbaum. Todo o testemunho "médico científico" de que o júri precisou, ou pelo menos pôde ter, para justificar a conclusão de que Aaron Lee Fuller era perigoso demais, estava além de qualquer possibilidade de redenção e, portanto, devia morrer.

Ao dar uma resposta positiva a um "hipotético" específico, Grigson descreveu o réu como um "sociopata grave". No entanto, fica evidente que o termo é um sinônimo de *psicopata*, como descrito neste livro.

Em um artigo sobre a ética de prever a periculosidade,[3] Charles Ewing observou que Grigson, sozinho, testemunhou desse mesmo modo em mais de 70 audiências de pena capital, 69 das quais resultaram na sentença de morte. Ele indicou ainda que Grigson "não é o único"; os júris baseiam suas decisões nesse tipo de testemunho de especialistas em todo o país.

A Suprema Corte dos Estados Unidos julga admissível o testemunho especializado de psiquiatras como Grigson desde que eles façam a predição em uma linguagem que indique que ela representa *apenas a opinião deles*. A natureza contraditória do sistema de julgamento permite que a opinião de um especialista seja questionada por outros. Acontece que alguns são muito mais convincentes do que os colegas. Rosenbaum observou que Grigson, na qualidade de um dos especialistas mais vistosos, tem o poder carismático de passar por cima de qualquer obstáculo que possa impedir o júri de concluir que ele está certo.

A abordagem de Grigson em seu testemunho especializado é, no mínimo, incomum. O procedimento adequado para o estabelecimento de um diagnóstico, segundo os padrões definidos pelas associações de psicólogos e psiquiatras, exige o exame cuidadoso e a realização de testes com o indivíduo, além da observação de critérios diagnósticos aceitáveis e confiáveis.

Recentemente, um psiquiatra forense de um estado do Sul dos Estados Unidos me disse que foi capaz de argumentar com sucesso no tribunal que seu cliente, que ele próprio havia diagnosticado como psicopata, não era responsável pelo assassinato porque "a sua pesquisa demonstra que os psicopatas apresentam danos cerebrais orgânicos". Logo ficou claro que ele se referia a um estudo neuropsicológico publicado recentemente, em que, na verdade, nós concluímos que os psicopatas *não* possuem nenhum dano cerebral orgânico, segundo medições feitas com testes-padrão. A argumentação que ele apresentou à corte a favor de seu cliente baseou-se em um erro de leitura de nosso estudo.

> O erro do psiquiatra salvou a vida de seu cliente: evitou a pena de morte.

Em minha opinião, os procedimentos diagnósticos de Grigson e suas conclusões simplórias, além de serem questionáveis do ponto de vista científico e clínico, refletem a estranha crença em sua própria infalibilidade como juiz do caráter das pessoas. Mesmo sob condições ideais, com acesso a informações de alta qualidade e uso de critérios estritos, o diagnóstico psiquiátrico e sua capacidade de predição não estão livres de erro. Quando um diagnóstico tem implicações profundas não só para o tratamento, mas para a própria vida do indivíduo, nós precisamos estar certos de que ele é preciso e foi feito dentro dos limites aceitáveis. Também precisamos ter consciência do fato de que, ainda que fossem possíveis diagnósticos perfeitos (e eles não são), seu poder para prever com precisão possíveis reincidências ou violência continuaria limitado, pois as variáveis que constituem o diagnóstico representam apenas uma fração dos fatores individuais, sociais e ambientais que determinam o comportamento antissocial. Todavia, há amplos indícios de que um diagnóstico de psicopatia determinado com cuidado, segundo a *Psychopathy Checklist*, reduz grandemente os riscos associados a decisões do sistema de justiça criminal. Se usada adequadamente, a nossa avaliação pode contribuir para distinguir transgressores que representam pouca ameaça à sociedade daqueles que têm elevado risco de reincidência ou violência.

AS FERRAMENTAS SÃO TÃO BOAS QUANTO QUEM AS MANUSEIA

A *Psychopathy Checklist* cumpre uma função vital como ferramenta de descrição e predição, e os médicos têm optado prontamente por sua adoção para uma série de propósitos. Entretanto, dispor de uma ferramenta e utilizá-la corretamente são coisas distintas. O cenário a seguir ilustra drasticamente os perigos do uso de procedimentos inadequados na aplicação dessa ferramenta diagnóstica.

O Dr. J, psiquiatra forense bem conhecido como especialista convocado por promotores, depôs em uma audiência de sentença.

Em sua opinião, o criminoso condenado, com várias penas anteriores por transgressões violentas, representava um perigo contínuo para a sociedade. A sua avaliação era baseada na ficha criminal do indivíduo e na própria determinação de que ele era um psicopata, como definido na *Psychopathy Checklist*. Era improvável, portanto, que o condenado mudasse seus comportamentos. O relatório e o testemunho do Dr. J foram fatores importantes na tentativa da promotoria de provar que o infrator era perigoso e de conseguir uma sentença de prisão perpétua.

Na audiência, o infrator foi representado por um advogado júnior de um escritório de advocacia de prestígio, cuja posição, definitivamente, não causava inveja a ninguém, dada a formidável reputação do Dr. J. Acontece que o advogado de defesa conhecia um ex-aluno da minha equipe, que me mostrou o caso e uma cópia do relatório do Dr. J submetido ao tribunal. Eu fiz algumas ressalvas em relação ao relatório, e o advogado perguntou se seria possível realizar outras avaliações do infrator. Dois pesquisadores que trabalhavam comigo, ambos altamente experientes no uso da *Psychopathy Checklist*, aplicaram a classificação ao condenado. Ambos concluíram que ele não era um psicopata.

Eu expliquei ao advogado e, subsequentemente, ao tribunal, os procedimentos para aplicação e contagem de pontos da *Psychopathy Checklist*. Em seguida, o advogado de defesa examinou o modo como o Dr. J havia feito a avaliação e logo determinou que o psiquiatra, na verdade, não seguira as instruções muito específicas do manual. Em vez disso, ele usara a lista de perguntas como um tipo de estrutura para enquadrar a própria opinião profissional e passar os olhos na extensiva literatura científica então disponível. (Essa prática não é incomum entre médicos; ou seja, com frequência, eles usam critérios diagnósticos formais apenas como guias para estabelecer opiniões baseadas em sua própria experiência clínica.) O juiz rejeitou o diagnóstico de psicopatia do Dr. J e o pedido da promotoria de dar ao réu a sentença de prisão perpétua.

Os problemas éticos tratados neste capítulo originam-se de duas fontes: a falta de padronização dos procedimentos científicos e práticas profissionais questionáveis. Os rótulos dos diagnósticos grudam facilmente; predições errôneas, baseadas em diagnósticos imprecisos, podem resultar em confusão e desastre. O antídoto para o problema é o uso cuidadoso dos procedimentos derivados de sólida pesquisa científica. Menos do que isso é inaceitável.

12
Algo pode ser feito?

Cara Ann Landers,

Escrevo esta carta em nome de minha irmã, madrasta de um rapaz de 22 anos de idade que abandonou o colégio. Vou chamá-lo de "Denny". O pai dele divorciou-se da primeira esposa quando o filho era bebê; ele está casado com minha irmã há sete anos.

Minha irmã já gastou milhares de dólares com o menino, incluindo 10 mil em uma escola militar, da qual ele foi expulso por mentir, trapacear e roubar. Ela contratou professores particulares para ajudá-lo, levou-o a três psicólogos, que lhe disseram que Denny era um poço de hostilidade, e levou-o também a médicos, que não descobriram nenhum problema físico.

Denny já morou com minha irmã e o marido, com a avó e com a própria mãe. Agora ele está vivendo na casa de uma tia. Ele não trabalha, não paga aluguel e fica feliz em ser sustentando por qualquer um que se habilite.

Minha irmã e meu cunhado já arranjaram empregos para ele, mas Denny não é capaz de mantê-los. Os dois incentivaram seu interesse por esportes, sem indulgência excessiva, mas agora não sabem mais o que fazer.

Na verdade, Denny tem algumas qualidades. Ele não bebe nem usa drogas. No entanto, sempre foi cruel com os cães e os cavalos de minha irmã. Ele costuma chutar e bater neles.

Como esse garoto pode ser motivado? Nós tememos que ele acabe no caminho da criminalidade caso nada seja feito.

Virginia

Cara Virginia: Por que um rapaz de 22 anos vai trabalhar se ele pode morar de graça e ainda ser sustentando pelos parentes? É óbvio que Denny foi bajulado demais.

Ele é um jovem enfurecido e perturbado, cuja vida será uma repetição de problemas a não ser que ele decida fazer terapia e mudar. Vai ser uma jornada difícil, mas as recompensas valerão a pena. O passo seguinte seria terminar o colégio.

Mostre-lhe minha coluna no jornal e diga-lhe que ficarei feliz se ele quiser me escrever.

– Ann Landers, *Press Democrat*, 8 de janeiro de 1991

Eu não sei se a irmã de Virginia tem nas mãos um "garoto" psicopata. Mas, se tiver, seria difícil encontrar, em nossa sociedade, uma resposta mais característica de um leigo do que: Não sejam mais indulgentes com ele e mandem-no para a terapia. E você pode também convencê--lo a escrever para Ann Landers.

Essa é uma abordagem bem-intencionada, que a maioria das pessoas com recursos financeiros suficientes adotaria. Mas, caso o indivíduo em questão atenda aos critérios da psicopatia, essa abordagem estará fadada ao fracasso, a não ser que as circunstâncias e o terapeuta – e o paciente – sejam realmente muito incomuns.

Há mais de 20 anos, em um livro dirigido a psicólogos e psiquiatras, eu escrevi o seguinte:

> [Com] poucas exceções, as formas tradicionais de psicoterapia, incluindo psicanálise, terapia em grupo, terapia centrada no cliente e psicodrama, têm se mostrado ineficazes no tratamento da psicopatia. E as terapias biológicas, incluindo a psicocirurgia, a eletroconvulsoterapia e o uso de vários medicamentos, não se saíram muito melhor.[1]

Quando estava escrevendo este livro, no começo de 1993, a situação em relação ao tratamento permanecia essencialmente a mesma de antes. Na verdade, muitos autores dedicados ao tema comentam que o capítulo mais curto de qualquer livro sobre psicopatia seria aquele relativo ao tratamento. Comumente, no final de revisões acadêmicas da literatura disponível, aparece uma única sentença conclusiva, do tipo "Nenhum tratamento efetivo foi descoberto até agora" ou "Nada funciona".

Entretanto, neste momento em que nossas instituições sociais estão ameaçadas por taxas de criminalidade elevadas e os nossos sistemas jurídico, de saúde mental e criminal estão paralisados com tanta sobrecarga, é essencial que continuemos a buscar métodos para a redução do enorme impacto dos psicopatas sobre a sociedade.

Os médicos costumam descrever os psicopatas como indivíduos cujos poderosos mecanismos psicológicos de defesa esmagam a ansiedade e o medo. Pesquisas de laboratório sustentam essa visão e sugerem que deve haver uma base biológica para sua capacidade de lidar com o estresse. Isso pode soar como se devêssemos invejar os psicopatas. Entretanto, o aspecto negativo consiste em que a fronteira entre a ausência de medo e

> a imprudência é bastante nebulosa: os psicopatas estão sempre se envolvendo em problemas, na maioria das vezes porque seu comportamento não é motivado pela ansiedade nem guiado pelos alertas que indicam perigo. Assim como as pessoas que usam óculos escuros em ambientes fechados, eles parecem "descolados", mas perdem grande parte do que acontece ao seu redor.
> Alguns exemplos, bastante repulsivos, da habilidade de permanecer frio em situações que poderíamos chamar de extremamente assustadoras vieram à luz algum tempo atrás. Jeffrey Dahmer, aquele cidadão de Milwaukee que cometeu crimes indescritíveis, incluindo assassinatos em série, mutilação e canibalismo, com calma e deliberação, convenceu a polícia de que o adolescente que havia escapado de seu apartamento, nu e sangrando, era, na verdade, um amante adulto que estivera em sua casa por vontade própria. Segundo a história de Dahmer, acontecera uma briguinha de amor entre os dois. A polícia foi embora, aparentemente tranquilizada, e o garoto ficou nas mãos do assassino, que o matou assim que os policiais saíram. Durante o julgamento, em que se declarou culpado, mas inimputável, em resposta à acusação de 15 assassinatos (o júri o considerou imputável), indícios de outras ocorrências similares vieram à tona. Um repórter da Associated Press (11 de fevereiro de 1992), por exemplo, descreveu um incidente em que o carro de Dahmer foi parado pela polícia quando ele levava o corpo de sua primeira vítima para um depósito de lixo. Quando o policial apontou a lanterna para a sacola de plástico em que estava o corpo, Dahmer disse, calmamente, que estava deprimido por causa do divórcio dos pais, ia sair para dar uma volta e lembrou que precisava jogar o lixo fora. Sua passagem foi liberada.

POR QUE PARECE QUE NADA FUNCIONA?

Uma pressuposição básica da psicoterapia consiste em que o paciente precisa de ajuda, e quer ser ajudado, para poder lidar com problemas psicológicos dolorosos ou aflitivos: ansiedade, depressão, baixa autoestima, timidez, pensamentos obsessivos, comportamentos compulsivos, para citar apenas alguns. Para ter sucesso, a terapia também exige que o paciente trabalhe ativamente, junto com o terapeuta, em busca de alívio para os sintomas. Em resumo, o paciente precisa reconhecer que há um problema e precisa querer fazer algo a respeito.

E aqui está o xis da questão: os psicopatas acham que não têm problemas psicológicos ou emocionais e não veem motivo para mudar o próprio comportamento a fim de atender a padrões sociais com os quais eles não concordam.

De modo mais elaborado, podemos dizer que os psicopatas geralmente são pessoas satisfeitas consigo mesmas e com seu cenário interior, por mais que pareçam frios ao observador de fora. Eles não veem nada de errado em seu modo de ser, experimentam pouca aflição pessoal e acham o próprio comportamento racional, gratificante e satisfatório; nunca olham para trás com arrependimento nem para a frente com preocupação. Eles se percebem como seres superiores em um mundo-cão hostil, no qual os outros são concorrentes na luta por poder e recursos. Pensam que é legítimo manipular e enganar os demais a fim de garantir os próprios "direitos", e suas interações sociais são planejadas a fim de superar a malevolência que veem nos outros. Diante dessas atitudes, não causa surpresa que o propósito da maioria das abordagens terapêuticas nunca seja alcançado nos casos que envolvem psicopatas.

Há outras razões pelas quais os psicopatas são candidatos tão inadequados à terapia. Considere o seguinte:

- Os psicopatas não são indivíduos "frágeis". O que eles pensam e fazem são extensões de uma estrutura de personalidade sólida como uma rocha, extremamente resistente à influência externa. Quando concordam em participar de um programa de tratamento, suas atitudes e padrões comportamentais já estão tão fortalecidos, que é difícil fazê-los ceder mesmo nas melhores circunstâncias.
- Muitos psicopatas são protegidos das consequências dos próprios atos por familiares ou amigos bem-intencionados; o comportamento deles permanece relativamente sem controle e sem punição. Outros são tão hábeis que conseguem traçar o próprio caminho na vida sem muita inconveniência pessoal. E, inclusive aqueles que são pegos e punidos por suas transgressões, geralmente culpam o sistema, os outros, o destino – com exceção de si mesmos – pelo próprio apuro. Muitos simplesmente gostam do estilo de vida que levam.
- Diferentemente de outros indivíduos, os psicopatas não procuram ajuda por conta própria. Em vez disso, são empurrados para a terapia pela família desesperada ou então aceitam se tratar para cumprir uma ordem judicial ou como prelúdio do pedido de liberdade condicional.
- Quando estão em terapia, em geral fazem pouco mais do que fingir. São incapazes de desenvolver a intimidade emocional e de fazer as buscas profundas que a maioria das terapias se empenha em estimular. As relações interpessoais, cruciais para o sucesso, não têm valor intrínseco para o psicopata.

Eis a descrição desconsolada que um psiquiatra faz dos pacientes psicopatas, que chamou de sociopatas:

> ... os sociopatas não têm vontade de mudar, acham que compreender melhor a situação é arranjar desculpas, não têm noção do futuro, demonstram ressentimento em relação a autoridades, incluindo os terapeutas, veem o papel do paciente como lamentável, detestam ficar em posição de inferioridade, julgam que a terapia é uma brincadeira e, os terapeutas, objetos que devem ser enganados, ameaçados, seduzidos ou usados.[2]

Ou seja, nada da busca introspectiva por autoconhecimento e alívio que o terapeuta espera encontrar nos pacientes. Comumente, os psicopatas só querem ficar esperando o final da dança psicoterapêutica, e muitos terapeutas estão dispostos a deixar que isso aconteça.

- A maioria dos programas de terapia faz pouco mais do que fornecer ao psicopata novas desculpas e racionalizações para seu comportamento e novos modos de compreensão da vulnerabilidade humana. Eles aprendem novos e melhores modos de manipular as outras pessoas, mas fazem pouco esforço para mudar suas próprias visões e atitudes ou para entender que os outros têm necessidades, sentimentos e direitos. Em especial, tentativas de ensinar aos psicopatas como "de fato sentir" remorso ou empatia estão fadadas ao fracasso.

Essas sóbrias conclusões aplicam-se tanto a terapias individuais, em que terapeuta e paciente trabalham juntos, quanto a terapias em grupo, em que pessoas com problemas diferentes tentam aprender umas com as outras e procuram desenvolver novas formas de pensar e sentir a respeito de si próprias e dos demais.

- Como observei antes, os psicopatas frequentemente dominam as sessões de terapia individual e em grupo, impõem seus próprios pontos de vista e interpretações aos outros participantes. Por exemplo, o líder de um grupo de terapia do programa prisional disse o seguinte a respeito de um preso com pontuação muito alta na *Psychopathy Checklist* (Avaliação de Psicopatia): "Ele se recusa a falar sobre coisas que não foram introduzidas por ele mesmo. Não gosta de ser confrontado ou questionado a respeito do próprio comportamento... Recusa-se a reconhecer que bloqueia a comunicação e domina o grupo de terapia com seus monólogos intermináveis, que tentam contornar a discussão sobre seu próprio comportamento". Ainda assim, logo depois desse trecho, o psiquiatra escreveu: "Eu tenho certeza de que ele melhorou. Ele assume a responsabilidade por seus atos". E um psicólogo escreveu: "Ele tem feito bons progressos".

Parece que está mais preocupado com os outros e que perdeu muito do seu pensamento criminoso". Dois anos depois dessas declarações otimistas a seu respeito, o preso foi entrevistado por uma aluna de graduação de um dos meus projetos de pesquisa. A estudante disse que aquele era o infrator mais terrível que já tinha encontrado e que ele havia se gabado abertamente de ter enganado os funcionários da prisão, fazendo-os pensar que estava seguindo o caminho da reabilitação. "Eu nem acredito que esses caras existem", disse ele. "Quem é que deu a eles a credencial para trabalhar? Eu não deixaria nem meu cachorro fazer terapia com eles! Ele ia enganar todo mundo, como eu fiz."

> Um homem de 40 anos de idade, com 55 condenações por fraude, falsificação e roubo em três países tentou evitar a deportação do Canadá com base no fato de que estava no caminho da reabilitação por obra da amizade com uma cega de 76 anos de idade. Um relatório psiquiátrico de 1985 descrevia o homem como "invariavelmente amável, cortês, inteligente e simpático", mas também como um mentiroso patológico, com um "transtorno da personalidade muito estruturado". O advogado do departamento de imigração referiu-se a ele como "um mentiroso patológico, capaz de encantar a casca de uma árvore", um "mentiroso crônico [...] que não consegue separar o fato da ficção" e um impostor clássico. O advogado destacou que o homem em questão conseguira uma condicional nos Estados Unidos no final da década de 1980, violara a condicional e fugira para o Canadá, indo parar em Vancouver, "deixando uma série de cheques sem fundos pelo país inteiro". Nesse caso, a reviravolta é que ele agora afirma ter mudado a própria vida por causa de sessões de autoconsciência em uma igreja e centro de meditação cristão, dirigido pela mulher que mencionamos antes. As declarações de que teria se reabilitado têm sido contestadas por testemunhas que afirmam que ele continua a passar cheques sem fundos e que não paga as próprias contas (De um artigo de Moira Farrow no *The Vancouver Sun*, em 2 de março de 1991).

A TERAPIA PODE PIORAR A SITUAÇÃO

Geralmente, na maioria dos programas de tratamento de prisões e de sentenças criminais, a terapia desempenha papel importante. A terapia em grupo às vezes é encaixada no programa "terapêutico comunitário", em que presos ou pacientes têm considerável responsabilidade na condução das próprias vidas. Os funcionários da custódia são parte integrante da comunidade e recebem treinamento especial para focar as necessidades e potencialidades dos pacientes e para tratá-los de modo humanitário e respeitoso. Esses programas são intensivos e muito caros, tanto em termos de instalações quanto de pessoal, e funcionam razoavelmente bem para a maioria dos infratores. Entretanto, não funcionam para psicopatas.

Dados que comprovam essa conclusão categórica são fornecidos por vários estudos recentes de pacientes forenses tratados em um programa terapêutico comunitário. Em todos os casos, os pacientes foram classificados de acordo com a *Psychopathy Checklist*.

- Em um estudo, os psicopatas não se motivaram, abandonaram o tratamento logo no início e obtiveram pouco benefício em função do programa. Em seguida à liberação da prisão, eles apresentaram taxa de retorno mais alta do que a dos demais pacientes.[3]
- Em outro estudo, os psicopatas tiveram quase quatro vezes mais probabilidade de cometer uma infração violenta logo após à liberação do programa terapêutico comunitário do que os demais pacientes.[4] Mas, além de não ser efetivo para psicopatas, o programa, na verdade, pode torná-los ainda piores! Os psicopatas que não participaram do programa foram menos violentos após a liberação da unidade do que os psicopatas tratados.

À primeira vista, essa descoberta pode parecer bizarra. Como a psicoterapia pode piorar alguém? Mas os resultados não são nem um pouco surpreendentes para quem coordena esses programas. Eles relatam que os psicopatas costumam dominar os procedimentos, com frequência entram em "jogos mentais" com o líder e com outros pacientes do grupo. "O seu problema é que você estupra mulheres porque, inconscientemente, quer puni-las pelo que sua mãe fez com você", diz o psicopata, em um tom pedante, a outro paciente. Ao mesmo tempo, oferece algumas novas formas de compreender o comportamento do outro.

Infelizmente, programas desse tipo sugerem ao psicopata melhores formas para manipular, enganar e usar as pessoas. Como disse um psicopata: "Esses programas são como o último ano da escola. Ensinam como pressionar as pessoas". Os programas são também uma rica fonte de desculpas fáceis para o comportamento psicopata: "Eu sofri abusos quando era criança" ou "Eu nunca aprendi a entrar em contato com os meus sentimentos". Essas formas de compreensão pós-fato explicam muito pouco, mas soam muito bem para aqueles prontos a ouvi-las. Fico sempre surpreso com a prontidão com que alguns profissionais aceitam essas declarações sem questioná-las.

A terapia em grupo e os programas terapêuticos comunitários não são a única fonte de novas táticas que os psicopatas usam para convencer os outros de que estão mudando. Eles costumam aproveitar também os programas prisionais destinados a melhorar o nível de escolaridade; os cursos de Psicologia, Sociologia e Criminologia são muito populares. Esses programas, assim como os terapêuticos, não resultam em praticamente nada, apenas fornecem ao psicopata formas de compreensão superficiais e familiaridade com termos e conceitos – palavras técnicas – relacionados com os processos interpessoais e emocionais. Na verdade, permitem que os psicopatas convençam os crédulos de que "se reabilitaram" ou "nasceram de novo".

PSICOPATAS JOVENS

Logicamente, nossa melhor chance de reduzir o impacto da psicopatia adulta sobre a sociedade é atacar o problema logo cedo. Entretanto, até agora, nossos esforços não têm sido bem-sucedidos. Após uma extensa revisão dos programas de tratamento, o sociólogo William McCord foi levado a concluir que "tentativas de fazer a pessoa se desviar dos próprios padrões psicopáticos no início da vida" geralmente não têm dado certo.[5] Ainda assim, concluiu que parecia haver alguma esperança nos programas em que o ambiente social e físico do indivíduo é completamente modificado e todos os recursos da instituição são mobilizados para promover mudanças fundamentais nas atitudes e comportamentos dele. Mas os resultados de um desses programas, descrito em detalhes por McCord, são moderados. Embora haja uma melhoria aparente nas atitudes e comportamentos dos adolescentes psicopatas durante e depois do programa, o efeito se dissipa à medida que eles ficam mais velhos.

A situação pode mudar se aprendermos mais sobre as raízes da psicopatia. Os psicólogos têm desenvolvido programas de intervenção com razoável êxito na mudança de atitudes e comportamentos de crianças e adolescentes com uma série de problemas comportamentais. Muitos desses programas lidam não apenas com as crianças, mas também com a família e o contexto social em que os problemas ocorrem.[6]

Se usados quando o indivíduo ainda é bem novo, é possível que alguns desses programas sejam úteis na modificação de padrões de comportamento de "psicopatas em formação", talvez reduzindo a agressividade e a impulsividade e ensinando estratégias para satisfação das necessidades por meio de atitudes socialmente mais positivas.

OUTRA REFLEXÃO SÓBRIA

Praticamente todos os dados sobre a efetividade do tratamento de psicopatas baseiam-se em programas para pessoas que estão em prisões ou instituições psiquiátricas ou que tiveram problemas com a lei. Muitos desses programas são intensivos, bem planejados e desenvolvidos sob condições bastante boas. Apesar disso, não são efetivos.

Mesmo que algum programa fosse efetivo na mudança de atitudes e comportamentos dos psicopatas, não haveria como usá-lo para lidar com milhões de psicopatas que não estão sob a custódia do Estado nem estão obrigados a se tratar por causa de uma ordem judicial. Há pouca ou nenhuma chance de que algum psicopata solto ao menos considere a possibilidade de entrar em um programa desses. E a sociedade não tem como forçá-lo a isso.

Relatos de caso esporádicos e alguns dados não científicos falam de situações em que algum procedimento específico teve efeito benéfico sobre determinado psicopata. Nos últimos anos, por exemplo, várias pessoas me disseram ter conseguido considerável progresso no comportamento de psicopatas com que convivem. Essas pessoas se surpreendem ao perceber que essas experiências não me deixam eufórico.

Talvez elas de fato tenham conseguido algum avanço terapêutico, mas não há como determinar se realmente foi assim. Será que o indivíduo tratado era mesmo psicopata? Ele melhorou quando já estava na meia-idade, época em que os comportamentos de alguns psicopatas melhoram "espontaneamente"? Como era o comportamento do indivíduo antes da mudança? Como nós podemos saber se foi o "psicopata" que mudou? Muitas pessoas confundem mudanças positivas no comportamento do psicopata com mudanças em si próprias, no modo como conseguem lidar com a situação.

Por exemplo, uma mulher cujo marido é psicopata pode dizer que ele já não é tão malvado quanto era antes. Mas, talvez, o que realmente tenha acontecido é que ela aprendeu a lidar com o problema ficando fora do caminho dele ou trabalhando mais para satisfazer as necessidades e demandas dele. Talvez ela tenha anulado a própria personalidade e sacrificado as próprias necessidades e aspirações a fim de reduzir o conflito e a tensão no relacionamento.

Só podemos levar a sério declarações sobre tratamentos efetivos para psicopatas quando elas se baseiam em estudos empíricos cuidadosamente controlados.

ENTÃO DEVEMOS DESISTIR?

Por mais deprimentes que sejam os dados, há várias coisas que devemos analisar antes de considerarmos os psicopatas como um caso perdido, que não pode ser tratado nem controlado.

- Em primeiro lugar, apesar das centenas de tentativas de tratar esses indivíduos e da grande variedade de técnicas experimentadas, poucos programas atendiam a padrões científicos e metodológicos aceitáveis. Esse é um ponto importante, pois significa que os dados em que baseamos as nossas conclusões não são muito sólidos. Isso se aplica tanto a relatos comuns de que determinado programa não funcionou quanto a relatos esporádicos de que alguma coisa não deu certo. A maior parte do que sabemos baseia-se principalmente no folclore clínico, em estudos de caso individuais, em procedimentos diagnósticos e metodológicos falhos e na avaliação inadequada de programas. Na verdade, a condição da literatura sobre tratamentos de psicopatia é pavorosa.

  Quando lemos a literatura sobre esses tratamentos, talvez o mais frustrante seja constatar que os procedimentos diagnósticos com frequência são inadequados ou então estão descritos de modo tão vago que não conseguimos nem determinar se o programa teve algo a ver com a psicopatia.
  Outro problema recorrente na avaliação de programas de tratamento ou de gerenciamento é a ausência de grupos de controle ou de comparação. Nós sabemos que o comportamento de muitos psicopatas melhora com a idade, e é importante descobrir até que ponto determinado programa terapêutico incrementa mudanças "naturais" ou "espontâneas", que aconteceriam de qualquer modo com o passar do tempo.

- Em segundo lugar, poucos programas de tratamento são desenvolvidos especificamente para psicopatas e, quando são, têm de ser adaptados a uma série de itens da política administrativa, governamental e pública, tornando-se logo algo diferente do que foi originalmente idealizado. O fato é que um programa bem elaborado e de base metodológica sólida para o tratamento de psicopatas ainda terá de ser elaborado, desenvolvido e avaliado.

- O terceiro ponto consiste em que nossos esforços para tratar os psicopatas podem ser mal aplicados. O termo tratamento implica que há algo a ser tratado: doenças, sofrimentos subjetivos, comportamentos mal-adaptativos, etc. Entretanto, até onde podemos determinar, os psicopatas estão muito felizes consigo mesmos e não veem necessidade de tratamentos, pelo menos no sentido tradicional do termo. É muito mais fácil mudar as atitudes e comportamentos das pessoas quando elas estão insatisfeitas consigo mesmas do que quando se consideram perfeitamente normais e lógicas.

Mas será que o comportamento dos psicopatas é mal-adaptativo? A resposta é: talvez ele seja mal-adaptativo do ponto de vista da sociedade, mas não o é para os próprios indivíduos. Ao pedirmos aos psicopatas que modifiquem seus comportamentos a fim de atender a nossas expectativas e normas, talvez estejamos pedindo que façam algo contra sua própria "natureza". Eles podem fazer o que pedimos, mas apenas se isso for do interesse deles. Os programas destinados a fazer os psicopatas mudarem seu comportamento precisam levar isso em consideração, caso contrário estarão fadados ao fracasso.

> "Todo mundo jura que os psicopatas não podem ser tratados. Isso é um monte de bobagem", disse Joseph Fredricks, um homossexual pedófilo, cuja longa história de violência incluía o assassinato de um garoto de 11 anos de idade. "Os psicopatas são humanos como todo mundo. Eles são psicopatas porque são mais sensíveis do que todos os outros... Eles não suportam nenhum tipo de dor, é por isso que dão às costas a tudo", declarou (*Canadian Press*, 22 de setembro de 1992).

ELEMENTOS DE UM NOVO PROGRAMA

Reconhecendo a urgência de novos modos de lidar com psicopatas criminosos e consciente do pessimismo prevalente a respeito dos programas de tratamento tradicionais, há pouco tempo, o governo canadense me apresentou o desafio de elaborar um programa de tratamento/controle experimental para esses infratores. Eu aceitei o desafio por duas razões. Em primeiro lugar, como indiquei antes, os programas prévios apresentavam falhas típicas em uma série de aspectos e nenhum deles se baseava firmemente nos avanços mais recentes no campo da teoria, da pesquisa e da experiência clínica e correcional. Em segundo lugar, é bastante urgente a necessidade de programas que possam reduzir a probabilidade de que infratores psicopatas e não psicopatas cometam atos violentos tanto na prisão quanto após sua volta à comunidade.

Reuni, então, um grupo internacional de especialistas em psicopatia, psiquiatria, criminologia, tratamento correcional e elaboração e avaliação de programas.[7] Em vários encontros, decidimos que o foco de nossos esforços devia ser o infrator psicopata e não psicopata propenso à violência. Então aplicamos nossos esforços no esboço amplo de um programa-modelo que, segundo nosso julgamento, tem uma chance razoável de sucesso. Recentemente, o governo decidiu colocar o programa em prática, e estão sendo tomadas medidas para estabelecer uma unidade experimental em uma instituição federal.

Embora não seja possível fornecer uma descrição detalhada do programa neste livro, certos princípios amplos podem ser esboçados. Em grande medida, esses princípios são baseados na visão de que a premissa da maioria dos programas correcionais – de que a maior parte dos infratores saiu dos trilhos e precisa ser ressocializada – não é adequada para psicopatas. A partir da perspectiva da sociedade, os psicopatas nunca seguiram os trilhos; eles dançam conforme a própria música.

Isso significa que o programa para psicopatas estará menos preocupado com tentativas de desenvolver empatia ou consciência e mais empenhado em esforços intensivos para convencê-los de que suas atividades e comportamento usuais não estão de acordo com seus próprios interesses e que eles devem assumir sozinhos a responsabilidade pelos próprios atos. Ao mesmo tempo, tentaremos mostrar aos psicopatas como usar seus pontos fortes e habilidades para satisfazer suas próprias necessidades de modo tolerável para a sociedade.

Inevitavelmente, o programa envolverá rigoroso controle e supervisão; as consequências da violação das regras do programa, da instituição ou da sociedade devem ser bem esclarecidas e certas. Além disso, será aproveitada a tendência de alguns psicopatas de melhorar "espontaneamente" à medida que alcançam a meia-idade, buscaremos formas de acelerar esse processo.

Os componentes institucionais do programa serão seguidos de estrito controle e supervisão intensiva após a liberação do indivíduo.

O programa será elaborado de modo a permitir a avaliação empírica de uma série de componentes do tratamento, ou módulos (o que funciona e o que não funciona para indivíduos específicos). Alguns componentes podem ser efetivos com psicopatas e não com outros infratores e vice-versa. Os participantes do programa serão comparados com grupos-controle (sem tratamento) de infratores cuidadosamente escolhidos.

Programas desse tipo são caros e sempre correm o risco de desgaste em função de mudanças nas necessidades institucionais, pressões políticas e preocupações da comunidade. Além disso, é possível que os resultados sejam, na melhor das hipóteses, modestos. Entretanto, as alternativas – conviver com o enorme gasto de manter infratores com alto risco de violência na prisão ou correr o risco de soltá-los – não são nada atraentes.

E SE NADA FUNCIONAR?

Quando estamos lidando com verdadeiros psicopatas é importante reconhecer que o prognóstico atual de melhora significativa em suas atitudes e comportamentos é ruim. Se o programa experimental que acabamos de descrever tiver frutos, ainda assim ele não será muito útil para psicopatas que não estão na prisão nem sujeitos a um controle rigoroso.

Se você convive com um psicopata ou é cônjuge de um deles, pode ser que já tenha descoberto que as coisas não vão melhorar. A sensação, portanto, é de que você caiu na armadilha das circunstâncias e não pode escapar sem colocar a si próprio ou outros – especialmente seus filhos – em perigo. A situação é particularmente difícil – e perigosa – para mulheres que moram com homens psicopatas com forte necessidade de exercer o poder e de controlar os outros. Muitas mulheres podem pensar: "Quem sabe se eu mudar, tudo não vai ficar bem? Eu vou me esforçar mais, vou deixar o caminho livre para ele, vou ser mais tolerante, ceder mais". No entanto, segundo a crescente literatura sobre abusos contra esposas, essas mudanças raramente resultam em algo positivo e, ao contrário, podem reforçar e perpetuar o problema.

Obviamente, a melhor estratégia é, em primeiro lugar, evitar qualquer envolvimento com um psicopata. Mas admitimos que isso é muito mais fácil de dizer do que de fazer. Entretanto, há algumas coisas que você pode fazer para se proteger. Caso elas não funcionem, a única solução possível é minimizar os danos. O próximo capítulo oferece alguns conselhos práticos tanto para proteção quanto para controle de danos.

13
Guia de sobrevivência

A polícia diz que um arrombador decidido pode entrar em qualquer casa, até na mais segura. No entanto, também diz que conhecer o modo como os arrombadores agem, ter bom senso e instalar um alarme de segurança ou criar um cão de guarda pode reduzir o risco de ter a casa arrombada. De modo similar, embora ninguém esteja imune a maquinações desonestas de um psicopata, há algumas coisas que podemos fazer para reduzir nossa vulnerabilidade.

PROTEJA-SE

- Saiba com o que você está lidando. Isso parece fácil, mas, na verdade, pode ser muito difícil. Este livro ajuda, mas nem toda a leitura do mundo é capaz de nos proteger dos efeitos devastadores dos psicopatas. Todos, inclusive os especialistas no assunto, podem ser envolvidos, manipulados, enganados e abandonados por eles de modo surpreendente. Um hábil psicopata é capaz de tocar uma sinfonia nas cordas do coração de qualquer um.

  Os psicopatas são encontrados em qualquer segmento da sociedade, e há uma boa chance de que, algum dia, você tenha um doloroso e humilhante encontro com um deles. A melhor defesa é entender a natureza desses predadores humanos.

- Tente não ser influenciado por finórios. Não é fácil desconsiderar o sorriso vitorioso, a linguagem corporal cativante e a conversa fiada do psicopata típico; tudo isso nos impede de ver suas reais intenções. Mas vale a pena tentar. Por exemplo, não dê muita atenção a características cativantes demais em pessoas que cruzam o seu caminho – olhares deslumbrantes, presença arrebatadora, maneirismos hipnóticos, voz suave, fluxo verbal detonado rapidamente, etc. Todas essas características podem funcionar como um truque, que serve para distrair o interlocutor e impedir que ele enxergue a mensagem real do indivíduo.

Muitas pessoas acham difícil lidar com o olhar fixo, intenso, privado de emoção ou "predador" do psicopata. As pessoas normais sustentam o contato visual por uma série de razões, porém o olhar fixo do psicopata é mais um prelúdio de autogratificação e de exercício de poder do que um simples interesse ou atenção motivada por empatia.[1]

Algumas pessoas respondem ao olhar desprovido de emoção do psicopata com considerável desconforto, quase como se sentissem que são potenciais presas diante de um predador. Outras ficam completamente dominadas e intimidadas, talvez até controladas, sem entender nada do que está acontecendo. Seja qual for o significado psicológico desse olhar, está claro que esse contato intenso é um fator importante na habilidade de alguns psicopatas de manipular e dominar os outros.

Na próxima vez em que você estiver conversando com indivíduos cujos maneirismos ou truques – olhar penetrante, movimentos dramáticos das mãos, "encenação teatral", etc. – são usados para exercer controle sobre o outro, feche os olhos ou desvie o olhar e ouça com muita atenção o que a pessoa está dizendo.

Os olhos são "janelas da alma"? Muitas pessoas acreditam que sim. Embora sejam de fato indicadores, altamente falíveis, do mundo interior do ser humano, os olhos não são inteiramente desprovidos de informações, em particular quando a mensagem que transmitem parece inconsistente com as expressões faciais e o comportamento verbal do indivíduo. "Quando os olhos dizem uma coisa e a língua, outra, o homem experiente confia na língua em primeiro lugar" é apenas uma das várias máximas que podemos citar.

Uma conhecida contou-me sobre suas experiências com um "amante-matador", que roubou o seu afeto e depois o usou para manter o controle sobre ela e abatê-la emocionalmente. "Eu acho difícil olhar para os olhos dele porque eles me deixam confusa. Eu não sei o que há por trás deles, e eles não me dizem o que está pensando nem quais são as suas intenções", afirmou ela.

Há abundância de relatos clínicos sobre os olhos "vazios" dos psicopatas, mas são os livros sobre crimes reais que oferecem as descrições mais vívidas do grau de perturbação que esse olhar pode causar. Por exemplo, no livro *Last Rampage*, James Clarke disse o seguinte sobre Gary Tison, um assassino condenado que manipulou com mestria o sistema prisional, escapou da prisão com a ajuda dos filhos e prosseguiu em sua farra homicida.

O aspecto físico mais surpreendente de Gary – aquilo que as pessoas mais notavam e de que nunca se esqueciam – eram seus olhos sem emoção, profundamente encravados nas órbitas. Era como se os olhos dele não tivessem nenhuma conexão com as emoções que ele manifestava. Não importava o seu estado de espírito, ele podia estar bravo, animado ou mais ou menos, seus olhos permaneciam os mesmos. Vazios. Por seu olhar, era impossível dizer o que Gary estava realmente pensando ou sentindo... Seu olhar era penetrante, inquietante, com uma intensidade maligna. O que as pessoas mais lembravam a respeito dele eram aqueles olhos frios e duros. (p. 4)

O livro de Joseph Wambaugh *Echoes in the Darkness* fala de William Bradfield e Jay Smith, dois professores do ensino médio, condenados (o primeiro em 1983, o segundo em 1986) por matar um colega e seus dois filhos. O livro contém numerosas referências aos olhos desses dois homens. Wambaugh disse o seguinte, por exemplo, a respeito de Bradfield:

Ele tinha olhos azuis "chocos"... Seu olhar era tão intenso que parecia varar o alvo, seus olhos azuis eram descritos de vários modos: "poéticos", "gelados" ou "hipnóticos", dependendo de seu estado de espírito. Um colega relatou que "Ele podia intimidar você com aqueles olhos azuis cortantes. Ele era tão intenso que às vezes podia ser fantasmagórico". Bradfield lançou seu famoso olhar a Rick Guida (o promotor), a quem um agente do FBI havia dito que aquele olhar o fizera dar dois passos para trás. O olhar praticamente demoliu Guida. Ele foi parar literalmente no chão. Sentou-se e ficou brincando [com o cachorro]... Quando Bradfield tentou o mesmo com o policial Jack Holtz, este sustentou o olhar do transgressor e disse: "Essa merda só funciona com gente inteligente".

Igualmente interessante foi a descrição que Wambaugh fez de Jay Smith, liberado recentemente pela Suprema Corte da Comunidade da Pensilvânia com base em fundamentos processuais. Foi relatado que a secretária de Smith disse:

"Eu nunca tinha visto um par de olhos como aqueles em toda a minha vida. Não havia sentimento neles. Você pode até pensar que já viu gente com olhos frios como os de peixe, mas nada como aqueles".

Wambaugh comentou que "Não eram olhos de peixe. Eram olhos como aqueles que os editores de jornais, no passado, adoravam destacar para produzir efeito. Eles eram chamados de olhos de 'réptil', mas isso

> também não estava correto". Mais adiante ele diz que todos os professores "tinham dificuldade em descrever os olhos do diretor. Pensamos em 'anfíbio', mas também não era exatamente isso".
> No final, a secretária de Smith conseguiu descobrir com o que se pareciam os olhos dele, conta Wambaugh: "Não eram olhos de peixe, nem de réptil... mas de bode!" [...] "Esse, minha amiga, é o príncipe das trevas", disse um professor. (p. 18)
> Será que os olhos podem revelar o demônio encarnado, como implícito no comentário do professor? Quando um *serial killer* real ou fictício – um Ted Bundy ou um Hannibal Lecter – comete crimes indescritíveis, fica difícil pensar de outro modo. No entanto, é provável que o comportamento dos psicopatas – incluindo os poucos que matam e mutilam – origine-se mais de total indiferença aos sentimentos ou ao bem-estar dos outros do que de um mal intrínseco. Os olhos dos psicopatas são os de um predador sem emoções e não os de satã.
> Porém, por mais interessantes que sejam, relatos e exemplos desse tipo não devem nos induzir à falsa crença de que podemos identificar o psicopata com segurança apenas pelo olhar. É facílimo interpretar mal os olhos de outras pessoas e tirar conclusões errôneas sobre seu caráter, intenções e confiabilidade. Acreditar em qualquer outra coisa é cortejar o desastre.

- Não tape os olhos. Comece novos relacionamentos com os olhos bem abertos. Assim como todos nós, a maioria dos psicopatas artistas da fraude e "ladrões do amor" inicialmente escondem seu lado negro, "colocando à frente o que têm de melhor". Eles, porém, vão além e exploram a máxima de que as interações sociais dependem de confiança e de que é impossível, para a maioria de nós, prestar bastante atenção a tudo o que eles dizem e fazem. Por isso, caracteristicamente, eles tentam dominar suas vítimas com bajulação, fingida preocupação e amabilidade, além de histórias inventadas de transações financeiras e *status* social. Logo podem surgir rachaduras nas máscaras que usam, mas, depois que estiver enredado em sua teia de fraude e controle, você vai ter dificuldades para escapar ileso tanto financeira quanto emocionalmente.

A polícia e os advogados que cuidam da defesa do consumidor dizem que devemos ter cuidado extra com pessoas ou coisas que parecem boas demais para ser verdade. Esse é um bom conselho e, se seguido, vai ajudá-lo a se proteger da armadilha potencialmente fatal do psicopata. No mínimo, você deve gastar certo tempo procurando saber quem é realmente aquela pessoa que parece alimentar algum interesse financeiro ou romântico por você. Eu não estou sugerindo a contratação de um detetive particular sempre que ocorra um encontro em uma festa ou em um bar, apenas que sejam feitas algumas investigações razoáveis. Faça perguntas pessoais a respeito de amigos, família, parentes, emprego, local de residência, planos, etc. Os psicopatas costumam dar respostas vagas, evasivas ou inconsistentes quando os questionamos sobre sua vida pessoal. Suspeite desse tipo de resposta e tente confirmar a sua veracidade.

Isso, às vezes, é tarefa bem simples. Alguns anos atrás, encontrei uma mulher que eu sabia que estava vivendo um caso de amor. Ela conhecera o homem na igreja. Parecia ter boas relações e credenciais impecáveis; dizia ter se graduado em administração de negócios em uma universidade famosa. Ela estava pensando em investir pesado em um empreendimento arriscado que ele estava promovendo. Quando o encontrei, comentei que tínhamos estudado na mesma universidade, mas ele foi evasivo sobre as experiências da época de estudante e sempre conseguia mudar de assunto. Eu comecei a suspeitar daquela história, procurei informações e vi que ele não estudara na mesma universidade que eu. Mais algumas investigações revelaram que ele era um trapaceiro, procurado em vários países. Ele fugiu da cidade, deixando a minha amiga desiludida com ele e com raiva de mim, porque eu havia destruído seu mundo de fantasias.

- Mantenha-se na defensiva em situações de alto-risco. Algumas situações são feitas sob medida para psicopatas: bares para solteiros, clubes sociais, *resorts*, cruzeiros marítimos, aeroportos internacionais, para citar apenas alguns. Em todos os casos, a potencial vítima está sozinha, em busca de uma boa diversão, de emoção ou de companhia, e haverá sempre alguém ansioso para prestar favores, por um preço não declarado.

Viajantes solitários são o alvo preferido dos psicopatas, que logo identificam quem está parecendo perdido e desamparado em um aeroporto estrangeiro ou em um ponto turístico. Eu conheci uma mulher, por exemplo, que foi para a Europa e, após algumas semanas, sentiu-se entediada, solitária e com saudades de casa. Ela aceitou a ajuda de um homem prestativo no aeroporto de Lisboa. Posando de agente secreto na pista de uma rede de contrabando, ele conseguiu conquistar a confiança dela e recrutá-la para ajudá-lo na operação. Nas semanas seguintes, o casal viajou por toda a Europa, acumulando contas enormes no cartão de crédito dela. Quando ela finalmente começou a suspeitar, ele deu o fora. Em retrospectiva, ela disse que o caso de amor inteiro parecia bizarro, mas, no momento em que acontecia, fazia sentido. "Eu estava cansada, deprimida; ele era tão compreensivo e acolhedor."

- Conheça a si mesmo. Os psicopatas são hábeis em detectar e em explorar cruelmente os pontos fracos da outra pessoa; conseguem descobrir os botões que devem apertar. A melhor defesa é entender os próprios pontos fracos e ser extremamente cauteloso com qualquer um que concentre a atenção em si próprio. Julgue essas pessoas de modo mais crítico do que você faria com outras menos interessadas em suas vulnerabilidades ou menos atentas a elas.

Se você é ávido por bajulação, com certeza isso está escrito em sua testa e é um convite gravado na memória de qualquer operador inescrupuloso em busca de vítimas fresquinhas. Expor-se longamente à bajulação, como se estivesse tomando um banho de sol, pode ser agradável no início, mas vai terminar em dor no final.

Se você tem um pouco de desonestidade em sua alma, então vai estar particularmente vulnerável a esquemas um tanto sombrios. Pessoas solitárias que têm dinheiro são alvos extremamente fáceis para o psicopata.

Conhecer a si mesmo nem sempre é fácil. A autoavaliação, discussões francas com parentes e amigos e consultoria profissional podem ajudar.

CONTROLE DE DANOS

Infelizmente, nem as precauções mais cuidadosas são garantia de que você estará livre da ação predadora de determinado psicopata. Em alguns casos, a situação pode estar além do seu controle, como geralmente acontece em relações financeiras a distância com psicopatas. Muitas fraudes e golpes são aplicados contra bancos, agências de corretagem, instituições de poupança e empréstimo, fundos de pensão, etc. Os investidores, individualmente, não têm voz nas operações do dia a dia e podem perder o próprio dinheiro sem ter culpa de absolutamente nada. Há pouco tempo, por exemplo, o distraído conselheiro de um colégio me contou que um corretor de investimentos havia "perdido" vários milhões de dólares do fundo de pensão dos professores, cuja administração fora confiada a ele. O conselheiro ficou sem centenas de milhares de dólares não por descuido próprio, mas porque as pessoas responsáveis por encontrar um investidor confiável haviam sido enganadas por um psicopata espertalhão.

> O psicólogo forense J. Reid Meloy conta que caiu em uma cilada quando entrevistou um candidato a emprego cujo currículo inteiro mostrou-se, no final, um grande embuste. "A entrevista, aliás, transcorreu com bastante tranquilidade", disse Meloy em uma entrevista por telefone.
> Eu fiquei realmente impressionado com o cara, achei que ele era mesmo muito brilhante. Enquanto conversávamos, ele ia soltando uma frase aqui, outra ali que me faziam parar e pensar: "Uau! Que cara brilhante. Como eu faço para esse cara querer o emprego?". Levei um tempo – mais do que gostaria de admitir – para perceber que ele estava citando vários artigos que eu havia escrito e publicado recentemente. Ele estava me deixando impressionado, é verdade, mas com o quê? Com o meu próprio brilhantismo – ideias minhas, sobre as quais eu refletira muito. Uma pessoa normal diria: "Eu li o seu artigo e penso isso e aquilo", mas aquele cara – que, no final, se mostrou um grande impostor – intuitivamente sabia, entre várias coisas possíveis, o que dizer para obter de mim o que ele queria. Para ele, a entrevista era uma grande oportunidade de perpetuar uma farsa. (Comunicação pessoal, abril de 1991)

As situações que mais cortam o coração talvez sejam aquelas em que pais desnorteados e transtornados tentam lidar com um filho psicopata. Quase tão sofridas são as experiências de quem busca obstinadamente meios de lidar com um cônjuge psicopata. Nesses casos, assim como naqueles em que o psicopata consegue entrar na vida afetiva do outro, tudo o que se pode fazer é tentar exercer algum controle sobre os danos. Para a maioria das pessoas, essa não é uma tarefa simples, mas algumas sugestões podem ajudar:

- Buscar aconselhamento profissional. Eu recebo muitos telefonemas de pessoas que acham que o marido, a esposa, o filho ou um amigo é psicopata e querem pedir conselhos sobre o que fazer a esse respeito. Nessas circunstâncias, eu não posso dar conselho nenhum. Um diagnóstico adequado de psicopatia, feito por um médico reconhecido, leva tempo e exige certo grau de confiabilidade das informações, incluindo uma entrevista intensiva com o indivíduo em questão e acesso a informações paralelas ou comprobatórias de outras fontes: empregadores, familiares, amigos, parceiros de negócios, polícia, etc.

Confirme se o médico que você vai consultar está familiarizado com a literatura sobre psicopatia e se tem experiência no trato com psicopatas, de preferência no contexto da terapia familiar e da intervenção. Se tiver recursos suficientes, busque diversas opiniões. Esse pode ser um procedimento muito frustrante. Eu já perdi a conta das vezes em que alguém me telefonou, em geral a esposa ou um dos pais, já desesperado, sem saber o que fazer, e descreveu as repetidas tentativas de explicar a outras pessoas, a qualquer um, qual era o problema; às vezes os outros não conseguem nem enxergar a existência de um problema.

Um exemplo de telefonema típico: certa vez, uma mulher de Maine leu um artigo no jornal a respeito de meu trabalho e concluiu que o marido dela correspondia perfeitamente ao perfil do psicopata descrito no texto. Então me ligou e, a partir do que ela me disse, parecia realmente que ela tinha razão. Por mais de 10 anos, havia procurado ajuda profissional, começando pelo médico da família, passando por uma sucessão de psicólogos e psiquiatras, tudo em vão. O problema é que o marido sempre montava o espetáculo de tal modo que o relato feito por ela ficava desacreditado. Até a pobre mulher começou a acreditar que ela própria estava causando o problema.

Os problemas não terminam, entretanto, assim que se emite um diagnóstico sólido. Os próximos passos vão depender da situação particular de cada caso e devem ser planejados com a ajuda de um profissional competente e experiente no trato com psicopatas. As associações estaduais de psiquiatria e de psicologia geralmente têm uma lista de médicos recomendados. Você pode procurar também centros de aconselhamento de universidades ou o serviço de saúde mental local.

- Não se culpe. Sejam quais forem as razões do seu envolvimento com um psicopata, é importante que você não assuma a culpa nem pelas atitudes nem pelo comportamento dele. Os psicopatas jogam sempre de acordo com as mesmas regras – as deles – com todo mundo. É claro que nossa personalidade e nosso comportamento têm alguma coisa a ver com a natureza específica das interações ocorridas. Por exemplo, às vezes uma esposa que luta pelos próprios direitos pode sofrer abusos físicos, e outra, mais submissa, pode passar a vida inteira tentando adivinhar o paradeiro de seu marido mulherengo. Uma terceira pode dar o fora quando aparece o primeiro sinal de problema e nunca mais olhar para trás. Entretanto, em todos os casos, o problema básico é ter um marido psicopata.

De modo similar, os pais de uma criança psicopata agonizam continuamente, pensando ter desempenhado algum papel no desenvolvimento do transtorno. É muito difícil convencê-los de que, provavelmente, não fizeram nada de errado. Repetimos: eles podem melhorar ou exacerbar a situação, mas não há indícios de que o comportamento dos pais cause a psicopatia.

- Fique atento para descobrir quem é realmente a vítima. Com frequência, os psicopatas dão a impressão de que são eles que estão sofrendo, de que as verdadeiras vítimas são as culpadas por seus problemas. Entretanto, sofrem muito menos do que você e por outras razões. Não gaste sua compaixão com eles; os problemas deles não estão no mesmo nível dos problemas das vítimas. Os problemas dos psicopatas surgem, principalmente, quando não conseguem o que querem, enquanto os das vítimas são causados pela erosão física, emocional ou financeira.
- Perceba que você não está sozinho. A maioria dos psicopatas fez muitas vítimas. Com toda certeza, o psicopata que está fazendo você sofrer tem maltratado outras pessoas também. Tentar encontrá-las, para trocar histórias e informações, pode ajudar a lidar com o problema, pelo menos para demonstrar que você não é o culpado. Pode ser difícil aceitar isso, principalmente se você acabou de ser enganado ou está muito constrangido de apresentar uma queixa à polícia ou de testemunhar em um julgamento. Mas você pode ficar surpreso com a quantidade de pessoas em sua comunidade que caiu no mesmo golpe.

Tenha cuidado com as lutas pelo poder. Lembre-se de que os psicopatas têm muita necessidade de controle psicológico e físico sobre as outras pessoas. Eles precisam estar no controle e usam o charme, a intimidação e a violência para impor a própria autoridade. Em uma luta pelo poder, os psicopatas sempre vão focar em ganhar. Isso não significa que você não deva lutar por seus direitos, mas deve ter consciência de que, provavelmente, vai ser difícil fazer isso sem sofrer sérios traumas emocionais ou físicos.

Em alguns casos, talvez você consiga usar a filosofia do psicopata – "ganhar a qualquer custo" – a seu favor. Houve um caso, por exemplo, em que uma mulher e seu ex-marido psicopata envolveram-

-se em prolongada e penosa disputa pela custódia dos dois filhos. O advogado da mulher percebeu que o homem era perigoso, estava determinado a vencer e, na verdade, não se preocupava nem um pouco com o bem-estar dos filhos. Então aconselhou sua cliente a concordar com uma custódia compartilhada. Era isso o que o marido queria desde o início, assim, depois de "vencer a batalha", perdeu todo o interesse pelas crianças. Embora as táticas do advogado tenham funcionado nesse caso, ele correu um grande risco, pois o homem poderia ter decidido exercer o direito à custódia compartilhada e isso teria gerado consequências potencialmente desastrosas para os filhos.

- Estabeleça regras bem firmes. Embora a luta pelo poder com um psicopata seja, na melhor das hipóteses, arriscada, você precisa ser capaz de determinar regras bem claras – tanto para você mesmo quanto para o psicopata. Assim sua vida ficará mais fácil, e será possível fazer a difícil transição da posição de vítima para a de alguém que sabe cuidar de si próprio. Uma das regras pode ser, por exemplo, não pagar mais a fiança dele para tirá-lo de apuros, independentemente das circunstâncias.

Uma mulher que conheci foi pega em uma rede de manipulação financeira e fraude, tecida por um "consultor" loquaz. Toda vez que ela o questionava, ele a convencia de que estava trabalhando para solucionar o problema e que ela logo teria de volta o dinheiro que ele supostamente investira em nome dela. No final, em desespero, ela decidiu não discutir mais nada com ele a não ser que uma terceira parte estivesse presente ou que tudo fosse registrado. Logo ficou claro para ela que o "consultor" não resolveria nada, então abriu um processo contra ele para recuperar o dinheiro.

Regras razoáveis, mas firmes – "o que você tem de fazer para morar aqui" – podem ser o único modo de preservar sua sanidade ao lidar com um filho psicopata. Para funcionar e ter impacto real, essas regras precisam ser claras e aplicadas de modo consistente. Habilidades e estratégias específicas na relação com os filhos estão fora do escopo deste livro, mas os livros relacionados nas notas do Capítulo 12 fornecem informações úteis.

- Não espere mudanças dramáticas. Em grande medida, a personalidade dos psicopatas é "esculpida em pedra". Há pouca probabilidade de que alguma coisa que você possa fazer vá de fato produzir mudanças fundamentais e duradouras no modo como eles veem a si próprios e aos outros. Às vezes, prometem mudar e até apresentam logo alguma melhora de curto prazo no comportamento, mas, na maioria dos casos, você vai enfrentar anos de desapontamento caso acredite na ocorrência de mudanças permanentes para melhor. Embora alguns psicopatas realmente "amadureçam" um pouco com a idade e, em consequência disso, de fato a convivência com eles se torne mais fácil, na maioria dos casos, eles continuam a ser o que sempre foram.

O problema é especialmente trágico quando se trata de um filho psicopata. Na busca frenética por ajuda e compreensão, os pais costumam baldear de um profissional a outro, de uma instituição a outra e raramente alcançam resultados satisfatórios. Desorientados, gastam enorme quantidade de energia e recursos em tentativas geralmente malsucedidas de compreender e controlar seus filhos. Na maioria dos casos, enfrentam anos de frustração e gastos para resgatar o filho de apuros, pagando fianças.

- Reduza suas perdas. O psicopata às vezes consegue abalar a autoconfiança de outra pessoa e até convencê-la – e a seus amigos – de que ela não merece seu tempo, ou até de que ela o faz "perder tempo". Quanto mais você dá, mais o psicopata tira, em seu insaciável apetite por poder e controle.

Em vez de fazer tentativas infrutíferas de se adaptar a uma situação sem solução – geralmente cedendo, aceitando seu fardo na vida ou perdendo a própria identidade –, o melhor seria reconhecer que sua sobrevivência emocional e física exige que você assuma as rédeas da própria vida. Essa é uma situação delicada, e até perigosa, que exige bom aconselhamento profissional, tanto clínico quanto jurídico.

É claro que, como pai de um jovem psicopata, você não pode simplesmente desistir dele. Você vai ter de trabalhar junto com professores, conselheiros e médicos experientes em lidar com crianças psicopatas, ainda que a expectativa de resultado seja muito modesta.

- Procure grupos de apoio. Em geral, as suspeitas levam à busca de um diagnóstico e então fica claro que você terá à frente uma jornada longa e acidentada. Procure ter sempre todo o apoio emocional possível.

Muitas organizações e grupos dedicam-se a ajudar vítimas da criminalidade a compreender essa difícil situação e a lidar com ela. Em muitos casos, a vítima aprende que não está sozinha e que pode compartilhar suas experiências com outras vítimas. A maioria das áreas urbanas, por exemplo, têm centros especializados em crises e grupos de apoio voltados para a violência doméstica, crianças com problemas comportamentais e emocionais e direitos das vítimas. Dependendo da natureza do problema, um ou mais dos grupos existentes podem ser muito benéficos para você. Entretanto, o que precisamos de fato é de grupos de apoio especificamente voltados para as vítimas de psicopatas. Talvez este livro ajude a estimular o desenvolvimento de grupos desse tipo.

Epílogo

Depois de revisar a literatura sobre determinado tópico, os cientistas costumam concluir que são necessárias mais pesquisas. Eu também farei isso, por dois motivos.

Em primeiro lugar, apesar de mais de um século de estudos clínicos e especulação e de várias décadas de pesquisa científica, o mistério da psicopatia ainda permanece. Alguns avanços recentes forneceram novas interpretações a respeito da natureza desse transtorno perturbador, e as suas fronteiras começam a ficar mais definidas. Porém, a verdade é que, comparado com outros transtornos clínicos importantes, pouca pesquisa sistemática tem sido desenvolvida a respeito da psicopatia, embora ela seja motivo de muito mais sofrimento e perturbação social do que todos os outros transtornos psiquiátricos combinados.

Em segundo lugar, em vez de tentar recolher os cacos depois da tragédia, faria muito mais sentido aumentar os esforços de compreensão desse transtorno estarrecedor e de busca de intervenções precoces efetivas. A alternativa seria continuar a empregar grandes recursos na acusação, encarceramento e supervisão de psicopatas que cometem transgressões contra a sociedade, ignorando o bem-estar e o estado calamitoso das vítimas. O sistema de justiça criminal gasta bilhões de dólares todos os anos na vã tentativa de "reabilitar" ou "ressocializar" os psicopatas e outros transgressores persistentes. Mas esses termos – populares entre políticos e administradores de prisões – não passam de palavras vazias. Na verdade, precisamos descobrir um modo de socializá-los e não de ressocializá-los. Isso vai exigir sérios esforços científicos e intervenções precoces.

Os custos sociais e financeiros de não solucionar o mistério mortal da psicopatia são grandes. É imperativo que continuemos em busca da chave desse mistério.

Notas

INTRODUÇÃO

1. Tim Cahill (1987). *Buried Dreams*. New York: Bantam Books.
2. Richard Neville and Julie Clarke (1979). *The Life and Crimes of Charles Sobhraj*. London: Jonathan Cape.
3. Joe McGinniss (1989). *Fatal Vision*. New York: New American Library.
4. James Clarke (1990). *Last Rampage*. New York: Berkley.
5. Darcy O'Brien (1985). *Two of a Kind: The Hillside Stranglers*. New York: New American Library.
6. Clifford Linedecker (1991). *Night Stalker*. New York: St. Martin's Press.
7. Ann Rule (1987). *Small Sacrifices*. New York: New American Library.
8. _____ (1980). *The Stranger Beside Me*. New York: Signet.
9. Ian Mulgrew (1990). *Final Payoff*. Toronto, Ontario: Seal Books.
10. Sue Horton (1989). *The Billionaire Boys Club*. New York: St. Martin's Press.
11. Joseph Wambaugh (1987). *Echoes in the Darkness*. New York: Bantam Books.
12. Harry MacLean (1988). *In Broad Daylight*. New York: Dell.
13. Joseph Wambaugh (1989). *The Blooding*. New York: Bantam.
14. Peter Maas (1990). *In a Child's Name*. New York: Pocket Books. Television movie, CBS, November 17, 1991.
15. Gary Provost (1991). *Perfect Husband*. New York: Pocket Books.
16. Dirk Johnson (February 17, 1992). "Jury weary after gruesome testimony." N.Y. Times News Service.
17. Robert Gollmar (1981). *Edward Gein*. New York: Pinnacle Books.
18. Margeret Cheney (1976). *The Co-ed Killer*. New York: Walker & Company.
19. Lawrence Klausner (1981). *Son of Sam*. New York: McGraw-Hill.

CAPÍTULO 2

1. Robert H. Gollmar (1981). *Edward Gein*. New York: Windsor Publishing Corp. O autor foi o juiz do processo de Gein.

2. American Psychiatric Association (1987). *Diagnostic and Statistical Manual: Mental Disorders* (rev. 3d ed.). Washington, D.C.: Author. A quarta edição (DSM-IV) foi publicada nos Estados Unidos em 1994.
3. O problema não foi resolvido com a publicação da quarta edição do DSM, em 1994. A American Psychiatric Association realizou várias pesquisas de campo para reavaliar os critérios diagnósticos do transtorno da personalidade antissocial. Uma parte essencial da pesquisa de campo foi a aplicação de uma versão de 10 itens da *Psychopathy Checklist* (Avaliação de Psicopatia) descrita nos dois próximos capítulos. Embora a pesquisa de campo tenha confirmado que os traços da personalidade podem ser classificados de modo confiável, os critérios diagnósticos para o transtorno da personalidade antissocial do DSM-IV permaneceram mais ou menos como no DSM-III-R. A pesquisa de campo do DSM-IV foi descrita por R. D. Hare, S. D. Hart e T. J. Harpur (1991). *Journal of Abnormal Psychology* 100, 391–98. Relatos mais detalhados e críticas dessa pesquisa podem ser encontrados em W. J. Livesley (ed.) (1995). *The DSM-IV Personality Disorders*. New York: Guilford.
4. O desenvolvimento histórico do conceito de psicopatia foi descrito em detalhes por muitos autores. Parecem-me particularmente úteis os seguintes: Hervey Cleckley (1976; 5ª ed.). *The Mask of Sanity*. St. Louis, MO: Mosby; William McCord e Joan McCord (1964). *The Psychopath: An Essay on the Criminal Mind*. Princeton, NJ: Van Nostrand; Theodore Millon (1981). *Disorders of Personality*. New York: Wiley.
5. Se não houver outra indicação, as citações do trabalho de Cleckley serão referentes à edição mais recente do seu livro: Hervey Cleckley (1976; 5ª ed.). *The Mask of Sanity*. St. Louis, MO: Mosby. O livro não está mais disponível pela Mosby, mas pode ser adquirido através de Emily S. Cleckley, Publishers, 3024 Fox Spring Road, Augusta, GA 30903.
6. Esboços da *Psychopathy Checklist* (Avaliação de Psicopatia) foram distribuídos a pesquisadores em 1980 e 1985. A versão mais recente foi publicada em 1991 (veja a nota 1 do Capítulo 3).

CAPÍTULO 3

1. A *Psychopathy Checklist* (Avaliação de Psicopatia) é publicada pela Multi-Health Systems (908 Niagara Falls Blvd, North Tonawanda, NY 14120–2060; Canada, 65 Overlea Blvd, Toronto, Ontario M4H 1P1) e destina-se a usuários qualificados. Seus itens são computados por meio da combinação de entrevistas, histórias de caso e dados de arquivo.

Entretanto, alguns pesquisadores têm obtido pontuações válidas somente a partir de informações extensivas e de boa qualidade, retiradas de arquivos (por exemplo, G.T. Harris, M.E. Rice, & C.A. Cormier. Psychopathy and violent recidivism. *Law and Human Behavior*, 1991, 15, 625–637).
2. Joseph Wambaugh (1987). *Echoes in the Darkness*. New York: Bantam Books.
3. Joe McGinniss (1989). *Fatal Vision*. New York: Signet.
4. Ann Rule (1988). *Small Sacrifices*. New York: New American Library, p. 468.
5. Stephen G. Michaud and Hugh Aynesworth (1989). *Ted Bundy: Conversations with a Killer*. New York: New American Library.
6. "The Mind of a Murderer." *Frontline*. PBS, March 27, 1984. Veja também D. O'Brien (1985). *Two of a Kind: The Hillside Stranglers*. New York: New American Library; e J. Reid Meloy (1988). *The Psychopathic Mind: Origins, Dynamics, and Treatments*. Northvale, NJ: Jason Aronson, Inc.
7. Citações de Tim Cahill (1987). *Buried Dreams*. New York: Bantam.
8. Peter Maas (1990). *In a Child's Name*. New York: Pocket Books.
9. Robert Rieber (1997). *Manufacturing Social Distress: The Psychopathy of Everyday Life*. New York: Plenum.
10. Paul Ekman (1985). *Telling Lies*. New York: Norton.
11. Michaud and Aynesworth (1989), p. 3.
12. Do programa de televisão *A Current Affair*, 10 de outubro de 1991.
13. Do programa de televisão *The Oprah Winfrey Show*, 26 de setembro de 1988.
14. J. H. Johns and H.C. Quay (1962). The effect of social reward on verbal conditioning in psychopathic and neurotic military offenders. *Journal of Consulting Psychology* 36, 217–20.
15. Jack Abbott (1981). *In the Belly of the Beast: Letters from Prison*. New York: Random House, p. 13.
16. Um dos primeiros estudos foi realizado por David Lykken (1957). A study of anxiety in the sociopathic personality. *Journal of Abnormal Psychology and Social Psychology* 55, 6–10. Veja uma revisão da literatura científica em R. D. Hare (1978). Electrodermal and cardiovascular correlates of psychopathy. In R. D. Hare and D. Schalling (eds.). *Psychopathic Behavior: Approaches to Research*. Chichester, England: Wiley. O estudo mais recente era de J. Ogloff e S. Wong (1990). Electrodermal and cardiovascular evidence of a coping response in psychopaths. *Criminal Justice and Behavior* 17, 231–45. Na maioria desses estudos, o suor palmar e a frequência cardíaca foram registrados enquanto o sujeito aguardava um choque elétrico doloroso ou um barulho alto.

CAPÍTULO 4

1. William McCord and Joan McCord (1964). *The Psychopath: An Essay on the Criminal Mind*. Princeton, NJ: Van Nostrand, p. 51.
2. *Playboy*, May 1977, p. 80.
3. McCord and McCord (1964). p.9.
4. Diabolical Minds. NBC, 3 de novembro de 1991. O programa de televisão era o especial *Unsolved Mysteries*.
5. Ann Rule (1988). *Small Sacrifices*. New York: New American Library.
6. Daniel Goleman. *The New York Times*, August 7, 1991.
7. Veja, por exemplo, D. Olweus, J. Block, and M. Radke-Yarrow (eds) (1986). *Development of Antisocial and Prosocial Behavior*. New York: Academic Press.
8. *Diabolical Minds*. NBC, November 3, 1991.
9. Daniel Goleman. *The New York Times*. July 7, 1987.

CAPÍTULO 5

1. Robert Hare (1970). *Psychopathy: Theory and Research*. New York: Wiley; Gordon Trasler (1978). Relations between psychopathy and persistent criminality. In R.D. Hare & D. Schalling (eds.). *Psychopathic Behavior: Approaches to Research*. Chichester, England: Wiley.
2. A. R. Luria (1973). *The Working Brain*. New York: Basic Books.
3. Ethan Gorenstein (1991). A cognitive perspective on antisocial personality. In P. Magaro (ed.). *Annual Review of Psychopathology: Cognitive Bases of Mental Disorders*, vol. 1. Newbury Park, CA: Sage.
4. Joanne Intrator. Comunicação pessoal, outubro de 1991.
5. Robert Lindner (1944). *Rebel Without a Cause*. New York: Grune and Stratton. O livro foi adaptado para o cinema em 1995, no filme de mesmo nome, mas as ideias de Linder sobre a psicopatia não transpareceram na tela.
6. Jose Sanchez. Quoted in The New York Times, July 7, 1989.

CAPÍTULO 6

1. Discussões sobre as causas do crime são apresentadas por James Wilson e Richard Herrenstein (1985). *Crime and Human Nature*. New York: Touchstone.
2. Uma análise da atração que o crime exerce sobre certas pessoas é feita por Jack Kratz (1988). *Seductions of Crime*. New York: Basic Books.

3. R. D. Hare, K. Strachan, and A. E. Forth (1993). Psychopathy and crime: A review. In K. Howells and C. Hollin (eds.). *Clinical Approaches to Mentally Disordered Offenders*. New York: Wiley.
4. Tim Cahill (1987). *Buried Dreams*. New York: Bantam Books.
5. Normal Mailer (1980). *The Executioner's Song*. New York: Warner Books.
6. *Playboy*, May 1977, p. 76.
7. R. D. Hare and L. N. McPherson (1984). Violent and aggressive behavior by criminal psychopaths. *International Journal of Law and Psychiatry* 7, 35–50; D. S. Kosson, S. S. Smith, and J. P. Newman (1990). Evaluating the construct validity of psychopathy on Black and White male inmates: Three preliminary studies. *Journal of Abnormal Psychology* 99, 250–59; R. C. Serin (1991). Psychopathy and violence in criminals. *Journal of Interpersonal Violence* 6, 423–31; S. Wong (1984). Criminal and institutional behaviors of psychopaths. *Programs Branch Users Report*. Ottawa, Ontario, Canada: Ministry of the Solicitor-General of Canada.
8. *Playboy*, May 1977, p. 76.
9. S. Williamson, R. Hare, and S. Wong (1987). Violence: Criminal psychopaths and their victims. *Canadian Journal of Behavioral Science* 1, 454–62.
10. Citado por Felicia Lee. *N.Y. Times News Service*, November 26, 1991.
11. R. Prentky and R. Knight (1991). Identifying critical dimensions for discriminating among rapists. *Journal of Consulting and Clinical Psychology*, 59, 643–661.
12. Rapist "might murder." *The Province*, Vancouver, B.C., January 28, 1987.
13. T. Newlove, S. Hart, and D. Dutton (1992). *Psychopathy and Family Violence*. Unpublished manuscript. Department of Psychology, University of British Columbia, Vancouver, Canada.
14. C. P. Ewing (1983). "Dr. Death" and the case for an ethical ban on psychiatric and psychological predictions of dangerousness in capital sentencing proceedings. *American Journal of Law and Medicine* 8, 407–28.
15. S. D. Hart, P. R. Kropp, and R. D. Hare (1988). Performance of male psychopaths following conditional release from prison. *Journal of Consulting and Clinical Psychology* 56, 227–32; R. C. Serin, R. D. Peters, and H. E. Barbaree (1990). Predictors of psychopathy and release outcome in a criminal population. *Psychological Assessment: A Journal of Consulting and Clinical Psychology* 2, 419–22.
16. M. E. Rice, G. T. Harris, and V. L. Quinsey (1990). A follow-up of rapists assessed in a maximum security psychiatric facility. *Journal of Interpersonal Violence* 4, 435–48.

17. O primeiro a fazer isso foi o Atascadero State Hospital, Atascadero, California. (David Plate, Chief of Psychology, comunicação pessoal, 27 de novembro de 1991.)
18. J. E. Donovan, R. Jessor, and F. M. Costa (1988). Syndrome of problem behavior in adolescence: A replication. *Journal of Consulting and Clinical Psychology* 56, 762–65; R. Loeber (1988). Natural histories of conduct problems, delinquency, and associated substance abuse: Evidence for developmental progressions. In B. Lahey and A. E. Kazdin (eds.). *Advances in Clinical Child Psychology*, vol. 11. New York: Plenum; D. Olweus, J. Block, and M. Radke-Yarrow (eds.) (1986). *Development of Antisocial and Prosocial Behavior*. New York: Academic Press.
19. R. D. Hare, L. N. McPherson, and A. E. Forth (1988). Male psychopaths and their criminal careers. *Journal of Consulting and Clinical Psychology* 56, 710–14; G. T. Harris, M. E. Rice, and C. A. Cormier (1991). Psychopathy and violent recidivism. *Law and Human Behavior* 15, 625–37; L. N. Robins (1966). *Deviant Children Grown Up*, Baltimore, MD: Williams & Wilkins.

CAPÍTULO 7

1. Daniel Goleman. *The New York Times*, July 7, 1987.
2. Carta de Brian Rosner, Office of the District Attorney of the County of New York, July 15, 1987. Rosner agora trabalha para a King and Spalding, New York.
3. Ed Cony. *Wall Street Journal*, March 23, 1987, p. 1.
4. The People of the State of New York Against John A. Grambling, Indictment No. 2800/85. *Proceedings*. Supreme Court of the State of New York, County of New York Criminal Term, Part 48; The People of the State of New York Against John A. Grambling, Indictment No. 2800/85. *Sentencing Memorandum*; Letter from John A. Grambling to the Honorable Herman Cahn, New York Supreme Court, March 6, 1987.
5. Brian Rosner (1990). Swindle. Homewood, IL: Business One Irwin.
6. The People of the State of New York Against John A. Grambling, Indictment No. 2800/85. *Sentencing Memorandum*.
7. *Sentencing Memorandum*, p. 69.
8. *Sentencing Memorandum*, p. 78.
9. *Sentencing Memorandum*, p. 81 (a ênfase está na carta escrita pelo sogro).
10. *Sentencing Memorandum*, p.3.
11. John Grambling, Jr. Letter to Justice Cahn, March 6, 1987, p. 30.

12. *Proceedings*, p. 54.
13. *Proceedings*, p. 51.
14. *Sentencing Memorandum*, p. 10.
15. *Sentencing Memorandum*, p. 11.
16. Brian Rosner (1990).
17. *Sentencing Memorandum*, p. 38.
18. B. Bearak. *Los Angeles Times,* March 10, 1986. pp. 1, 12.
19. Max Lerner. "How grateful should Europe be?" *Actions and Passions* (1949). Quotation no. 199.7 in R. Thomas Tripp (1970). *The International Thesaurus of Quotations*. New York: Harper & Row.
20. Jonathan Beaty and S. C. Gwynne. "The Dirtiest Bank of All." *Time,* July 29, 1991, p. 28.
21. John Grambling, Jr. Letter to the Honorable Herman Cahn, New York Supreme Court, County of New York: Part 48. March 6, 1987. A carta foi uma tentativa de convencer Justice Cahn de que ele, Grambling, não merecia uma sentença longa por seus crimes.
22. Justice Herman Cahn. *Proceedings*, p. 55.
23. Brian Rosner. *Sentencing Memorandum*, pp. 84–85.

CAPÍTULO 8

1. *Inside Edition*. November 22, 1990.
2. Stephen G. Michaud and Hugh Aynesworth (1989). *Ted Bundy: Conversations with a Killer*. New York: New American Library, p. 107.
3. From an article by Peter Worthington, *Saturday Night*, July–August, 1993.
4. N. Geschwind and A. Galaburda (1987). *Cerebral Lateralization: Biological Mechanisms, Associations, and Pathology*. Cambridge, MA: MIT Press.
5. R. D. Hare and L. N. McPherson (1984). Psychopathy and perceptual asymmetry during verbal dichotic listening. *Journal of Abnormal Psychology* 93, 141–19.; R. D. Hare and J. Jutai (1988). Psychopathy and cerebral asymmetry in semantic processing. *Personality and Individual Differences* 9, 329–37.; A. Raine, M. O'Brien, N. Smiley, A. Scerbo, and C. Chan (1990). Reduced lateralization in verbal dichotic listening in adolescent psychopaths. *Journal of Abnormal Psychology* 99, 272–77.
6. J. H. Johns and H. C. Quay (1962). The effect of social reward on verbal conditioning in psychopaths and neurotic military offenders. *Journal of Consulting Psychology* 26, 217–20.
7. V. Grant (1977). *The Menacing Stranger*. New York: Dabor Science Publications, p. 50.

8. W. Johnson (1946). *People in Quandaries: The Semantics of Personal Adjustment*. New York: Harper & Brothers.
9. Hervey Cleckley (1976; 5th ed.). *The Mask of Sanity*. St. Louis, MO: Mosby, p. 230.
10. S. Williamson, T. J. Harpur, and R. D. Hare (1991). Abnormal processing of affective words by psychopaths. *Psychophysiology* 28, 260–73. Esse é o estudo das "ondas cerebrais", citado na Introdução.
11. _____ (August 1990). *Sensitivity to emotional polarity in psychopaths*. Artigo apresentado no encontro da American Psychological Association, Boston, MA.
12. Diane Downs (1989). *Best Kept Secrets*. Springfield, OR: Danmark Publishing.
13. R. Day and S. Wong (1993). *Psychopaths process emotion in the left hemisphere*. Manuscrito submetido à publicação.
14. Michaud and Aynesworth (1989), p. 158.
15. Discussões sobre gestos das mãos relacionados à linguagem são feitas por P. Feyereisen (1983). Manual activity during speaking in aphasic subjects. *International Journal of Psychology* 18, 545–56; D. McNeill (1985). So you think gestures are nonverbal. *Psychology Review* 91, 332–50; B. Rime and L. Schiaratura (1988). Gesture and speech. In R. Feldman and B. Rime (eds.). *Fundamentals of Nonverbal Behavior*. New York: Cambridge University Press.
16. B. Gillstrom and R. D. Hare (1988). Language-related hand gestures in psychopaths, *Journal of Personality Disorders*, 2, 21–27; veja também B. Rime, H. Bouvy, B. Leborgne, and F. Rouillon (1978). Psychopathy and nonverbal behavior in an interpersonal situation. *Journal of Abnormal Psychology* 87, 636–43.
17. Paul Ekman (1985). *Telling Lies*. New York: Norton.
18. Julius Charles Hare and Augustus William Hare (1827). *Guesses at Truth*. Quotation No. 329.21 in R. Thomas Tripp (1970). *The International Thesaurus of Quotations*. New York: Harper & Row.
19. Sherrie Williamson (1991). *Cohesion and Coherence in the Speech of Psychopaths*. Dissertação não publicada. University of British Columbia, Vancouver, Canada.
20. Material e citações de Terry Ganey (1989). *St. Joseph's Children: A True Story of Terror and Justice*. New York: Carol Publishing Group.
21. Material e citações de Tim Cahill (1987). *Buried Dreams*. New York: Bantam Books.

CAPÍTULO 9

1. B. Rime and L. Schiaratura (1990). Gesture and speech. In R. Feldman and B. Rime (eds.). *Fundamentals of Nonverbal Behavior*. New York: Cambridge University Press.
2. Joseph Wambaugh (1987). *Echoes in the Darkness*. New York: Bantam Books, pp. 22–23.
3. Clifford Linedecker (1991). *Night Stalker*. New York: St. Martin's Press, pp. 202–203.
4. Robert Mason Lee. "Bambi: The face of a killer." *The Sun*, Vancouver, Canada, November 3, 1990; Kris Radish (1992). *Run, Bambi, Run: The Beautiful Ex-Cop Convicted of Murder Who Escaped to Freedom and Won America's Heart*. New York: Carol Publishing Group. Lawrencia Bambenek (1992). *Woman on Trial*. Toronto: Harper Collins.
5. Comunicação pessoal, abril de 1991.
6. Algumas histórias de mulheres atraídas por assassinos condenados são apresentadas por Sheila Isenberg (1991). *Women Who Love Men Who Kill*. New York: Simon & Schuster. As forças psicológicas em jogo nas pessoas que se associam a indivíduos violentos são discutidas em J. Reid Meloy (1992). *Violent Attachments*. Northvale, NT: Jason Aronson, Inc.

CAPÍTULO 10

1. Histórias de crianças adotadas que semeiam destruição na nova família não são incomuns. Entretanto, a maior parte dos relatos de manifestações iniciais de psicopatia é fornecida pelos pais biológicos das crianças envolvidas.
2. Estudos longitudinais de progressão da psicopatia e do comportamento antissocial da infância à idade adulta incluem: Lee N. Robins (1966). *Deviant Children Grow Up*. Baltimore, MA: Williams & Wilkins; David Farrington (1991). Antisocial personality from childhood to adulthood. *The Psychologist* 4, 389–94.
3. Uma revisão da literatura sobre pesquisas na área é fornecida por B. Lahey, K. McBurnert, R. Loeber, and E. Hart (1995). Psychobiology of Conduct Disorder. In G. P. Sholevar (ed.). *Conduct Disorders in Children and Adolescents: Assessments and Interventions*. Washington, D.C.: American Psychiatric Press.

4. Essa pesquisa é descrita em detalhes por P.J. Frick, B.S. O'Brien, J.A. Wooton, and K. McBurnett (1994). Psychopathy and conduct problems in children. *Journal of Abnormal Psychology* 103, 700–07.
5. Rolf Loeber (1990). Development and Risk Factors of Juvenile Antisocial Behavior and Delinquency. *Clinical Psychology Review* 10, 1–41; David Farrington (1991). Antisocial personality from childhood to adulthood. *The Psychologist* 4, 389–94.
6. Ken Magid and Carole A. McKelvey (1989). *High Risk: Children Without Conscience*. New York: Bantam.
7. "Officials stymied by alleged rapist, 9." *Seattle Times*, July 21, 1992.
8. Veja J. MacMillan and L. K. Kofoed (1984). Sociobiology and antisocial behavior. *Journal of Mental and Nervous Diseases* 172, 701–06; H. C. Harpending and J. Sobus (1987). Sociopathy as an adaptation. *Ethology and Sociobiology* 8, 63S–72S.
9. Ann Rule (1987). *Small Sacrifices*. New York: New American Library. Também é revelador o livro escrito por Diane Downs (1989). *Best Kept Secrets*. Springfield, OR: Danmark Publishing.
10. Veja R. D. Hare (1970). *Psychopathy: Theory and Research*. New York: Wiley.
11. Robert Kegan (1986). The child behind the mask: Sociopathy as developmental delay. In W. H. Reid, D. Dorr, J. I. Walker, and J. W. Bonner, III. *Unmasking the Psychopath*. New York: W. W. Norton.
12. R. D. Hare (1984). Performance of psychopaths on cognitive tasks related to frontal lobe function. *Journal of Abnormal Psychology 93*, 133–40; S. D. Hart, A. E. Forth, and R. D. Hare (1990). Performance of male psychopaths on selected neuropsychological tests. *Journal of Abnormal Psychology 99*, 374–79; J. J. Hoffman, R. W. Hall, and T. W. Bartsch (1987). On the relative importance of "Psychopathic" personality and alcoholism on neuropsychological measures of frontal lobe dysfunction. *Journal of Abnormal Psychology 96*, 158–60.
13. Veja E. E. Gorenstein and J. P. Newman (1980). Disinhibitory psychopathology: A new perspective and model for research. *Psychological Review 87*, 301–315; J. P. Newman (1987). Reaction to punishment in extroverts and psychopaths: Implications for the impulsive behavior of disinhibited individuals. *Journal of Research in Personality 21*, 464–80; A. R. Damasio, D. Tranel, and H. Damasio (1990). Individuals with sociopathic behavior caused by frontal damage fail to respond autonomically to social stimuli. *Behavioral Brain Research* 41, 81–94.

Danos às partes frontais do cérebro podem produzir vários comportamentos similares aos de um psicopata, incluindo problemas na capacidade de julgamento e planejamento, impulsividade, impossibilidade de ser influenciado pela punição e conduta social fraca. Entretanto, essa "psicopatia adquirida", como alguns pesquisadores se referem à condição, é bastante diferente do conjunto distinto dos traços e comportamentos que definem o psicopata. Não obstante, o estudo dos pacientes com danos no cérebro pode fornecer pistas para a natureza da psicopatia.

14. Revisões de fatores de risco no início da vida capazes de causar problemas em adultos, incluindo criminalidade e violência, têm sido realizados por vários pesquisadores. Veja, por exemplo, C. S. Widom (1989). The Cycle of Violence. Science 244, 160–66; D. Olweus, J. Block, and M. Radke-Yarrow (eds.) (1986). *Development of Antisocial and Prosocial Behavior*. New York: Academic Press; R. Loeber (1990). Development and Risk Factors of Juvenile Antisocial Behavior and Delinquency. *Clinical Psychology Review* 10, 1–41; J. McCord (1988). Parental behavior in the cycle of aggression. *Psychiatry 51*, 14–23; Adrian Raine (1988). Antisocial Behavior and Social Psychophysiology. In H. L. Wagner (ed.). *Social Psychophysiology and Emotion: Theory and Clinical Applications*. New York: Wiley.

15. Atualmente Magid vê a psicopatia como resultado de fatores tanto biológicos quanto sociais. Comunicação pessoal, 22 de julho de 1993.

16. No influente livro de 1964, *The Psychopath: An Essay on the Criminal Mind*. (Princeton, NJ: Van Nostrand), William e Joan McCord concordaram que fatores sociais eram uma causa importante da psicopatia. Recentemente, Joan McCord disse o seguinte sobre o problema: "Tanto a rejeição paterna/materna quanto a punição inconsistente têm sido implicadas na etiologia da psicopatia. (Mas) os dados são retrospectivos, e o comportamento do psicopata pode tanto ter sido a causa da rejeição paterna/materna quanto o resultado dela" (julho de 1984). *Family Sources of Crime*. Artigo apresentado no encontro da International Society for Research on Aggression. Turku, Finland; veja também J. McCord (1988). Parental behavior in the cycle of aggression. *Psychiatry 51*, 14–23.

17. Algumas discussões recentes sobre indícios de que diferenças individuais na inteligência, atitudes e personalidade estão associadas com a variação genética incluem: T. J. Bouchard, D. T. Lykken, M. McGue, N. L. Segal, e A. Tellegen (1990). Sources of human psychological differences: The Minnesota study of twins reared apart. *Science 250*, 223–28; T. J. Bouchard and M. McGue (1990). Genetic and rearing environmental influences on adult personality: An analysis of adopted twins reared apart. Special Issue: Biological foundations of personality: Evolution, behavioral genetics, and psychophysiology. *Journal of Personality 58*, 263–92; J. E. Bates and M. K. Rothbart (eds.) (1989). *Temperament in Childhood*. New York: Wiley; J. Kagan, J. S. Resnick, and N. Snidman (1988). Biological bascs of childhood shyness. *Science 240*, 167–71; J. Kagan and N. Snidman (1991). Infant predictors of

inhibited and uninhibited profiles. *Psychological Science 2*, 40–44. Uma discussão que relaciona ansiedade a psicopatia em adolescentes é feita por B. Lahey, K. McBurnett, R. Loeber, and E. Hart (1995). Psychobiology of Conduct Disorder. In G. P. Sholevar (ed.). *Conduct Disorders in Children and Adolescents: Assessments and Interventions*. Washington, D.C.: American Psychiatric Press.
18. Dados científicos de estudos sobre família, gêmeos e adoção indicam que a criminalidade e a violência em geral, e a psicopatia em particular, são influenciadas, pelo menos, por contribuições genéticas e biológicas ao temperamento e moldadas por forças ambientais e sociais. Veja, por exemplo, S. A. Mednick, T. E. Moffitt, and S. A. Stack (eds.) (1987). *The Causes of Crime: New Biological Approaches*. Cambridge, England: Cambridge University Press; R. Plomin, J. C. DeFries, and D. W. Fulker (1988). *Nature and Nurture During Infancy and Early Childhood*. Cambridge, England: Cambridge University Press; F. Schulsinger (1974). Psychopathy, heredity, and environment. In S. A. Mednick, F. Schulsinger, J. Higgins, and B. Bell (eds.). *Genetics, Environment, and Psychopathology* [pp. 177–95]. Amsterdam: North Holland/Elsevier. Tem particular importância um estudo recente sobre gêmeos que encontrou indícios de forte contribuição genética ao conjunto dos traços de personalidade (descrito no Capítulo 3) que define a psicopatia (W. J. Livesley, K. L. Jang, D. N. Jackson, and P. A. Vernon. *Genetic and Environmental Contributions to Dimensions of Personality Disorder*. Artigo apresentado no Meeting of the American Psychiatric Association, Washington, D.C., May 2–7, 1992); Adrian Raine (1988). Antisocial Behavior and Social Psychophysiology. In H. L. Wagner (ed.). *Social Psychophysiology and Emotion: Theory and Clinical Applications*. New York: Wiley.
19. E. DeVita, A. E. Forth, and R. D. Hare Qune 1990). *Psychopathy, family background, and early criminality*. Artigo apresentado em encontro da Canadian Psychological Association, Ottawa, Canada.
20. O caso foi relatado por Mary Lynn Young no *The Sun*, Vancouver, British Columbia, December 12, 1990. As citações são desse artigo.

CAPÍTULO 11

1. Atascadero State Hospital em Atascadero, California. Detalhes fornecidos por David Plate, chefe da psicologia (comunicação pessoal, agosto de 1991).
2. Ron Rosenbaum (May 1990). Travels with Dr. Death. *Vanity Fair*.
3. Charles P. Ewing (1983). "Dr. Death" and the case for an ethical ban on

psychiatric and psychological predictions of dangerousness in capital sentencing proceedings. *American Journal of Law & Medicine 8*, 407-28.

CAPÍTULO 12

1. Robert Hare (1970). *Psychopathy: Theory and Research*. New York: Wiley, p. 110.
2. J. S. Maxmen (1986). *Essential Psychopathology*. New York: W. W. Norton.
3. O programa de tratamento é descrito por J. R. Ogloff, S. Wong e A. Greenwood (1990). Treating criminal psychopaths in a therapeutic community program. *Behavioral Sciences and the Law 8*, 81–90. A reincidência após a saída do programa foi determinada por J. Hemphill (1991). *Recidivism of Criminal Psychopaths After Therapeutic Community Treatment*. Unpublished masters thesis, Department of Psychology, University of Saskatchewan, Saskatoon, Canada.
4. G. T. Harris, M. E. Rice, and C. A. Cormier (1991). Psychopathy and violent recidivism. *Law and Human Behavior* 15, 625–37.
5. William McCord (1982). *The Psychopath and Millieu Therapy*. New York: Academic Press, p. 202.
6. Há muitos livros que descrevem procedimentos e programas para lidar com problemas comportamentais infantis. Alguns deles são:
   - E. A. Blechman (1985). *Solving Child Behavior Problems at Home and at School*. Champaign, IL: Research Press. Livro de consulta sobre problemas comportamentais comuns.
   - S. W. Garber, M. D. Garber, and R. F. Spitzman (1987). *Good Behavior: Over 1200 Sensible Solutions to Your Child's Problems from Birth to Age Twelve*. New York: Villard Books. Excelente referência para muitos problemas comportamentais infantis comuns. Abrange os princípios comportamentais básicos e estratégias de prevenção. Também inclui seções sobre problemas comportamentais e transtornos mais graves e dá conselhos sobre modos de buscar ajuda profissional.
   - H. Kohl (1981). *Growing with Your Children*. New York: Bantam. Manual prático para pais. Lida com questões como disciplina, violência, autoimagem e integridade.
   - J. Wyckoff and B. C. Unell (1984). *Discipline Without Shouting or Spanking: Practical Solutions to the Most Common Preschool Behavior Problems*. New York: Meadowbrook Books. Um livro prático, que descreve problemas de mau comportamento comuns entre pré-escolares (p. ex., acessos de raiva temperamentais, rivalidade com os irmãos, bagunça, resistência a ir dormir no horário estipulado).

- E. A. Kirby and L. K. Grimley (1986). *Understanding and Treating Attention Deficit Disorder*. New York: Pergamon Press. Um bom livro de expedientes para pais que estão tentando lidar com uma criança hiperativa.
7. Robert Hare (1992). *A Model Treatment Program for Offenders at High Risk for Violence*. Ottawa, Canada: Research Branch, Correctional Service of Canada.

CAPÍTULO 13

1. Veja uma discussão do "olhar de predador" do psicopata em J. Reid Meloy (1988). *The Psychopathic Mind*. Northvale, NJ: Aronson, Inc.